职 业 教 育 智 慧 康 养 相 关 专 业 系 列 教 材

老年心理护理实务

主编 刘伟伟 邢爽 毕智丽

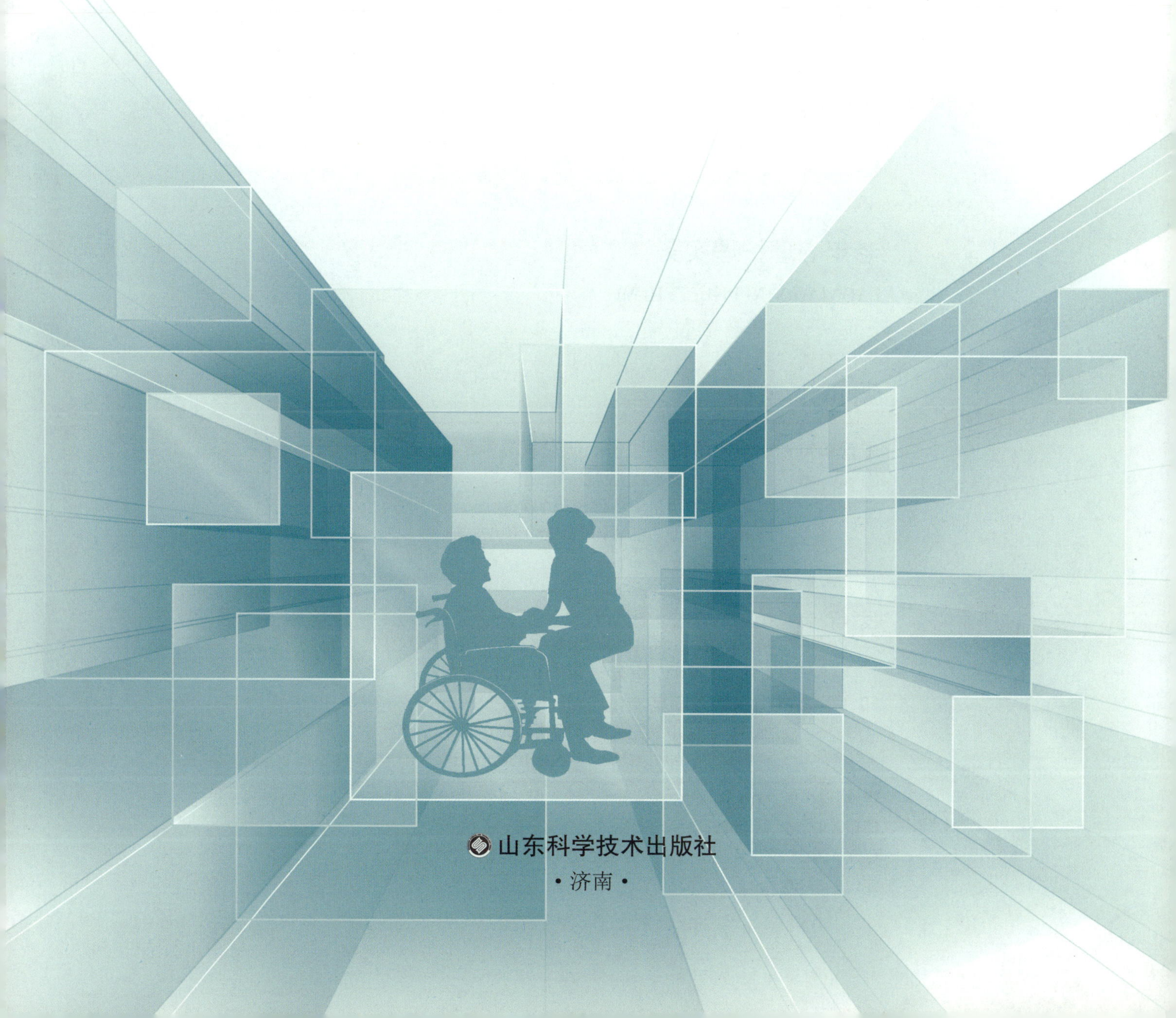

山东科学技术出版社
·济南·

图书在版编目（CIP）数据

老年心理护理实务 / 刘伟伟，邢爽，毕智丽主编. 济南 : 山东科学技术出版社，2025. 7. -- (职业教育智慧康养相关专业系列教材). -- ISBN 978-7-5723-2823-7

Ⅰ. R471

中国国家版本馆 CIP 数据核字第 2025F28C46 号

老年心理护理实务

LAONIAN XINLI HULI SHIWU

责任编辑：马 祥
装帧设计：孙小杰

主管单位：山东出版传媒股份有限公司
出 版 者：山东科学技术出版社
地址：济南市市中区舜耕路 517 号
邮编：250003 电话：（0531）82098088
网址：www.lkj.com.cn
电子邮件：sdkj@sdcbcm.com
发 行 者：山东科学技术出版社
地址：济南市市中区舜耕路 517 号
邮编：250003 电话：（0531）82098067
印 刷 者：山东华立印务有限公司
地址：济南市莱芜高新区钱塘江街 019 号
邮编：271100 电话：（0531）76216033

规格：16 开（210 mm × 285 mm）
印张：15.25 **字数：**364 千
版次：2025 年 7 月第 1 版 **印次：**2025 年 7 月第 1 次印刷
定价：69.80 元

编 委 会

主 编

刘伟伟　烟台幼儿师范高等专科学校
邢　爽　聊城大学
毕智丽　滨州职业学院

副主编

秦　富　烟台幼儿师范高等专科学校
李红梅　滨州职业学院
郭璐璐　聊城职业技术学院
王园园　滨州职业学院
王　丹　济南护理职业学院

编 委

张　雪　滨州职业学院
杨华勇　烟台幼儿师范高等专科学校
张　燕　济南护理职业学院
周　倩　聊城职业技术学院
陈晓云　山东女子学院
薛娇美　山东女子学院
张慧珺　菏泽医学专科学校
宫一卜　烟台幼儿师范高等专科学校
刘晓宁　烟台幼儿师范高等专科学校
王　蔚　烟台幼儿师范高等专科学校
马瑞兰　济南市养老服务指导中心
秦立双　槿椿康养发展（山东）有限公司

序 言

人口老龄化的浪潮正以前所未有的速度重塑中国的产业结构、职业谱系与教育生态。面对"银发浪潮"，我们比以往任何时候都更需要一支既懂老年人身心特点，又精熟现代照护技术，并能在真实场景中迅速做出科学决策的高素质技术技能人才队伍。山东科学技术出版社策划出版的"职业教育智慧康养相关专业系列教材"恰逢其时，它以国家职业教育改革"岗课赛证"综合育人理念为纲，以行业真实岗位标准为目，以学习者认知规律为径，构建了一套兼具前瞻性、系统性、实用性的教学解决方案。作为长期深耕老年医学与康复护理领域的科研与教育工作者，我欣然受邀为这套教材作序，并向广大职业院校师生、康养机构从业者郑重推荐。

一、岗位导向：从"知识本位"到"能力本位"的范式跃迁

传统康养类教材往往侧重理论铺陈，而本系列教材在顶层设计之初，便由院校骨干教师与医养一线专家共同拆解"老年照护师""健康照护师""老年人能力评估师"等新职业的岗位任务，提炼出八大典型工作领域、百余项核心能力指标，并将其转化为可测可评的学习成果。例如，《老年人生活与基础照护实务》以"进食照护"为项目主线，嵌入口腔评估、吞咽障碍识别、辅助餐具选择、误吸应急处置四个递进式任务；《老年人常见急症照护与急救》则将心肺复苏、气道梗阻解除等急救流程拆解为"情境—判断—处置—记录"四步闭环。学生在完成项目的同时，同步达成岗位能力要求与证书考核要点，实现"所学即所用、所练即所考"。

二、课程重构：用"思维导图+微课+操作视频"打通隐性知识

老年人照护工作大量依赖程序性知识与情境判断，这些内容难以通过传统文本完整呈现。本系列教材创新性地引入全彩印刷与富媒体资源：

· 每章以思维导图勾勒知识框架，帮助学生快速建立"老年人生理—心理—社会"的整体观；

· 关键技能点配套 3 ~ 8 分钟微课，由专家、全国技术能手亲自示范，镜头聚焦手部细节与面部表情，方便学生反复观摩、模仿、纠错；

· 复杂操作流程（如轮椅—床转移、胰岛素笔注射、认知功能训练游戏）则采用"一镜到底"4K 操作视频的形式呈现，嵌入二维码，实现"书—屏"无缝切换。

这种设计不仅符合 Z 世代学习者"视觉优先、碎片化、即时反馈"的认知习惯，更有效地解决了"课堂学得到、岗位用不出"的脱节难题。

三、赛证融通：把竞赛标准转化为教学情境

教材同步对接全国职业院校技能大赛健康与社会照护赛项、养老服务技能赛项的评分细则，将“以赛促学、以赛促教”落到实处。例如，《老年人活动策划与设计》在“认知症老人小组活动”项目中，引入国赛“蒙台梭利疗法”任务单，要求学生从需求评估、方案设计、风险预案到现场实施全流程演练；教师则可直接使用教材配套的评分表进行课堂即时评价，实现课堂与赛场的“同标同质”。

四、心理—社会视角：让“照护”回归“人”的本质

值得称道的是，本系列教材并未止步于技术层面，而是将老年心理护理、人际沟通礼仪、社会参与活动设计等内容独立成册，强调“身心社灵”全人照护理念。《老年心理护理实务》以真实案例为引，系统梳理了抑郁、谵妄、孤独、丧亲哀伤等常见心理问题的识别—评估—干预—转介路径；《老年服务礼仪与沟通》则通过情景剧式脚本，示范如何与认知障碍老人进行“尊重式沟通”、如何与家属开展“坏消息告知”谈话。这些设计有助于学生在技术之外，培养“同理心、职业尊严、伦理敏感性”等核心素养。

五、持续更新：数字教材与产业技术同步迭代

教材中的视频、课件、案例将随行业标准、技术指南的更新而动态优化；同时开放教师社群，鼓励一线教师分享校本化改造资源，形成“出版—教学—产业”的良性反馈闭环。这种“活页式、工作手册式、融媒体化”的教材形态，正是职业教育“三教改革”的生动范例。

“莫道桑榆晚，为霞尚满天。”让每一位老年人都能享有质量与尊严兼具的晚年生活，既是时代命题，也是教育使命。山东科学技术出版社出版的这套“职业教育智慧康养相关专业系列教材”，以系统化的内容、立体化的资源、人性化的表达，为培养“有温度、有技术、有创新”的新时代康养人才提供了坚实支撑。我相信，它的出版将有力推动中国智慧健康养老专业的内涵式发展，并在全球积极应对人口老龄化的中国方案中留下浓墨重彩的一笔。

谨此为序。

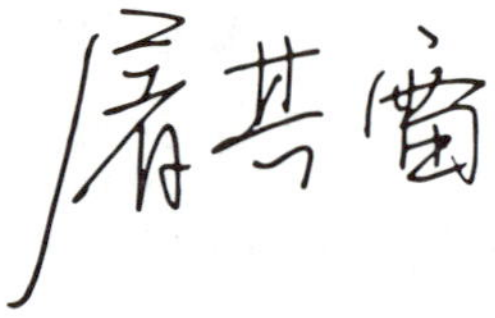

2025 年 5 月

前言

随着全球人口老龄化进程的加速，老年群体的规模日益庞大，老年心理健康问题也逐渐成为社会关注的焦点。据世界卫生组织（WHO）统计，全球60岁及以上人口数量持续增长，预计到2050年，这一比例将达到总人口的三分之一。在我国，截至2024年底，60岁及以上老年人口已超过2.8亿，占总人口的19.8%，人口老龄化形势严峻。

老年时期是人生的特殊阶段，老年人在生理功能衰退的同时，往往面临着社会角色转变、家庭结构变化、疾病困扰等诸多挑战，这些因素极易引发各种心理问题。常见的老年心理问题包括焦虑、抑郁、孤独、认知障碍等，这些问题不仅严重影响老年人的生活质量，还可能导致躯体疾病的发生和加重，给家庭和社会带来沉重负担。通过有效的心理护理，可以缓解老年人的心理压力，改善他们的情绪状态，增强他们的心理调适能力，促进身心健康。

老年心理护理作为一门新兴的交叉学科，旨在运用心理学的理论和方法，关注老年人的心理健康，帮助他们应对各种心理问题，提高生活质量。它涉及心理学、护理学、社会学、老年学等多个领域的知识，具有很强的综合性和实践性。它不仅关注老年人的心理症状本身，更重视其背后的生命体验与个性化需求，在专业理性与人文关怀的平衡中，为老年群体的心理健康保驾护航。

本书正是在这样的背景下编写而成的，旨在为从事老年心理护理工作的专业人员提供一部系统、全面、实用的教材。本书具有以下特点：

1. 内容丰富，涵盖全面：本书不仅介绍了老年心理护理的基本理论和基础知识，如老年人的心理特点、心理发展规律、常见心理问题的成因和表现等，还详细阐述了老年心理护理的实践操作技术，包括心理评估、心理干预、心理支持等方法和技巧。同时，本书还涵盖了老年人各种心理问题护理、老年人临终关怀、老年人心理健康促进等内容，为读者提供了全面的老年心理护理知识体系。

2. 理论与实践相结合：本书注重理论与实践的紧密结合，在阐述理论知识的同时，穿插了大量的实际案例和操作步骤，使读者能够更好地理解和掌握老年心理护理的方法和技巧。例如，书中在介绍心理干预方法时，通过具体案例详细说明了如何运用认知行为疗法、放松训练、音乐疗法等方法帮助老年人缓解焦虑和抑郁情绪。

3. 实用性和可操作性强：本书以培养实用型老年心理护理人才为目标，在编写过程中充分考虑了实际工作的需要，内容具有很强的实用性和可操作性。书中介绍的心理护理方法和技巧简单易行，便于读者在实际工作中应用。同时，本书还提供了大量的评估工具和干预方案，可供读者直接使用或参考。

4. 融入最新研究成果和实践经验：本书在编写过程中，广泛收集了国内外老年心理护理领域的最新研究成果和实践经验，并将其融入到教材内容中。例如，书中介绍了一些新的心理干预技术，如虚拟现实疗法、正念疗法等，以及老年心理健康服务体系建设的最新进展和实践经验。

本书适用于护理专业、智慧健康养老服务与管理专业、老年服务与管理专业及其他相关专业的学生，也可作为从事老年心理护理工作的医护人员、养老机构工作人员、社区服务人员等的培训教材和参考用书。

在本书的编写过程中，我们得到了许多专家、学者和一线工作人员的支持和帮助，在此表示衷心的感谢！由于时间仓促和水平有限，书中难免存在不足之处，恳请广大读者批评指正。

让我们共同努力，关注老年心理健康，为老年人的幸福晚年贡献自己的力量！

编者

2025 年 5 月

CONTENTS

目　录

项目一 老年人心理健康评估

项目目标

素质目标

1. 具备“同理心与人文关怀”的职业精神，学会从老年人的角度思考问题，培养对老年人的尊重、关爱和耐心。

2. 具备对老年人的责任感和预防意识，能够及时发现老年人心理健康的潜在问题，并采取相应预防措施。

3. 具备法律意识与规范意识，严格遵守法律法规，保护老年人的合法权益，避免法律风险。

知识目标

1. 了解老年人认知、情绪、个性变化及特点，明确老年心理护理的服务对象，了解老年心理护理相关政策。

2. 掌握认知、情绪、个性概念，掌握老年人个性、情绪疏导方法，掌握心理健康的定义和老年心理护理的概念。

能力目标

1. 能够针对老年人认知特点、情绪特点、个性特点开展心理护理。

2. 能够对相关政策法规、服务规范进行解读。

项目总览

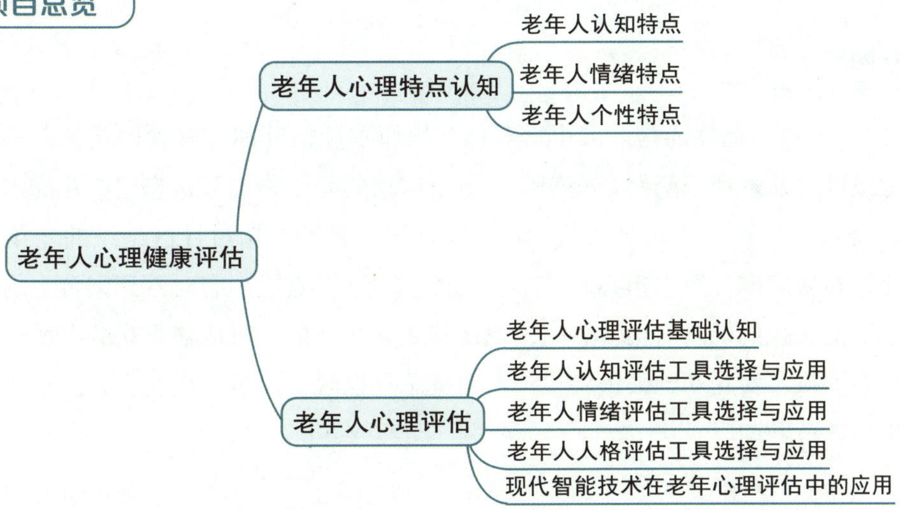

赛证对接

本项目内容对接老年人认知、情绪、个性特点及应对，是各有关岗位老年人健康评估工作中心理评估部分的知识基础，主要包括老年人认知、情绪、个性状况的评估、护理和心理健康教育。

任务一　老年人心理特点认知

任务目标

素质目标

1. 具备“同理心与人文关怀”的职业精神，学会从老年人的角度思考问题，能够尊重、关爱老年人。

2. 提高沟通和解决问题的能力，能够根据老年人的心理特点，制订个性化的评估与日常应对策略，帮助他们适应衰老带来的变化。

3. 增强对老年群体的社会责任感，能够主动关注老年人的心理健康，积极参与为老年人服务的公益活动。

知识目标

1. 掌握认知、情绪、个性的概念。

2. 了解老年人认知、情绪、个性的变化及特点。

3. 掌握老年人认知、情绪、个性的日常应对方法。

能力目标

1. 能够针对老年人认知特点开展心理评估与日常应对。

2. 能够针对老年人情绪特点开展心理评估与日常应对。

3. 能够针对老年人个性特点开展心理评估与日常应对。

案例导入

张奶奶今年 75 岁，退休前是一名小学老师。她原本性格开朗，喜欢种花，家里阳台总是姹紫嫣红。但是最近女儿发现张奶奶有些变化，最早出现的是张奶奶经常忘记给花浇水，有时甚至忘记自己已经浇过，导致一些花草枯萎。她还经常记错日期，错过社区组织的老年人活动。同时，张奶奶变得容易焦虑，经常担心女儿工作太忙，顾不上吃饭。有时看到阳台上的花枯萎，她会莫名地伤心落泪。张奶奶以前很爱热闹，现在却更喜欢独处，对以前喜欢的广场舞也提不起兴趣。她变得有些固执，女儿劝她去医院检查，她也总是推脱，经过多次劝说，终于同意女儿带她到健康管理机构进行咨询。

任务描述

1. 照护员帮助张奶奶及其女儿了解老年人常见的认知变化、情绪困扰、个性改变等心理特点。

2. 照护员帮助张奶奶及其女儿掌握老年人各种心理特点的应对方法。

新知初探

扫码查看课件

衰老是生命的必然，却并非意味着凋零与落幕。步入老年，意味着人生阅历的积淀、智慧的升华，也意味着要面对身体功能的衰退、社会角色的转变，这些现象都与老年人的心理变化有关。走进老年人的心理世界，探寻老年人心理特点的奥秘，有助于帮助他们积极应对衰老，安享幸福晚年。

心理是人脑的内部心理活动和外部行为的概括，心理现象一般指人的思想、情感等内心活动，是大脑对客观现实的主观反映。心理现象分为心理过程和个性心理两类，二者有机联系、密不可分。心理过程是指人们在认识、对待客观事物时所表现出来的心理活动，分为认识过程、情感过程和意志过程。认识过程是指个体获取知识和运用知识的过程，包括感觉、知觉、记忆、想象和思维。情感过程是指人们在认识和改造世界时所产生的喜、怒、哀、乐等情绪情感体验。意志过程是指人们有意识地克服困难，努力达到预期目的的心理过程。心理过程是心理现象的动态表现形式；个性心理是在心理过程中表现出来的具有个体特点的、稳定的心理倾向与心理特征，如需要、兴趣、动机、态度、信念、性格、气质、能力等，是心理现象的静态表现形式。

一、老年人认知特点

认知是一个复杂而多维的心理现象，涉及感觉、知觉、记忆、想象、思维等多个方面。

（一）老年人感知觉特点

1. 感觉

感觉是大脑对直接作用于感觉器官的客观事物个别属性的反应。当客观事物的某种属性，如颜色、形状、气味或声音等直接作用于感觉器官时，感觉器官会根据自己的需要选取适当的信息，并通过神经活动传达到大脑，大脑对这些属性加以反应，便产生了各种感觉。

感觉是最简单的心理过程，是人类认识世界的基础。人进入老年后，各种组织器官相继出现不同程度的变化，生理功能也呈现与年轻时期不同的变化特点。生理变化是心理活动变化的基础，老年期的生理变化对个体的感知觉、记忆力、注意力、情绪、创造力等心理功能产生显著影响。感知能力的变化对老年人的生活影响较大，如看不清周围发生的事情，听不见别人的谈话，吃东西感到淡而无味等，老年人从外界获取的信息量必然减少，使其与周围环境隔离开来，不仅造成生活上的困难，还会影响老年人心理活动的水平，这些都很可能影响其与周围人之间的关系，从而引起老年人抑郁、淡漠、孤独等一系列复杂的心理反应，甚至导致精神障碍，如抑郁症、妄想症等。

（1）视觉：视觉是人的重要感觉，外界信息约 80% 是通过视觉得到的。

1）老年人视觉特点：人的视觉器官因年老而明显衰退，视觉也随之减退。

①视力和调节能力：随着年龄的增长，晶状体逐渐硬化，因而造成了皮层及核层的屈光率的

差异减少；晶状体变浑浊，成黄褐色，因而造成物像的清晰度下降；由于白内障早期所产生的晶状体肿胀，造成过渡性老年近视等。这些原因都会造成远距离视力衰退。老年人近距离视力比远距离视力的变化更大，在 30 cm 左右的读书距离内视力减退是焦点调节功能下降造成的，具体是因为晶状体硬化和睫状体的睫状肌功能减退等。

②暗适应和光线感觉阈值：就从亮处进入暗处后的时间过程而言，即光线感觉阈值（能够感觉到最小光线能量）方面，成年人与老年人的差距并不显著，其变化形式也大同小异。换言之，在刚进入暗处的最初几分钟内，光线感觉阈值急剧下降，几分钟以后便趋缓和，再过一段时间后又急剧下降。

③光亮度和辨别能力：辨认细小物体时，必须要有一定的照明度。成年人与老年人在辨别同一物体时，所需要的照明度是不同的。随着年龄的增长，辨别时所需要的照明度也增大。如对自身会发光、炫光的物体的辨别能力从 40 岁前后就急剧下降。这表明随着年龄的增长，眩光物体会影响辨别能力。

④闪烁值：当刺激光在快速地点亮或熄灭时，我们会感到有闪烁，这就是闪烁值。如亮熄交替频率加快，我们就会感觉不出闪烁，看到的好像是连续光。这就是临界停闪频率（CFF），用每秒的平均交替周期数来表示。CFF 有随着年龄增长而减小的倾向。

⑤色觉：随着年龄的增长，晶状体会变成黄褐色。因此，老年人在观看白色物体时，会把它看成是偏黄的，由于晶状体变黄，使老年人在注视外界光线时，犹如带上了黄色的滤镜。随着年龄的增长，老年人对青和青绿的识别能力下降，而对波较长的光（如赤、橙）的识别能力，则未见明显下降。

2）老年人视觉特点的日常应对：

①提供良好的照明度：提供良好的照明度是改善老年人视觉的有效条件之一。房间颜色区分鲜明、物体与背景的对比度大，在这样的居住环境里，视觉明显减退的老年人可以来回走动。增加明艳的色彩，经常给老年人多种颜色的刺激，有利于改善老年人的视力，同时有利于调节老年人的心情。房间里的家具不宜时常移动位置。过道应当设有扶手，不要放置杂物。

②及时就医：老年人一旦出现视觉障碍，应及时就医排除相关器质性疾病。如果是老年性花眼，应尽早规范验光，佩戴合适的眼镜，延缓视力下降。

③注意用眼卫生：日常生活中，老年人应增加室外活动时间，注意锻炼身体，注意用眼卫生，保护眼睛。近距离工作或看电视、移动电子设施的时间不要太久，每半小时休息一定的时间。

④加强照护：老年人因视力下降，而导致辨别能力的下降，如遇到老年人看不清楚事物，或辨认出现错误时，作为照护人员，一定要有充分的耐心、爱心，对于老年人的询问要不厌其烦，耐心解释直到老年人弄懂为止。

扫码查看
拓展阅读

（2）听觉：

1）老年人听觉特点：老年人在听觉方面会产生衰退。

①听力：听力的衰退现象有男女性别差异。在 2 000 兆以内的声音，男性比女性的听力要好，但一进入高音域，男性的听力衰退程度反而比女性更为严重，其原因与职业有关。随着年龄的增长，人们对高音的听力衰退十分明显。听力损失多表现为高频音听力困难，所以，一般老年人听

女高音比听男低音困难，听女声比听男声困难，听高音喇叭放出的声音比听低音喇叭的困难。听力损害是老年人有时理解别人的讲话出现困难的首要因素之一。伴随着生活中熟悉声音的逐渐变弱，一个人能够听清和理解的信息数量一天比一天少，老年人会产生程度更重的社会隔离感；通常还会导致抑郁和其他情感障碍。那些有偏执倾向且有听力缺陷的老年人往往会因听不清别人的话语，误认为别人对自己怀有敌意。

②声音的辨别：对两种声音的辨别能力随着年龄的增长而衰退。随着年龄的增长，各种声音的辨别阈值都在增长；音越高，其阈值的增长幅度也就越大。

2）老年人听觉特点的日常应对：

①对于听力有障碍的老年人，或因听力下降而导致辨别能力下降的老年人，作为照护人员，在与老年人交流中，一定要有充分的耐心、爱心，反复解释或采用其他方式，必要时可以配合手势，或以书写的形式替代言语。另外，照护员讲话时应尽量使自己与老年人处于同一平面，使其可以借助读唇理解。

②照护员在与老年人交流时，一定要尽量做到长话短说，突出关键词语，且吐字清晰，避免方言，易于老年人理解。

③老年人听力减退已成必然趋势，可通过改变外部环境以减少听觉退化对人的消极影响，如保持环境安静，减少噪声对老年人听力的干扰。还可以佩戴功能良好的助听器，如老年人数字助听器可减少经常烦扰使用者的噪声水平，提高精度。

（3）味觉：

1）老年人味觉特点：味觉器是分布在舌面上的味蕾，味蕾的数量随着年龄的增长发生变化。用发展的眼光来看，随着年龄的增长，味蕾数从舌前部向舌后部逐渐减少，这一减少过程相当缓慢，一直要持续到老年期。另外，也有从舌中心向四周减少的，到了老年期，舌前方 2/3 的地方几乎不存在味蕾了，只是舌后方 1/3 左右的地方和咽部还有少数味蕾。味蕾的分布程度跟最发达时期相比，密度明显降低。

由于味觉器的减少，人们对于味觉的敏感程度随着年龄的增长而降低。味觉的基本要素一般分为甜、酸、苦、咸四种。四种味觉的刺激阈值都在上升，尤其是 60 岁以上的人更为明显。一般在 50 岁以前味觉随着年龄变化不明显，但 50 岁以后会骤减，刺激阈值飞速升高。

2）老年人味觉特点的日常应对：照护人员在为老年人准备食物时，应注意颜色搭配，以刺激食欲，弥补味、嗅觉的不足。在烹饪中不能完全听从老年人的建议，尤其对糖、盐的量的控制一定要以科学标准进行。采用健康食品添加剂，以增加老年人对食物的兴趣，这是确保老年人适当的饮食量和饮食多样性的有效方法。避免使用酒精类饮料或柠檬果汁来缓解口腔黏膜干燥。经常用清水漱口，保持口腔湿润。

（4）嗅觉：

1）老年人嗅觉特点：嗅觉会随着年龄增长而衰退，嗅觉的辨别能力也随着年龄的增长而衰退。但丧失嗅觉的人并不感到自己已经丧失嗅觉的辨别能力。

2）老年人嗅觉特点的日常应对：由于嗅觉能力下降，老年人对室内气味感觉不灵敏，因此要注意经常替老年人通风换气，保持室内空气的新鲜，以利于老年人的身体健康。

（5）皮肤感觉：

1）老年人皮肤觉特点：皮肤可分为温度感觉（热点、冷点）、痛觉（痛点）及触觉（包括压点在内的几种感受器）。

①温度感觉：老年人对温度的敏感度和调节能力均下降。

②痛觉：随着年龄的增长，痛觉会趋于迟钝。痛苦忍受力不仅取决于痛苦刺激，还取决于个体的态度、情境和文化差异。

③触觉：50~55 岁的人，触觉基本上不受年龄增长的影响，但到 55 岁以后，触觉会骤然变迟钝。

2）老年人皮肤觉特点的日常应对：为老年人洗漱时，一定要控制好水温，切记不要温度过高，不要用力搓洗皮肤，否则易造成皮肤的伤害。

2. 知觉

人们对于客观事物和现象的认识，不能仅停留在事物的个别属性上，还必须对事物有整体的、全面的把握和认识。知觉是大脑对直接作用于感觉器官的客观事物的整体反映。当事物的个别属性直接作用于人的感觉器官时，人不仅能对事物的这一个别属性做出反应，而且能够通过各种感觉器官的协同活动，在大脑中将这些个别属性整合成一个整体，形成一个完整影像。

老年期知觉随感觉衰退而衰退，但因人的知觉有过去知识、经验的参与，一般比感觉衰退来得晚、症状轻。老年人通过认识相应变化的规律，一般会慢慢适应知觉的衰退。

（1）视差与形状知觉：观测者在两个不同位置看同一物体的方向之差。比如，当一个人伸出一个手指放在眼前，先闭上右眼用左眼看它，再闭上左眼用右眼看它，会发现手指相对远方的物体的位置有了变化，这就是从不同角度去看同一点的视差。老年人的视差要比成年人的大很多。因为人的左、右眼有间距，造成两眼的视角存在细微的差别，而这样的差别会让两只眼睛分别观察的景物有一点点位移。人类之所以能够产生有空间感的立体视觉效果，恰恰就是这种在医学上被称之为视差的位移在大脑中的有机合成。如果老年人掌握不住物体部分和部分之间的相互关系，那么他的形状知觉肯定会受到影响。

（2）深度知觉：深度知觉受视力衰退影响，老年人对物体形状、大小、深度、运动的视知觉和一些特殊视知觉现象，与年轻人相比都有不同程度的变化。如老年人想将手中茶杯放到桌上时，由于深度视知觉差错，杯子在到达桌上之前被误认为已放在桌子上，以致脱手将杯子落在地上；上下台阶时老年人由于对空间关系判断不准确，容易跌倒。

对更加复杂视觉信息的认知过程，老年人的反应变慢，与之相应，对于光刺激的脑电波反应也变慢了。这说明老年人的高级视觉中枢也发生了退行性变化。这种视觉变化是缓慢发生的。一般来说，只要认识视觉的退行性变化规律，创造较好的条件，老年人会逐渐适应这种变化。

（3）时间知觉：时间知觉是心理学、认知语言学和神经科学中的一个重要概念，也称为时间感。指人在不使用任何计时工具的情况下，对客观现象的延续性感知。这种感知来自内部或者外部，如我们的心跳、呼吸，一般用于短时间感知；昼夜长短、太阳高低，一般用于长期时间感知。

在正常的衰老过程中，人体发生无数的神经、生理变化，这些变化可能会直接或间接地影响时间知觉。有学者认为神经递质多巴胺释放量逐渐减少是时间体验随年龄变化的原因。多巴胺释放水平在整个成年期持续降低，但在 50 岁左右下降的幅度开始变得明显，而这个年龄也恰好是大多数人开始意识到他们明显低估时间的时候。

很多人觉得，随着年龄的增长，时间的流逝速度越来越快。这是因为，当人逐渐成长，生活的紧迫感会让人忘记过去无忧无虑的日子，时刻被生活的重担所压迫，仿佛时光稍纵即逝。事实上这种感觉与时间的快慢并没有关系，而是逐渐退化的大脑功能起着决定性作用。随着大脑处理信息能力的降低，生活体验感随之减少，这就会使人产生时间在加速流逝的错觉。

（二）老年人记忆特点

我们在长期的社会生活中，不仅要对周围事物和现象进行感知，而且还必须记住它们。因为只有这样，我们才能在需要的时候回忆它们、识别它们。这就是记忆。

记忆是经历过的事物在大脑中的再现。人们在生活中感知过的事物、思考过的问题、体验过的情感、练习过的动作，都会在人的大脑中留下不同程度的印象，其中有一部分作为经验长期保留，这些经验在相应刺激的影响下重现出来，这就是记忆。记忆是连接过去、现在及未来的心理活动的纽带，是人们学习、工作和生活中必不可少的基本功能。记忆造就了人的无比丰富的知识库，使人有了不断接受新知识的可能。正是有了记忆，人的思维和智力才不断发展。

1. 记忆的分类

（1）按记忆保持时间划分：

1）瞬时记忆（感觉记忆）：瞬时记忆即感觉记忆，是指外界刺激以极短的时间一次呈现后，信息在感觉通道内迅速被登记并保留一瞬间的记忆，保持时间为 0.25~2.0 秒。瞬时记忆中保存的信息如果受到注意，就会进入短时记忆系统进行保存；如果信息没有受到注意，便会很快消失。

2）短时记忆：短时记忆是指保持在 1 分钟以内的记忆，被认为是处于瞬时记忆与长时记忆之间的一个阶段。短时记忆的保持时间为 5~20 秒，最长不超过 1 分钟，通过复述，信息会转入长时记忆。

3）长时记忆：长时记忆是指保持时间在 1 分钟以上的记忆，甚至有些信息是终身不忘的。长时记忆就像是一个巨大的图书馆，它保存着我们将来可以运用的各种事实、表象和知识。较多老年人对往事记忆力较强，对过去多年经历过的往事记忆犹新。

（2）初级记忆与次级记忆：①初级记忆是人们对于刚刚看过或听过的，当时还在脑子里留有印象的事物的记忆。初级记忆随年老而减退较缓慢，老年人一般保持较好，与青年人差异不显著。老年人初级记忆较次级记忆为好。②次级记忆是对于已经看过或听过了一段时间的事物，经过复述或其他方式加工编码，由短时储存转入长时储存，进入记忆仓库，需要时加以提取。这类记忆保持时间长，为 3~47 秒。次级记忆随年老而减退明显多于初级记忆，年龄差异较大。

（3）再认与回忆：老年人再认能力明显比回忆能力好。再认是当人们对于看过、听过或学过的事物再次呈现在眼前，能立即辨认出自己曾经感知过的事物；而回忆是刺激物不在眼前而要求再现出来，其难度大于再认，因此回忆的年龄差异大于再认的年龄差异。

（4）意义记忆与机械记忆：老年人意义记忆比机械记忆减退缓慢，他们对有逻辑联系和有意义的内容，尤其是一些重要的事情或与自己的专业、先前的经验和知识有关的内容，记忆保持较好，说明信息储存的效果在于目前的信息与过去已学过的能否进行很好的联系。意义记忆出现减退较晚，一般到六七十岁才有减退；相反，老年人对于需要死记硬背，无关联的内容很难记住，机械记忆减退较多，出现减退较早，四十多岁已开始减退，六七十岁减退已很明显。这些结果也说明不同性质的记忆出现年老化的时间不同，记忆减退是有阶段性的。

（5）日常生活记忆与实验室记忆：日常生活记忆指人们在自然生活场景中形成的记忆，通常与个人经历、情感、社会互动相关，具有自发性和实用性。而实验室记忆是在受控实验环境中研究的记忆，通常通过标准化任务（如单词列表记忆、图像识别）来测试特定记忆机制。老年人对日常生活记忆的保持较实验室记忆好。虽然，老年人的记忆有减退趋势，但是在减退出现的时间、速度和程度各方面存在很大的个体差异，说明其中有很大的变异性。

2. 老年人的记忆特点与影响因素

（1）老年人的记忆特点：老年人的记忆随着年龄的增长而减退，短时记忆较为困难，机械记忆力下降，无意记忆变差。老年人的长时记忆并未减退，理解记忆很好，有意记忆也有优势。

（2）影响老年人的记忆的因素：

1）健康状态：健康状态不佳，患有心血管疾病，尤其是神经系统的疾病都可能影响记忆。

2）精神状态：对记忆缺乏信心，紧张、焦虑、悲观、抑郁等精神状态都会对记忆效果产生影响。

3）干扰因素：老年人见多识广，联系广泛，感受的信息多，这些信息在未经深入思考，未把握其内在联系时，往往相互干扰，从而造成遗忘或误记。

3. 老年人的记忆特点的日常应对

老年人记忆力虽随年龄增长有所减退，但通过科学训练仍可有效改善。关键是将记忆训练融入日常生活节奏，保持适度认知负荷，通过持续的正向反馈增强训练动机。

（1）信息处理技巧：

1）分层观察法：对目标事物采用“整体—局部”双阶观察，先把握轮廓再细化局部特征。结合多感官体验（视觉 + 听觉 + 触觉）强化信息输入，通过间隔复现促进短时记忆向长时记忆转化。

2）知识体系化：建立分类存储系统，将新信息与既有知识网络关联。采用联想法增强记忆锚点，包括形象联想（具象化抽象概念）、序列联想（构建逻辑链条）、对比联想（新旧知识类比）等。

（2）学习策略优化：

1）黄金复习法则：遵循艾宾浩斯遗忘曲线（图 1–1–1），在 24 小时内完成首次复习，采用划线标记重点法提高复习效率。建议晨间学习避免前摄抑制，晚间复习规避倒摄抑制。

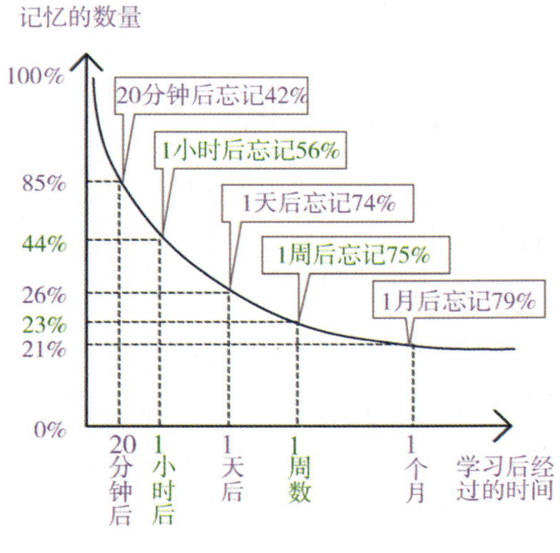

图 1–1–1　艾宾浩斯遗忘曲线

2）分散学习法：单次学习时长控制在 1 小时内，每日 2~3 次间隔学习。复杂内容分割为信息模块，优先记忆核心单元。

（3）认知环境管理：创建专属学习空间，保持规律作息（固定时段 + 固定场所）。选择兴趣导向内容，采用阶梯式目标设定（从易到难渐进），每日精选 3~5 个关键记忆点。

（4）记忆增效技术：深度解析知识内涵，构建个人认知图谱。通过思维导图建立多维度关联，将机械记忆转化为理解记忆。

（5）生理基础维护：

1）脑健康管理：每日保证 7 小时优质睡眠，每小时学习穿插 3 分钟深呼吸。每周进行 3 次有氧运动（如快走、太极），注重 Omega-3 脂肪酸及 B 族维生素的摄入。严格戒烟限酒，保持学习环境通风良好。

2）生活激活法：通过兴趣培养（园艺、绘画等）创造记忆触发点，参与社交活动维持认知活跃度。建立记忆训练游戏机制（如字谜、棋牌）。

（三）老年人思维特点

1. 智力

（1）智力的概念和分类：

1）智力的概念：西方心理学家对智力的解释主要有以下几种。①智力是个体的学习能力；②智力是个体抽象思维能力；③智力是个体适应环境的能力；④智力是智力测验所测得的能力。综合国内外的研究，我们将智力定义为：个体顺利从事各种活动所必需的认识方面能力的综合，它包括观察力、记忆力、注意力、想象力和思维力 5 种基本要素。智力不是 5 种基本要素的简单相加，而是各要素的有机结合。观察力是智力活动的门户和源泉，记忆力是智力活动的基础，注意力是智力活动的保障，想象力是智力富有创造性的重要条件，思维力是智力的核心，创造力是智力的最高表现形式。

2）智力的分类：一般智力因素有两种，即流体智力和晶体智力。流体智力是一种以生理为基础的认知能力，受先天遗传因素的影响较大，它包括知觉、记忆、运算速度、推理能力等；晶体智力指在实践中以习得的经验为基础的认知能力，受后天经验影响较大，它包括学会的技能、语言文字能力、判断力、联想力等。

流体智力是采用不定答案式题目智力测验所测得的智力层次，不定式题目所代表的是一些新奇变异的情境，受试者必须随机应变，并运用形象思维来解决问题。流体智力的高低主要与个体的神经生理功能发展状况有关，老年人由于脑神经功能的退行性变化，流体智力受到较大影响。

晶体智力是指采用固定答案式题目智力测验所测得的智力层次，固定答案式题目所代表的是一些事实性资料的记忆、辨认和理解，而不需要随机应变解决的问题。晶体智力的高低与个体知识多寡、受教育程度和学习机会，以及抽象思维有密切的关系。老年人一生经验丰富，阅历深广，因而晶体智力保持较好。

据研究，老年人流体智力测验成绩每隔 10 年下降 3.75%；而晶体智力随年龄增长减退较晚，直到七八十岁才有所减退，而且减退缓慢，有的甚至还有所提高，如常识、词汇等。

（2）老年人智力的变化：

1）老年人的学习能力：人在 45 岁后，学习能力便急剧下降。老年人由于年龄的增长引起身心功能、神经功能的衰退，使老年人对周围发生的事漠不关心，毫无兴趣，每当必须改变原来的习惯、行为和思维方式，采用新的思维方式时，老年人的成绩就急剧下降。

2）年龄与智力：人的智力在19~21岁的时候到达顶峰，之后随着年龄的增长而逐渐下降。到55岁时，智龄已下降到15岁左右了。一过80岁后，其下降的速度更快。智力并不是千篇一律随着年龄增长而平均下降的，各种不同功能下降的程度也不同。

3）年龄和成绩：不同职业领域在职业上成功的年龄顶点不同。如在创造性领域工作方面，需要有活力与体力、好奇心、活动的动机、灵活性和适应能力等，所以人在比较年轻和壮年时就达到了成功的最高峰。而一般老年人被选为社会领导阶层，这是因为老年人的保守倾向适合担任社会组织的维持者，而得到地位与声誉后，老年人对地位的关心胜过创造性的工作。

（3）影响老年人智力的主要因素：

1）个体因素：

①年龄：老年人随着年龄增长，身心功能发生衰退，也会阻碍智力功能。社会环境对老年人的看法、评价，也会妨碍老年人社会活动的开展。随着年事的增高，人到了七八十岁时，老年痴呆的发病比例也越来越高。

②身体条件：老年人所特有的各种疾病不仅影响到身体功能还影响各种精神功能。另外，身体上患有疾障的老年人，各种感觉器官功能衰退，在日常生活中的行动及活动范围受到了限制，在心理上也受到很大影响。

2）社会、环境因素：

①学历：学历越高，即接受教育时间越长，由年龄增长所造成的智力衰退相对越缓慢，老年女性要比老年男性更为明显，因为学历低的老年女性更可能被困于以家庭为中心的狭义的社会生活。所以由学历所造成的老年期智力差异，并不仅仅是由学历造成的。

②其他的社会、环境因素：老年人退休后继续工作的，身心较为健康，也能维持较高的智力水平；从事过专业技术工作和管理工作的老年人，有着比较高的智力水平；产业工人、未担任过职务的普通工人，以及过去主要从事体力劳动的老年人，其智力衰退的幅度较大；老年人的孤独感、生理疾病的增加，也会成为维持智力水平的不利因素。

（4）老年人智力变化的日常应对：随着年龄增长，老年人的脑细胞萎缩，脑重量减轻，脑体积缩小，感知觉出现衰退，记忆力下降，思维能力也随之降低。然而老年人在处理一些不明朗问题时反而能迅速权衡利弊，抓住事物的主要矛盾，有效做出反应。但是，要把这种潜在能力转化为实际能力，老年人就必须有一套科学的智力保健方法。

1）合理用脑：老年人要特别注意合理用脑，脑力活动要尽量安排在上午或下午，中午午睡片刻，不宜熬夜。

2）适当锻炼：根据个人喜好，以下肢活动为好，下肢活动给予的刺激可以很快传到大脑，既刺激脑细胞，也刺激血管，这对防止脑细胞、脑血管的老化、硬化，大有好处。

3）其他：不忧愁、不大怒、不激动，心情愉悦，心胸开阔，处理事务从容。饮食以清淡为主，限制盐及动物脂肪和胆固醇含量多的食物，鼓励老年人参加一些有益健康的文体活动。必要时服用一些促进脑功能康复和脑血液循环的药物。

2. 思维

通过感知和记忆，人们对客观事物和现象的表面特征有了一定的认识，但是要达到对客观事物和现象的本质认识，还必须运用已掌握的材料和知识对客观事物的特征进行分析、综合、推理、判断，从而掌握事物的规律，这种思考活动叫思维，它也是一种心理现象。思维是人的一种最复杂的心理活动，是人以已有的知识经验为中介，对客观现实进行概括和反应的活动。人类通过思维能认识事物的本质和内部联系，这是一种高级、理性的认识过程，主要包括概括、类比、推理和解决问题的能力。

（1）老年人思维变化的表现：思维出现衰退较晚，特别是与自己熟悉的专业有关的思维能力在年老时仍能保持。但是，老年人由于感知和记忆方面的衰退，概念、逻辑推理和解决问题的能力有所减退，尤其是思维的敏捷度、流畅性、灵活性、独创性及创造性比中青年时期要差。老年人思维弱化及障碍的表现形式如下。

1）思维迟钝、贫乏：有些老年人对有些事情联想困难，反应迟钝，语言缓慢；有些老年人不愿学习，不想思考问题，导致词汇短缺，联想易间断，说话常突然中止。

2）思维奔逸：对青壮年时期的事情联想迅速，说话漫无边际，滔滔不绝。

3）强制性思维：不自主偶发毫无意义的联想，或者反复出现而又难以排除的思维联想。

4）逻辑障碍：主要表现为推理及概念紊乱，思维过程繁杂曲折，内容缺乏逻辑联系。

（2）老年人思维变化的日常应对：人在老年期思维能力的弱化在各个老年人的身上表现程度不同，有些人思维仍很清晰，甚至仍有创造思维，而有些人却有严重的思维障碍。因此，要重视对老年人的全面身心保健，鼓励老年人以积极的态度对待生活，培养其思维品质，以恢复和保持其良好的思维能力。

二、老年人情绪特点

人的喜、怒、哀、惧等体验，以及人对客观事物的态度和主观体验，如爱与憎、喜欢与厌恶、满意与不满意等，构成了心理现象中的情绪和情感。

（一）老年人的心理需求与情绪

1. 需要

马斯洛的需要层次理论（图 1–1–2）认为，生理需求是最原始、最基本的需求，即通常所说的衣食住行等最基本的生存需求。老年人对衣食住行等物质需求变化不明显，依靠经济条件予以保障，包括个人劳动所得、退休金、个人积蓄、子女资助及社会救济等，这是养老的基础和前提。老年人安全需要主要表现为对生活保障与安宁的要求，他们普遍对养老保障、患病就医、社会治安及合法权益等问题表示极大关注。还有希望从家人和社会获得更多关怀，且仍有很强的参与社会活动、融入各种团体的要求，以满足其爱与归属的需要。尽管老年人的社会角色与社会地位有所改变，但其对于尊重的需求并未减退，要求社会承认他们的价值，维护他们的尊严，尊重他们的人格，在家庭生活中也要具有一定的自主权，希望过自信、自主、自立的养老生活。为使自己的价值在生活中得到充分体现，老年人还有一定程度的自我实现的需要。

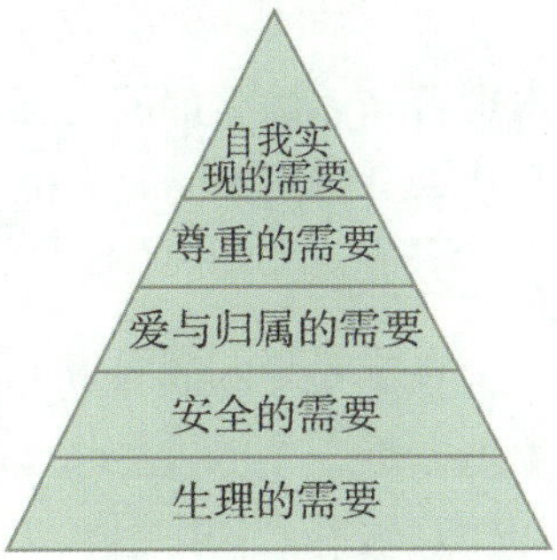

图 1–1–2　需要层次理论

2. 兴趣

兴趣是个体积极探究事物的倾向。老年人兴趣指在老龄化过程及老龄活动基础上产生的力求探索新兴事物、方法和鼓励的特殊心理倾向。老年人兴趣方面的变化体现在对事物的淡化上，对事物的关注面趋于狭窄，对新事物缺少激情，表现出心理上的“惰性”。

老年人兴趣与其自我需要、社会需要和家庭责任感密切联系在一起。当他们把自我需要与社会需要及家庭需要统一起来时，便能够产生稳定、持久和高性能的兴趣。若能培养广泛的、适合自己的兴趣爱好，既能陶冶情操，又能排解孤独，对老年生活产生积极意义。

3. 情绪、情感

（1）概念：广义的情绪包括情感，是指人对客观事物是否符合其需要而产生的态度体验。情绪与情感的区别如下：①情绪主要与物质或生理需要相联系，且发生也更早一些；情感是与人的社会性需要相联系的态度体验，更为复杂而持久。②情绪代表情感的内容，即情感的体验和感受。③情绪代表的是感情的反应过程，情感通过情绪来表现。④与情绪相比，情感具有更大的稳定性、深刻性和持久性。

（2）老年人情绪情感的变化规律：

1）消极情绪、情感逐渐增多：人到老年期比较容易产生消极的情绪情感体验，这主要与此时期的各种变动有关。

2）情绪体验比较深刻持久：由于老年人具有丰富的人生阅历，对问题的看法更深入，老年人的情感体验和情感表达具有深刻性的特征。

3）情绪表达方式较为内敛、含蓄：老年人的表现和情感流露更倾向于内倾性，情绪表达方式较为含蓄，情绪体验不易外露。随着年龄的增长，老年人在性格方面往往有一个由外向到内向移动的倾向。因此在情绪表达方式上较为含蓄，这与老年人长期的生活经验有关。

（二）老年人常见不良情绪

1. 抑郁

有些老年人会因为自己的身体某些不适应迟迟不能排除而担忧疑惑，为得不到子女和周围人的理解和体谅而郁闷伤感，这种情绪很容易使老年人对周围一切不关注，缺乏兴趣，或者常有一些莫名其妙的烦恼和不快，这些现象不再受新的刺激会自行消失。

2. 焦虑

有些老年人会因为不适应新角色或者没有及时退出旧角色而引起的角色冲突，手足无措，产生焦虑感。

3. 孤独

孤独感指的是个体由于社交需求未得到满足而产生的一种内心体验，它往往给人带来寂寞、冷落甚至被遗弃的体验，严重的会导致老年人人格变态，有碍健康。

4. 偏激与固执

这种情绪可表现为两个相反的趋向：一种趋向是因衰老以点带面地否定自我，把自己看成无用之人，经常自责、自卑、自怜和自贬；另一种趋向是因为自己衰老而对别人要求更高，总是希望得到他人的敬重、关心和照顾，却不考虑他人及社会的实际条件和能力。当这种希望得不到满足时，又加剧了其心理上的偏激，并因此而自暴自弃。老年人往往较固执守旧，坚持自己的观点，虽然有时他们的观点明显不符合实际，但他们听不进他人的意见，对社会上的新鲜事物不容易接受，看不惯由于社会发展而产生的一些偏差。

5. 多疑

随着年龄的增加，有些老年人往往以自我为中心，心地狭隘，疑心病较重。多疑是老年人常见的不良情绪，他们对自己过度保护的态度和方法，对什么事都优先维护自己的利益，对别人不够信任，猜疑别人可能会做出对自己不利的事情。少数老年人在社交场合怀疑别人背后议论他、设置圈套陷害他；家庭生活中表现为怀疑伴侣对自己不忠，子女算计他的钱财等；有些老年人因身体有病而多疑，常表现为无病也疑，有病更疑。即使自己有一些轻伤小恙也自以为病入膏肓、无药可救，间或谈病色变，问病又止，求医换药不断。这种疑病可令其对衰退的功能极度敏感，对一般人感觉不到的体内变化或体验不到的痛苦也都会有所感觉，如对心脏的跳动、胃肠的蠕动等方面的变化也能感觉到。这些过度的敏感更容易加重其疑心病。

（三）老年人不良情绪的日常应对

1. 合理宣泄

宣泄是指通过特有的形式，将积聚在心里的痛苦、忧愁、委屈、遗憾等发泄出来的一种心理调节方法。

2. 情趣转移

情趣转移是指自己遇到不愉快的人或事时，有目的地运用各种方法把注意力转移到自己平时感兴趣和喜欢做的事情上去的一种心理调节方法。其目的就是分散和转移注意力，摆脱消极情绪的影响，使自己从不良的情绪中解脱出来。

3. 理性升华

理性升华是指当一个人遭到挫折和不幸的时候，能够理智地面对现实，正确地对待挫折和不幸，找出挫折和不幸的原因，以坚定的信念、顽强的意志和百折不挠的精神勇敢地在人生的旅途中继续搏击，化不幸和挫折为前进的动力。

4. 适度让步

适度让步就是有限度地让步，它可以使人在心理上获得解脱，缓解矛盾，减轻精神压力和心理负担，对心理健康益处很多。

5. 自觉遗忘

自觉遗忘就是自觉地有意识地控制自己的思维活动，学会用理智驾驭自己的感情，努力强迫自己少想和不想过去的人和事，不去反复回忆当时不愉快的情景，直至把过去遗忘。

6. 自我解脱

自我解脱的目的是维护自己的自尊心、自信心，求得心理平衡。

三、老年人个性特点

（一）个性心理

个性心理，也叫人格，包括两方面的含义：一是指个人先天的生物潜能；二是指在后天环境的作用下所形成的对人对事的态度和习惯了的行为方式及能力的体现。人格具有相对的稳定性和

扫码查看
拓展阅读

综合性，是一个复杂、多侧面、多层次的动力结构。与心理过程具有人类的共性相反，个性心理具有人类的个别性，体现了人与人之间的个体差异。

1. 个性心理的构成

个性心理主要包括个性心理特征、个性倾向性及自我意识三个方面。

（1）个性心理特征：个性心理特征指人的多种心理特点的一种独特的结合，是个体经常、稳定地表现出来的心理特点，比较集中地反映了人的心理面貌的独特性、个别性，是个性差异的主要方面。主要包括能力、气质、性格，能力标志着人在完成某种活动时的潜在可能性上的特征。气质标志着人在进行心理活动时，在强度、速度、稳定性、灵活性等动态性质方面的独特结合的个体差异性；而性格则是鲜明地显示着人在对现实的态度和与之相适应的行为方式上的个性特征。

扫码查看
拓展阅读

（2）个性倾向性：个性倾向性指人对客观现实的态度，是人进行活动的基本动力，即人们在客观事实的相互作用中，对现实事物持有一定的看法、态度及倾向性，主要表现在心理活动的选择和行为活动的积极性，以及对客观事物不同的态度体验和个体行为模式上，包括需要、动机、兴趣、理想、信念、世界观等。在个性倾向性的成分中，需要是基础，对其他成分起调节和支配作用；信念、世界观居于最高层次，决定着一个人总的思想倾向。心理倾向在个性倾向中，随一个人的成熟与发展的阶段不同而不同。在儿童期，支配其心理活动与行为的主要心理倾向是兴趣；在青少年期，理想上升到了主导地位；到中年期，信念和世界观支配着人的整个心理和行动，成为其主导的心理倾向。

（3）自我意识：自我意识是个性结构中的自我调节系统，主要包括自我认识、自我体验及自我控制三种成分。自我意识是对自己身心活动的觉察，即个体对自己的认识，具体包括认识自己的生理状况（如身高、体重、体态等）、心理特征（如兴趣、能力、气质、性格等），以及自己与他人的关系（如自己与周围人们相处的关系，自己在集体中的位置与作用等）。

老年人的自我意识是指一个人感到自己的确变老了的意识状态，包括态度、情感、信仰和价值观等，蕴含着各种特定习惯、能力、思想及观点。在回顾自己一生时，有些老年人非常自豪，有些老年人却万分遗憾。有些老年人青壮年时有过辉煌成就，生活道路非常顺利，在离退休后仍希望社会、周围的人们一如既往地尊重自己，自尊心较强，不爱听逆耳之言；还有些老年人，随着年龄、生活的变化、生理功能的衰退，开始产生消沉、悲观感，寡言少语，心情忧郁，整日闷闷不乐。

2. 个性心理的特点

（1）独特性和共同性：人的个性是在遗传和环境、教育等先后天因素的交互作用下形成的。人与人没有完全一样的人格特点。如人们常说的“人心不同，各如其面”“一样米养百种人”，不同基因、生存及教育环境，形成了人们各自独特的心理。个性的共同性是指由于受共同的社会文化影响，同一民族、同一地区、同一阶层、同一群体的个体之间具有的共同的典型心理特点。如受儒家文化的影响，全世界的华人具有很多相同的个性特征。因此，个性是差异性和共同性的统一。

（2）稳定性和可变性：稳定性是指在各种不同情境和行为活动中，经常表现出来的比较固定的心理特点。一般来讲，已经形成的某种心理特点不易改变。一些特定或偶然场合下表现出来的心理或行为特点并不代表这个人的个性特征。人的个性特征是长期在学校、家庭、社会环境下，受内外因素相互影响而潜移默化地形成的，一旦形成便不易改变，即所谓的“江山易改，禀性难移”。但一个人的个性特点在一生中不是一成不变的，随着生理成熟和环境改变，人的个性也可能产生或多或少的变化，如社会和经济地位的重大改变、丧偶、迁徙等，会使一个人的个性发生较大甚至彻底的改变。

（3）统合性：个性统合性是指构成个性的各种心理成分和特质，如能力、气质、性格、情感、动机、态度、价值观、行为习惯等，在一个现实的个人身上它们并不是孤立存在的，而是密切联系构成一个完整的功能系统。个性统合性是心理健康的重要指标之一，当一个人的个性心理结构各方面彼此和谐一致时，其个性就是健康的，如果没有这种一致性，人的心理活动就会出现无序状态，出现人格分裂。

（4）社会性和生物性：个性从其形成和表现的形式上看，既受社会历史的制约，又受个人生理特征的影响。个性的社会性是个性的最本质特征。个性的心理特征是在社会生活中逐渐形成和发展起来的。作为社会成员，人总是生活在社会团体中，并与他人形成各种各样的关系，在社会生活中，人总是不断地总结经验，调整自我，以适应发展变化的社会。如在一定的社会中，同一民族、同一阶级的人们在某些共同的生活条件下生活，逐渐掌握了这个社会的风俗习惯和道德观念，形成某些共同的人格特点。但是个体的遗传和生物特性是个性形成的自然基础，影响着个性发展的道路和方式，也决定个性特点形成的难易。如一个神经活动类型属于强而不平衡型的人，就比较容易形成勇敢、刚毅的人格特点，而要形成细致、体贴的人格特点就比较困难。相反，一个神经活动类型属于弱型的人，就比较容易形成细致、体贴的人格特点，而要形成勇敢、刚毅的人格特点就比较困难。所以个性是先天自然素质和社会环境相互选择、相互渗透的产物。

（5）功能性：个性具有积极性、能动性，并能够统帅全部心理活动去改造客观世界和主观世界。个性决定一个人的生活方式，甚至有时会决定一个人的命运。当面对挫折与失败时，坚强者会顽强拼搏，懦弱者会一蹶不振，这就是个性功能的表现。

（二）老年人常见个性类型

社会心理学家理查德·C·克兰德认为，个体之间的个性存在较大的差异，因此根据老年人对社会的适应情况，把老年人的个性类型划分为以下五种。

1. 成熟型

这类老年人热爱生活，顺应社会进步；具有自觉、果断、坚毅的意志品质；淡泊宁静，经常处于愉快开朗的情绪状态；有独立见解，善于分析问题，富有创造力。

2. 安乐型

这类老年人安于现实，能够较好地顺应退休后的角色变化，选择适合自己的休闲生活；依赖心理比较重，期待得到组织和家人的照顾，对社会活动缺乏兴趣；心境平和，知足常乐，但是懒于思考。

3. 自卫型

这类老年人不愿正视衰老这一不可抗拒的自然法则，不服老，常常调动心理防御机制来抑制自己对衰老的恐惧，来抗衡老年期自尊的丧失；他们独立性强，有自制力；经常处于紧张、戒备的情绪状态；凡事力求稳妥、保险、追求完美。

4. 愤怒型

这类老年人对社会的一切变化和新生事物都看不惯，将个人所经历的不顺利均归咎于他人；

脾气暴躁，人际关系比较紧张；自制力差，常抱有对立情绪，对人、对事难以宽容大度；以自我为中心，兴趣比较狭窄。

5. 颓废型

这类老年人境遇不尽如人意，将所有的不幸归咎于自身，怀有负罪感和自责感；遇事顾虑重重，胆小怕事，踌躇不决；常常长吁短叹，郁郁寡欢，萎靡不振，陷于沮丧、悲观之中。

以上五种类型中，前两种类型的老年人对社会生活适应较好，而后三种类型的老年人则属于社会生活适应不良。因此，照护员应很好地掌握这些老年人的个性特点及相关知识，通过专业的服务介入，帮助老年人不断地调适情绪、优化个性、修正态度，积极面对社会生活，接纳自己与他人，勇敢地面对未来。

（三）老年人个性特点及日常应对

1. 固执

固执表现为进入老年之后就变得低沉、缓慢和淡漠。老年人一生经历众多，世界观、人生观和价值观都已成型，有了自己独特的为人处事模式，这会让周围人感觉到老年人越来越冥顽不化和固执己见。日常的应对方式包括以下几点。

（1）登门槛效应：一般情况下，人们都不愿意接受较高较难的要求，费时费力又难以成功，相反，人们乐于接受较小的、较易完成的要求，在实现了较小的要求后，人们才慢慢接受较大的要求，这就是“登门槛效应”。

（2）门面效应：想让对方接受一个小的但对方一般不会答应的条件时，不妨先向他提出一个大的、更高的要求。对方拒绝了大的更高的要求，一般会接受你再次提出的那个小的要求。人们往往都希望自己扮演慷慨大方的角色，拒绝一般会让人们无法实现这一期望，也会让人们产生负疚的心理，因此通常希望做一件小的、容易的事来平衡心里的内疚，使其能够继续扮演慷慨大方的角色。老年人同情心强，容易产生负疚心理，“门面效应”对老年人通常有效。

（3）低球技术：先提出一个较小的要求，待老年人接受了这个较小的要求后，接着再提出一个较大的要求，这个要求需要老年人付出比第一个要求更多的物质和精神代价。心理学的研究表明，使用“低球技术”比直接提出那个较大的要求来得更容易来实现，且为老年人所接受。这种心理策略的作用原理就是在接受一个人的要求之后，接受者就增加了对这个问题和这个人的投入，使其自觉地增强了责任意识，从而增加了对更大要求的接受能力和可能性。

低球技术和登门槛效应的区别，一方面是两步骤间的时间联系，登门槛的两步操作中间有时间间隔，低球技术的两步操作紧接在一起，没有较长的时间间隔；另一方面是两步骤要求的性质，登门槛效应的两步要求之间没有直接的联系，而低球技术的两步要求是直接联系的。

此外，由于老年人需要在子女或照护人员面前维持一个一致的社会和个人形象，因而一旦接受了某个要求，再次拒绝这个人的要求就会显得更加困难，就容易倾向于接受其更大的要求。根据心理学中自我价值定向的理论，除非拒绝别人的要求比在人们面前维持一致形象的价值或利益更大，否则老年人总会倾向于接受更多、更大的要求。

2. 唠叨

唠叨表现为注意力集中于某件或某类事情上而喋喋不休。俗话说：树老根多，人老话多。老年人一旦上了年纪，说话就开始重复，早就过去的一件小事也会唠叨个不停，而且对自己的想法和观点还深信不疑，决不屈从别人的意见。

（1）爱“唠叨”的原因：由于生理衰老，老年人开始显得精力不够充沛，许多事情自己不能直接参与，或无法再像年轻时那样从容和潇洒地把事情做得较为理想。因此，他们只好通过说话来表达自己内心的想法和情绪，这让他们觉得心理平衡。同时由于自尊心的强烈作用，老年人对于自己的态度和观点都会进行坚决维护，即自我防卫心理。这时，老年人为了排解寂寞，也会借助重复和唠叨的语言为自己的生活增添一点热闹的气氛。老年人津津乐道的就是自己的陈年往事，自己以前取得的成绩，这都是为了能得到一点心灵上的慰藉，以解脱现时的空虚和无奈。

（2）爱“唠叨”的日常应对：首先理解老年人的唠叨主要是出于好意而非恶意，他们不是故意说这些话让人厌烦的。相反，他们非常希望能有人静下心来好好地听他们说说自己的心里话。即便是老年人说错了话、做错了事，也不应该有理不让人，应该学会宽容，更没有必要过于在意他的唠叨，最好能有所回应。尊重老年人，注意不要刺伤老年人的心。关键是不要对老年人的唠叨表现出任何不耐烦的情绪，如果有什么想法，可以和老年人耐心地说清楚。

3. 怀旧

怀旧是老年人对过去美好时光的怀念之情，也可以理解为老年人对不断变化、急剧动荡的当今时代感到无法适应，从而企图逃避现实的一种方式。怀旧表现为喜欢回忆过去，或触景生情，念叨不绝，可诱发焦虑、易怒、低落等消极情绪。在此基础上，有些老年人对社会的新生事物看不惯，崇尚传统，反对任何形式的变革，怀疑或否定一切现状，如果老年人有保存大量旧照片、旧服装、旧书包等依恋过去事物的行为，则可能是过度怀旧。

（1）怀旧的原因：一方面是为了逃避现实，多数老年人对不断变化的时代感觉到无法适应，对自己的人生开始进行回味和自我评价，说话、做事都带着浓厚的怀旧色彩；另一方面也是很多老年人寻找成就和满足感的方式，在心理上，老年人不太可能获得新的、重大的成就和自豪感的满足，于是通过不断回忆、谈论自己一生中所获得的成就和荣誉，进行自我心理平衡的维护。

（2）怀旧的日常应对：运用怀旧疗法（也称回忆疗法），引导老年人表达生命中的故事。回忆疗法即回忆过去生活经验的一个过程，如借用某些工具或活动进行交谈，通过引导老年人回顾以往的生活，使其重新体验过去的生活片段，借此过程实现情感的交流和自尊的增强。可组织团体活动，帮助其增强自尊和自我认同感。同时，身边人如配偶、子女或照护员应主动关心老年人，帮助老年人消除过度怀旧产生的不良情绪。

4. 返老还童

“返老还童”的老年人与那些承认自己已经衰老的老年人不一样，他们的脾气和性格随着年龄的变大反而越来越显得幼稚，时常表现出与实际的生理年龄不相称的语言和行为。

（1）“返老还童”的原因：出现这种情况有可能是生理疾病导致的，如多发性脑梗死早期。排除生理疾病外，主要原因是老年人大脑细胞的萎缩退化、中枢抑制能力的不断减弱，从而导致老年人对生活环境安逸的过分要求。

（2）“返老还童”的日常应对：应密切注意观察老年人的智力状态，如对问题的反应，对金钱和物品的计算能力，对近期事件发生情况的记忆，以及对地点、时间、人物的定向识别和记忆能力等有无明显变化，以便能对老年人的生理疾病早发现、早治疗。

非生理疾病情况下，注意保持老年人际关系融洽，增加亲人的陪伴，多加照顾和体贴，多与老年人交谈和沟通，与老年人建立互信互爱的真挚友谊，那么，这种“老小孩”的行为可能就会逐渐得到改善。但是，切忌完全像对待小孩子那样一味娇宠和放纵，这会使老年人如儿童大脑发育尚不成熟一样，越娇养越不易长大，最终导致强烈的依赖心理。只要经过医院检查证明没有脑器质病变的证据，就不必过分地照顾。而是要采取收放自如的方式，凡是老年人自己能做的，最好就让他自己动手；实在无能为力的，或会对老年人产生生理上或心理上伤害的事情，需多加注意、提前做好准备，预防老年人发生意外。

新知小结

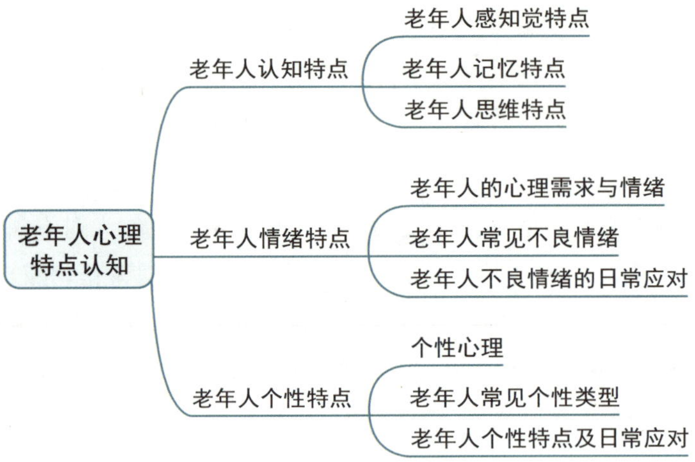

技能提升

记忆力训练

1. 理论依据

研究显示，人在 55 岁后由于非阿尔茨海默病引起的记忆障碍，多数与不使用记忆力有关。此外，还有老年人担心记忆力随年龄的增长而衰退所形成的心理障碍。虽然多数老年人不会患阿尔茨海默病，但许多人担心这个问题，他们的忧虑影响了记忆能力。努力工作，训练记忆力，就能保持记忆力；相反，不应用记忆力，就会失去记忆力，尤其是退休老年人，几乎没有记忆力的要求。所以，老年人的记忆力差和不主动运用有关，而这个缺点可以通过记忆策略训练而加以改进。

2. 操作过程

（1）提前沟通：在进行记忆力训练前，需要与老年人沟通，收集评估信息，讲解数字识记的目的及测试方法等。

1）基本信息：年龄、性别、受教育程度、职业、退休年龄等基本信息，建立融洽的沟通、信任关系，对自己记忆力的判断。

2）讲解数字识记：目的、测试方法等。

（2）操作准备数字识记表（表 1-1-1）：印刷清晰，字体大小合适。

表 1-1-1　数字识记表

位数	顺背	逆背
2		1–4
3	5–6–3	6–3–8
4	5–4–1–6	2–1–7–8
5	3–1–9–4–7	5–1–6–8–2
6	6–2–9–5–7–3	5–9–8–1–9–4
7	5–0–1–4–3–2–6	8–1–3–9–2–6–5
8	9–8–1–5–6–2–3–7	9–4–7–3–6–8–5–7
9	2–4–5–9–6–1–7–8–3	

评分标准：一般成人的结果，顺背为 6~8 位，逆背为 4~5 位。优秀者顺背为 8 位，逆背为 6 位。此法为即刻记忆测量，与受试者的注意力集中程度及意识清晰程度关系密切。

（3）操作记录：完成数字识记，将顺背和逆背结果填写在下表中。（表 1–1–2）

表 1-1-2　数字识记结果记录

序号	操作步骤	结果记录
1	顺背	位
2	逆背	位

任务检查

扫码查看微课

“老年人心理特点认知”任务检查表如下。

表 1-1-3　“老年人心理特点认知”任务检查表

序号	检查项目	自我检查	自我点评	组内互查	教师点评
1	老年人感知觉特点	是□否□		是□否□	
2	老年人记忆特点	是□否□		是□否□	
3	老年人思维特点	是□否□		是□否□	
4	老年人心理需求与情绪	是□否□		是□否□	
5	老年人常见不良情绪	是□否□		是□否□	
6	老年人不良情绪的日常应对	是□否□		是□否□	
7	个性心理	是□否□		是□否□	
8	老年人常见个性类型	是□否□		是□否□	
9	老年人个性特点及日常应对	是□否□		是□否□	
10	记忆力训练	是□否□		是□否□	

【练习题】

A1 型题

1. 老年人认知能力下降的主要原因是什么？（　　）

A. 社交活动增加　　B. 脑血流减少　　C. 睡眠时间增加

D. 饮食改善　　E. 运动量增加

2. 老年人常用什么方式来应对情绪问题？（　　）

A. 决策　　B. 逃避　　C. 交流与倾诉

D. 反抗　　E. 指责他人

3. 老年人个性变化的主要特点通常不包括以下哪一项？（　　）

A. 固执性增加　　B. 开放性增强　　C. 情绪稳定性下降

D. 依赖性增强　　E. 自我中心性增加

4. 下列对老年人心理变化的描述，错误的是？（　　）

A. 对宏观事物多有正确评价　　B. 心境比较平和　　C. 很少有激情发作

D. 情绪反应和年轻人一样猛烈　　E. 普遍表现出对新事物的强烈好奇心

A2 型题

扫码查看练习题答案

1. 张爷爷，75 岁，近期记忆力明显下降，经常忘记关煤气，情绪焦虑。以下哪一项是最合适的干预措施？（　　）

A. 批评他的健忘行为

B. 安装煤气报警器并提供记忆训练

C. 让他独自处理问题

D. 忽视他的焦虑情绪

E. 减少与他的沟通

2. 陈爷爷，76 岁，因身体功能衰退，情绪波动较大，经常发脾气。以下哪一项是最合适的心理护理措施？（　　）

A. 批评他的情绪失控　　B. 提供情绪疏导和心理支持　　C. 让他独自处理情绪问题

D. 忽视他的情绪变化　　E. 减少与他的沟通

3.75 岁的胡老师，最近感到孤独，经常表现出低落情绪，朋友们也注意到了她的变化。她对平常的活动失去了兴趣，就连最爱看的书都不愿碰，饮食也不规律。下列应对方式哪个最优？（　　）

A. 鼓励她参加社区活动　　B. 让她独自待着　　C. 让她多睡觉

D. 询问她的家庭问题　　E. 直接带她去看医生

4.80 岁的李爷爷最近出现了健康问题，感到焦虑和无助，家人希望能帮到他，下列做法中的最佳选择是（　　）。

A. 告诉他不要担心　　B. 让他关注自己的健康　　C. 帮助他找到合适的支持小组

D. 给他提供药物治疗　　E. 让他独自面对问题

5. 刘奶奶近半年出现一些症状：能够认识家中的家用电器，但是对于电器上的数字却不认识，也不能完成数字的计算，对刘奶奶可以开展下列哪种训练？（　　）

A. 物品失认训练　　B. 面容失认训练　　C. 数字失认训练

D. 颜色失认训练　　E. 空间定向训练

任务二　老年人心理评估

任务目标

素质目标

1. 能够理解老年群体的心理特点与需求，尊重老年人的文化背景与个体差异。
2. 遵守心理评估的伦理规范，在服务中始终以老年人的福祉为核心。
3. 理解多学科团队在老年心理评估中的角色分工，主动沟通与协作。

知识目标

1. 理解心理评估的定义、目的及老年群体的特殊性（如感官衰退、社会角色转变的影响）。
2. 熟悉认知功能工具、情绪评估工具、生活质量工具的原理与适用场景。
3. 区分临床访谈、心理测验、行为观察的优缺点，掌握标准化评估流程。
4. 理解生理疾病、心理状态与社会因素的相互影响机制。

能力目标

1. 能够独立完成 MMSE、GDS-15 等量表的施测与评分，准确解读结果。
2. 掌握开放式提问、倾听反馈等技巧，在评估中灵活调整沟通方式。
3. 能够整合生理、心理、社会数据，撰写包含问题清单与初步建议的报告。
4. 根据评估结果，协同团队制订个性化支持计划。

案例导入

李桂芳，女，75 岁，退休小学教师，独居于老旧小区。3 年前丈夫去世后，子女因工作定居外地，既往有 10 年高血压和糖尿病病史，长期服药但依从性差，近期空腹血糖波动在 8~10 mmol/L。近半年，子女发现其性格骤变，原本热衷社区书法活动的她多次以“身体不适”为由拒绝参与，通话时反复念叨“活着拖累人”，夜间频繁惊醒并伴有食欲减退，体重下降 5 公斤。邻居反映她多次在超市购物时迷路，家中发现未关闭的燃气灶、堆积的过期降压药和腐烂蔬果，浴室瓷砖发霉也无人清理。一周前，李桂芳晨起时因直立性低血压晕倒，磕伤左臂，送往社区医院后，体检显示无骨折但血压 160/95 mmHg。查房时医生观察到她回答问题时长时间停顿、眼神呆滞，提及亡夫时突然落泪，遂紧急联系老年心理科会诊。

任务描述

假设你是接诊的老年心理评估师，需结合李桂芳的生理、心理和社会背景，列出至少 3 种适合她的标准化心理评估工具，并说明选择理由。

新知初探

扫码查看课件

心理评估是进行心理咨询和心理治疗的前提条件。老年心理评估是针对老年人心理健康与认知功能进行系统性分析的专业化过程，其核心目标是多维方法，全面评估个体的认知能力、情绪状态、社会适应与生活质量。通过早期识别抑郁、焦虑、痴呆等心理问题，为老年人制订个性化干预方案、延缓认知衰退及提高晚年生活质量提供科学依据，是应对老龄化社会心理健康需求的重要途径。

一、老年人心理评估基础认知

（一）老年人心理评估的定义

1. 心理评估的内涵

心理评估（Psychological Assessment）是通过科学、系统的方法，收集、整合和分析个体的心理功能、行为特征、认知能力、情绪状态及社会适应能力等信息的过程。其核心目标是全面理解个体的心理健康状况，为诊断心理问题、制订干预策略或评估干预效果提供客观依据。

心理评估并非单一技术的应用，而是多维度、多方法的综合过程，通常结合标准化工具（如心理量表、问卷）、临床观察、访谈记录、生理检测等手段，形成对个体心理状态的立体化画像。

心理评估的理论来源也十分广泛，涵盖心理学、医学、社会学等多学科相关理论观点。如心理学中的认知行为理论、人格理论、发展心理学相关理论为解释评估结果提供理论支撑；医学模型认为，心理症状可能是躯体疾病、神经功能失调或生化失衡的直接或间接表现，因此在评估中需重点关注生物学指标，并采用医学诊断标准进行分类与干预；社会生态学视角则更多关注个体与环境（家庭、社区、文化）的互动对心理健康的作用。

2. 老年心理评估的内涵

扫码查看拓展阅读

（1）老年心理评估界定：老年心理评估是针对 60 岁以上老年人群体设计的专业化心理评估体系，旨在系统分析其心理健康状况、认知功能、情绪状态、社会适应能力及生活质量。其特殊性在于需综合考虑老年人特有的生理、心理和社会变化，如感官功能退化（视力、听力下降）、慢性疾病（高血压、糖尿病）对心理状态的影响；退休后角色丧失、自我价值感变化、死亡焦虑；社会支持网络缩小（子女独立、亲友离世）、居住环境变化（入住养老院）等。

（2）老年心理评估的必要性和面临的挑战：根据联合国人口司（UNPD）的《世界人口展望 2022》（*World Population Prospects 2022*）显示，2022 年全球 65 岁以上人口占比约 10%（约 7.71 亿人），预计到 2050 年将升至 16%（约 15 亿人）。我国老龄化速度为全球最快（图 1-2-1），预计 2050 年将达到每 3 人中就有 1 人为 65 岁老年人。随着人口老龄化的加剧，老年期心理问题（如抑郁、痴呆）发病率也将愈发严重。加之老年期心理问题常常被误认为是一种“自然衰老”

现象，老年人心理问题长期悬而未决，将给老年人晚年生活带来沉重、巨大破坏。可见，能否针对老年人进行有效心理评估，不断影响后续老年心理咨询和治疗的实施，还关乎老年人晚年生活质量的好坏和生活满意度的高低。

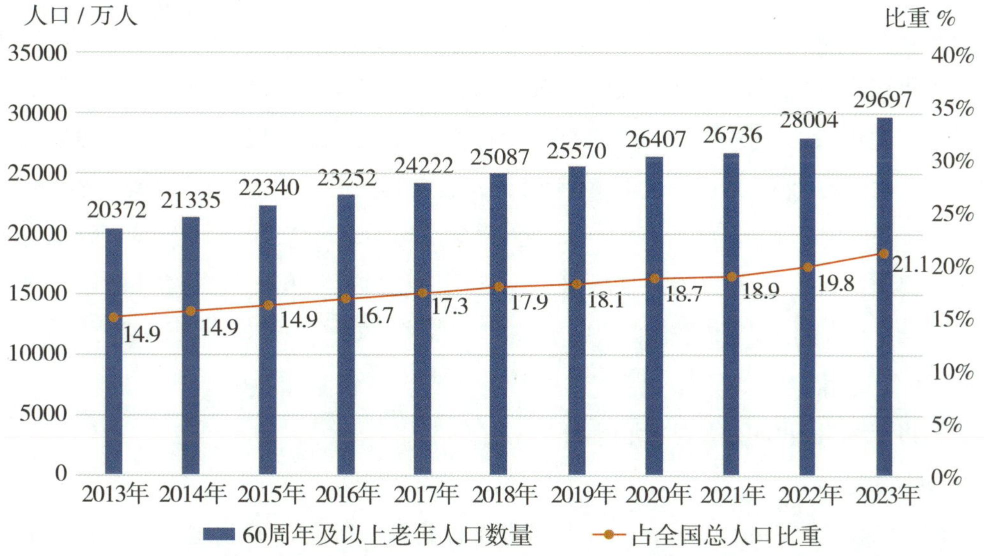

图 1-2-1　2013—2023 年全国 60 周岁及以上老年人口数量及占全国总人口比

（数据来源：2023 年度国家老龄事业发展公报）

积极开展老年心理评估虽然十分紧迫和必要，但是由于老年人生理和心理等诸方面功能会随着年龄的增长出现衰退，因此老年心理评估也面临着一系列挑战。主要表现为：①认知功能下降对评估的干扰作用，如记忆力下降可能影响自述信息的准确性；②系列躯体症状对评估指标的掩盖作用，如抑郁可能表现为躯体疼痛而非情绪低落；③评估工具的适配性问题，如有些传统量表在使用时有严格的反应时间要求，这就需要适当调整以适应老年人反应速度慢、易疲劳等特点。

（3）多学科视角下的老年心理评估：做好老年心理评估需要从心理学角度着手，整合多学科在身心评估方面的优势，进行跨学科的综合评估。老年心理评估需融合医学、护理学、社会工作等多学科视角。

老年心理评估的医学视角是从临床医学的角度，结合老年人群的生理、病理特点，系统性地识别、分析和干预与心理健康相关的风险因素、疾病状态及功能损害。其核心在于通过医学知识和工具，区分正常衰老与病理性心理问题，识别潜在器质性疾病的影响，并为治疗提供科学依据。核心要点包括：①关注生理病理与心理的交互作用，如慢性疾病（如糖尿病、心血管病）、神经系统疾病（如阿尔茨海默病、帕金森病）可直接或间接导致抑郁、焦虑或认知障碍，而躯体症状（如疼痛、失眠）可能掩盖心理问题（如抑郁症的躯体化表现）。②考虑药物对心理活动的影响，如某些药物（如糖皮质激素、抗胆碱能药物）可能诱发谵妄、情绪波动或认知功能下降；③可逆性因素的筛查，主要通过实验室检查（如甲状腺功能、维生素 B_{12}、电解质）排除可治疗的病因（如甲减、感染）。

老年心理评估的护理学视角是从护理实践出发，重点关注老年人在生理、心理、社会和环境等多方面的需求，通过整体性、个性化的评估，制订以改善生活质量、维持功能独立性和促进心理健康为目标的护理计划。其核心在于通过观察、沟通和持续监测，识别潜在风险，提供支持性干预，并与医疗团队协作，实现身心社灵的全人照护。护理学视角心理评估的核心特点包括：以患者为中心的全面性评估；动态性评估与连续性评估相结合；以预防和促进健康为导向。

老年心理评估的社会学视角强调从社会结构、文化环境、群体关系等宏观和微观社会因素出发，分析老年人心理状态的形成、变化及其与社会互动的关系。这一视角认为，老年人的心理健康不仅受个体生理或心理因素影响，更与社会环境、角色变迁、代际关系、资源分配等密切相关。其中涉及的社会学理论有：社会角色理论、社会支持理论、代际团结理论、社会分层理论、现代化理论、年龄主义（Ageism）研究等。社会学视角进行老年心理评估能够有效地为不同社会背景的老年人提供更加丰富多样的评估标准，与此同时，社会视角的评估结果能够推动适老化政策（如社区养老支持）的出台和实施。

（二）老年人心理评估的方法

扫码查看微课

接下来，将介绍几种常用的老年心理评估方法。

1. 临床访谈法

临床访谈法（Clinical Interview）是心理学工作者通过系统化、专业化的对话，对个体的心理状态、行为模式及社会功能进行全面评估的技术。其本质是动态的信息加工过程，既包含标准化问题框架，也强调评估师对非言语线索（如微表情、语调变化）的即时解读，常用于精神障碍诊断、危机干预和个性化治疗计划制订。

根据评估要求、使用场景等因素，临床访谈法包含以下几种类型。

（1）结构化临床访谈：结构化临床访谈是指严格遵循预设问题和顺序的标准化评估方法，访谈者需完全按照既定流程提问，避免主观干预，所有回答均通过统一评分系统量化分析。结构性临床访谈的特征是：严格遵循预设问题序列；使用标准化评分系统；访谈者持中立态度，避免主观引导。适用于科研数据采集、司法精神病鉴定、跨文化研究等对数据要求极高的场景。MINI 国际神经精神访谈（MINI International Neuropsychiatric Interview）、自闭症诊断观察量表（ADOS-2 Module4）等量表属于结构性访谈工具。

（2）半结构化临床访谈：半结构化临床访谈是以固定核心问题模块为基础，允许访谈者根据受访者回答灵活追问或调整提问顺序的评估方式，兼具标准化框架与临床判断空间的访谈方法。其特征主要包括：核心问题模块固定；问题顺序可调整；综合量化评分与质性分析。此方法在临床精神障碍诊断（如双相情感障碍鉴别）、共病评估（如抑郁与焦虑症状交织时）、治疗进展动态监测等领域应用广泛。典型工具 DSM-5 临床定式访谈（SCID-5）、老年精神状况量表（GMS）属于半结构性访谈工具。

（3）非结构化临床访谈：非结构化临床访谈指无预设问题模板，以受访者自由叙述为主导的开放性评估方法，强调通过语言、情绪和潜意识表达捕捉深层心理动力特征。因此，方法无预设问题框架，以受访者叙述为主导，强调治疗关系建立与潜意识内容捕捉，所以在评估过程中一般使用投射性提问（如“用天气形容心情”）。鉴于以上特点，该方法更多应用于心理动力取向治疗初始评估、创伤后应激障碍（PTSD）等敏感话题切入、儿童青少年心理评估等场景。

临床访谈法还包括危机评估访谈、文化适应性访谈、家庭与照料者访谈等特殊访谈方法。具体方法的选择需要根据不同方法的使用场景和问题性质进行灵活选择，除此之外，为保障访谈效果明显、有效，需要评估师不断提升自己的会谈技巧。

2. 心理测验法

心理测验法是通过标准化工具（如量表、问卷、任务操作）对老年人的心理特征进行量化评估的科学方法。是为心理评估搜集数量化资料的常用工具。其核心在于通过客观、可重复的测量手段，系统分析个体的认知功能、情绪状态、人格特质及社会适应能力等，为心理问题诊断、干预方案的制订提供数据支持。

根据评估目标的不同，老年心理测验法可分为以下主要类别：认知功能测验、情绪状态测验、人格与社会适应测验、生活质量与功能测验、神经心理专项测验。

（1）认知功能测验：认知功能测验主要用于筛查痴呆、轻度认知障碍（MCI）及追踪认知衰退进程。常用工具有简易智力状态检查量表（MMSE）、蒙特利尔认知评估量表（MoCA）、画钟测验（Clock Drawing Test，CDT）、ADAS-Cog（阿尔茨海默病评估量表：认知部分）等。该类型测验在使用过程中首先要减少噪声干扰，确保老年人注意力集中；其次对于受教育水平较低的老年人，尽量采用适配版本，进行教育水平校正。

（2）情绪状态测验：情绪状态测验的目的是通过测验识别抑郁、焦虑等情绪障碍，区分躯体症状与心理问题。老年抑郁量表（GDS）、医院焦虑抑郁量表（HADS）、状态—特质焦虑量表（STAI）是情绪状态的常用评估工具。测验在实施过程中除去要结合前面提到的注意事项外，还需避免直译西方量表，保证量表的本土化效度，同时还需结合家属观察或生理指标反馈，排除老年人在测验过程中的否认情绪问题。

（3）人格与社会适应测验：该测验主要目标为反映老年人人格发展状况，分析人格特质对心理适应的影响，评估社会支持需求程度。主要测验工具有大五人格量表简版（NEO-FFI）、社会支持评定量表（SSRS）、生活事件量表（LES）等。人格与社会适应测验在实施过程中需结合个体的纵向数据，考虑人格特质可能随衰老出现的变化，对个体进行动态评估。测验低分者反映其社会支持系统亟待完善，需优先介入社区资源链接，丰富其社会支持网络。

（4）生活质量与功能测验：生活质量与功能测验能够评估老年人日常生活能力及主观幸福感，指导制订有针对性的照护计划。日常生活能力量表（ADL）、WHOQOL-OLD 量表、SF-36 健康调查简版在此类测验中被广泛使用。在生活质量与功能测验实施过程为防止出现高估自我生活能力的情况，需结合照料者反馈进行评估，而且要做到评估与环境适配，如居家与养老机构老年人的 ADL 评分标准需差异化。

（5）神经心理专项测验：神经心理专项测验用于定位脑功能损伤区域，辅助诊断神经系统疾病。常用工具有听觉词语学习测验（AVLT）、斯特鲁普测验（Stroop Test）、波士顿命名测验（BNT）等。由于该类型测验更多地反映老年人神经生理方面的变化情况，因此在结果解读时需进行跨学科协作，尤其是需神经科医生参与。为确保测验结果的合理性，在测验实施前还需考虑老年人目前所处的疾病分期相应调整测验策略，如疾病晚期可能需要做出简化任务难度等。

心理测验法是老年心理评估的核心手段，其科学性与标准化为精准干预奠定基础。专业人员需灵活选择工具，兼顾老年人生理与文化特殊性，并整合多维度数据，方能实现从“测量分数”到“临床意义”的跨越。未来，随着技术革新与跨学科融合，心理测验将更趋动态化、个性化，成为老龄化社会中心理健康维护的重要支柱。

3. 行为观察法

行为观察法是通过系统化、结构化的方式，在自然或模拟环境中记录、分析老年人的外显行为，以评估其心理状态、认知功能及社会适应能力的方法。该方法强调在真实情境中的捕捉行为，避免实验室环境的“人为失真”，而且能够实时记录行为变化，更适合于追踪干预效果或疾病进展。因行为观察法不依赖老年人自述，可见其更适合于语言障碍或认知衰退的老年人。

行为观察法可从多种角度进行分类，如按观察环境进行分类（表 1–2–1），按观察者参与度分类（表 1–2–2）。

表 1–2–1　按观察环境分类

类型	特点	适用场景
自然环境观察	在老年人日常生活场所（家庭、养老院）进行，记录自发行为	评估日常自理能力、家庭互动模式
结构化情境观察	设置标准化任务，观察特定能力	临床诊断认知功能损害或康复训练效果评估

表 1–2–2　按观察者参与度分类

类型	特点	优缺点
参与式观察	观察者融入环境，近距离记录细节	优点：能够捕捉隐蔽行为； 缺点：可能干扰自然状态
非参与式观察	通过单向玻璃、摄像头等观察设备或远距离观察实现远程记录，减少“观察者效应”	优点：客观性高； 缺点：可能遗漏情境背景

在使用时，参与式观察主要用于探索性研究，而非参与式则更适用于需高频次记录的长期追踪。

一般来说，行为观察法多采用标准化操作流程，即包括前期准备、明确目标、工具选择、伦理审查、观察阶段、基线记录、情境控制、数据分析、行为编码、模式识别等数据收集和处理流程。

4. 生理指标辅助评估

生理指标辅助评估是通过测量与心理状态相关的生物学参数，为老年心理评估提供客观数据支持的方法。主要用于区分心理症状的生物学病因与纯心理因素，指导药物选择，通过生物标志物预判认知衰退或精神疾病风险。由于该方法具有很强的客观性，因此能够有效减少主观报告偏差，也有助于及时识别神经生理方面的潜在病理隐患，促进评估结果多学科协同整合。

电生理辅助评估涉及的医学评估方法主要有神经影像学技术、实验室生化指标检测、电生理技术、其他生理指标检测。其中神经影像学技术包括磁共振成像（MRI）、功能磁共振（fMRI）、正电子发射断层扫描（PET）、弥散张量成像（DTI），主要用于测查、评估心理问题是否由脑器质性病变引起和相关脑部指标的变化情况；实验室生化指标检测主要包括血液生化检测、激素水平检测、药物浓度监测、脑脊液分析；电生理技术包括脑电图（EEG）、事件相关电位（ERP）、心率变异性（HRV），主要通过提取老年人脑部神经的电信号，在无痛状态下实现对老年痴呆、记忆状况、焦虑抑郁等方面的客观评估。

5. 多学科综合评估

多学科综合评估是由医学、心理学、护理学、社会工作等不同领域的专业人员组成团队，通过共享信息、协作分析，全面评估老年人生理、心理、社会功能及环境需求的系统性方法。其核心理念是“整体大于部分之和”，通过跨学科整合，突破单一专业视角的局限性，精准识别复杂健康问题的交互作用。该评估方法能够有效区分心理症状的生理、心理、社会诱因，进而制订涵盖医疗、心理、社会支持的综合方案，与此同时，还具有避免重复评估，减少医疗成本，提高服务效率的独特优势。

为确保多学科综合评估的合理分工和高效协作，可通过形成联席会议制度，定期召开团队会议，共享评估数据，并结合由老年科医生或心理评估师担任协调者，确保信息整合与责任分工的牵头人机制实现有效应对。

一般情况下，多学科综合评估由初步筛查与转介、多维度数据收集、数据整合与问题清单、联合干预计划制订、动态追踪与效果反馈五个环节组成。由于该评估方法涉及的学科较多，加之各学科发展水平不一、家属认识水平所限等，难免会出现学科壁垒与沟通障碍、不同地域不同专业资源分配不均和家属参与度不高的现象。相信随着国家经济高质量发展的不断推进，民众受教育程度的不断提高，多学科综合评价一定会越来越受到应有的重视。

（三）老年人心理评估的过程

老年心理评估通常分为以下六个阶段，每两个连续阶段需紧密衔接，确保评估的系统性和科学性。

扫码查看拓展阅读

1. 评估前的准备工作

首先应该明确评估的目的。心理评估的目的直接影响评估方法和评估工具的选择。具体来说，如果评估是用于临床诊断，需要将评估重心放在各种生理或心理问题的区分和辨别上；如果是用于功能评估，则侧重评估老年人日常生活能力（ADL）或社会适应能力；追踪药物治疗或心理治疗的效果则是为了监测干预效果。

其次要组建多学科综合评估团队。应包含老年科医生、临床心理师、护理专家、社会工作者、康复治疗师等评估团队应该按照各自专业所长，进行分工协作，如医生负责生理指标排查，心理师主导心理测验，社会工作者则分析老年人社会支持网络情况。

再次要选择合适的评估工具。根据评估目标选择已验证的工具，必要时进行适老化调整，如使用大字版量表、将指导语做口语化处理、延长测试时间。

最后获取老年人及其家属的知情同意。可以通过向老年人及家属解释评估目的、流程及潜在风险从而贯彻心理评估的伦理原则，同时对于患有认知障碍的老年人需法定代理人签署同意书后才能实施心理评估。

在本阶段需要注意的是，在量表准备时既要尊重老年人的宗教信仰和传统观念，避免使用可能引起抵触的术语，又要考虑接下来评估的环境是否安静、光线是否充足，尽可能减少外界对评估过程中的干扰。

2. 初步信息收集

该阶段的信息可通过病史采集、家属或照料者访谈、基础生理检查等手段获得。病史信息的采集主要包括慢性疾病史、手术史、用药史、既往心理问题、家族精神病史、重大生活事件（丧偶、退休）、教育水平、职业背景、家庭结构、经济状况等。通过家属或照料者访谈可以消除老年人可能因认知衰退或病耻感影响生理或心理问题症状的情况，家属或照料者提供的行为变化细节对完善信息收集也是十分必要的。基础生理检查只要包括实验室生化指标检测和神经影像学检测（详情见本章节老年心理评估的主要方法的相关内容）。

该阶段需要注意的是：对比家属描述与老年人自述，识别矛盾点，做到信息交叉验证。同时尽量使用标准化表格系统记录信息，确保信息记录准确、无误。

3. 核心心理评估实施

本阶段需在前两个阶段的基础上进行。根据前两个阶段，尤其是上一阶段的初步信息收集和判断，确定需要进行心理评估的具体心理状态，进而确定评估过程中所使用的具体量表，并根据测验得分对老年人心理状态做出初步解释。

（1）认知功能评估：老年人认知功能筛查工具主要有简易智力状态检查（MMSE），30 分制，≤ 24 分提示认知障碍；蒙特利尔认知评估（MoCA）主要用于排查轻度认知损害，≤ 26 分需警惕；阿尔茨海默病评估量表（ADAS–Cog），多用于痴呆患者的认知功能追踪；画钟测验（CDT），用来评估老年人执行功能与视空间能力。

（2）情绪状态评估：老年人常用的情绪状态评估工具有能够剔除老年人躯体症状，适合共病老年人的老年抑郁量表（GDS–15）；能够区分焦虑与抑郁症状的医院焦虑抑郁量表（HADS）；以及能够区分情境性焦虑与长期焦虑倾向的状态——特质焦虑量表（STAI）等。

（3）行为观察与功能评估：采用自然环境观察能够记录日常活动中的异常行为；ADL/IADL 评估中的 Barthel 指数可以评估老年人进食、如厕等基础能力；Lawton 量表则更多用于评估老年人工具性能力（购物、理财）。

（4）社会支持与生活质量评估：为实现社会支持与生活质量的评估，可通过社会支持评定量表（SSRS）量化家庭、朋友的支持水平。也可以使用 WHOQOL–OLD 量表评估老年专属领域。

本阶段在实施评估中涉及的注意事项至少有以下两点：①在评估时间方面，单次评估时间尽量不超过 30 分钟，分次进行以减少疲劳。②在任务选择方面，要根据老年人实际反应，选择合适的评估工具，如果出现测量工具难度较大影响老年人理解或作答时，需灵活切换工具。

4. 数据整合与分析

该阶段是评估测量数据处理的核心阶段，是多学科数据进行整合、分析的必要环节。可通过多维度数据交叉分析、问题优先级排序、诊断与鉴别诊断等技术和手段使数据价值最大化。其中，问题优先级排序过程中一般使用“ICE 标准”［ICE 为重要性（Importance）、紧迫性（Criticality）、可行性（Ease）的缩写］作为决策框架，该标准通过系统化分析，帮助专业人员从复杂的多维度评估结果中筛选出需优先干预的核心问题，确保资源合理分配与干预效率最大化。

本阶段需要注意的两个问题是如何避免过度诊断和考量文化因素对个体问题描述方式的影响。尽量将以上问题对评估的影响降到最低。

5. 结果反馈与干预计划制订

为保障评估结果发挥应有效力，在评估结果反馈过程中需要使用一定的沟通技巧，如避免专业术语，使语言通俗易懂；进行正向引导，强调后期干预的可能性，而不是单纯将结果告知老年人或其家属。

结果反馈结束后，接下来需要为老年人制订涵盖医疗干预、心理干预、社会支持的多专业整合的个性化干预方案。为确保干预方案落到实处，除了调动老年人自身参与积极性的同时，还需对照料者（包含家属）进行包括照护培训、心理支持在内的教育指导，以不断增强照料者应对老年人异常行为的紧急处理技巧和有效管理家属自身压力水平，防止出现照料者倦怠。

需要强调的是个性化干预方案的制订全过程均需征得老年人或其家属的同意，避免采用强制性措施，造成不必要的纠纷。同时，详细记录反馈内容及家属意见，留存法律依据，明确各方责任。

6. 动态追踪与效果评估

良好干预效果离不开制订合理的干预方案，更与方案实施过程中的随访跟踪密不可分。根据时间长短，可分为短期随访（1~3 个月）和长期追踪（6~12 个月）。短期随访时一般选择简化量表进行再评估，适用于对药物不良反应、行为变化、家庭支持落实情况进行重点监测。长期追踪一般包括神经影像复查和生活质量再评估等内容。无论是在短期随访还是在长期追踪过程中，如果发现存在心理异常状况未缓解的情况，可采用召开团队会议，多学科复盘，讨论方案调整等问题。

本阶段在实施过程中可通过控制随访频率，利用远程医疗实现减少老年人奔波频率等措施，消除评估师或老年人可能出现评估疲劳的情况。

老年心理评估是一项复杂而精密的工作，要求专业人员兼具医学知识、心理学技能和社会洞察力。通过系统化的过程设计、多学科协作及动态追踪，不仅能精准识别问题，更能为老年人构建全方位的支持网络。未来的发展需在技术创新与人文关怀之间找到平衡，真正实现“老有所评，老有所依”。

二、老年人认知评估工具选择与应用

（一）简易智力状态检查量表（MMSE）

1. 量表简介

阿尔茨海默病（老年痴呆症）在 65 岁以上的老年人群中的发病率为 5%，此疾病的核心症状表现为智力各组成部分的进行性衰退，为应对传统智力测验在使用过程中的不足，简易智力状态检查量表（mini–mental state examination，MMSE）应运而生。该量表具有快速、简便的优点，对评估师的专业能力无过高要求，只需经过简单的训练便可操作，适用于社区和基层，可为进一步检查和诊断提供依据。

1975 年该量表由 Folstein 编制成功。它是最具影响的认知缺损筛选工具之一。最近被纳入 WHO 推荐的复合国际诊断用检查（CIDI）中。国内有李格和张明园两种中文修订版本，均曾大规模测试。本书介绍的测验以张明园根据美国一学者在芝加哥唐人街及蔡国钧、李格于 1988 年在上海的预初试验结果修订的版本为主。

2. 量表内容及评分方法

MMSE 共 19 项，30 小项。第 1~5 项检测时间定向能力；第 6~10 项检测地点定向能力；第

11 项分 3 小项，检测语言即刻记忆能力；第 12 项分 5 小项，检测注意力和计算能力；第 13 项分 3 小项，检测短程记忆能力。第 14 项分 2 小项，检测为物体命名的能力。第 15 项检测语言复述能力；第 16 项检测阅读理解能力；第 17 项分 3 小项，检测语言理解能力；第 18 项，原版本为写一个句子，考虑到中国老年人的受教育程度，改成说一个句子，检测语言表达能力；第 19 项为按图形描画。被试者回答或操作正确计“1”分，错误计“5”分，拒绝或说不会，计 9 分或 7 分。

（二）蒙特利尔认知评估量表（MoCA）

扫码查看
拓展阅读

1. 量表简介

蒙特利尔认知评估量表（Montreal Cognitive Assessment，MoCA）是2004年由加拿大 Charles-LeMoyne 医院神经科临床研究中心 ZiadSNasreddine 教授团队参考 MMSE 编制而成，主要用于轻度认知障碍（Mild Cognitive Impairment，MCI）的进行快速筛查和评估。

2. 量表内容及评分方法

MoCA 能够评定 8 个认知领域，分别为注意与集中、执行功能、记忆、语言、视结构技能、抽象思维、计算、定向力。量表总分为 30 分，测试结果≥ 26 分可判定为认知正常。

3. 测试结果

该量表的本土化修订工作进展顺利。2006 年，中国人民解放军总医院王炜和解恒革完成该量表北京版的翻译修订工作。2010 年，涂秋云和靳慧又修订形成了 MoCA 量表长沙版。除此之外，华语版本还有香港版、台湾版、广东版等众多版本。不同版本是该量表结合我国区域文化进行合理修订的必然结果，可视为是多学科综合评估的具体体现。MoCA 分值与 MMSE 分高度相关，MOCA 广东版与 MMSE 相关系数为 0.933，MOCA 北京版与 MMSE 相关系数为 0.805，可见该量表具有良好的信效度和可行性。

（三）画钟测验（CDT）

扫码查看
拓展阅读

1. 量表简介

画钟试验（Clock Drawing Test，CDT），又称钟表绘画测验，是一种单项神经心理测验，在评估个体的视觉空间知觉、书写运动技能、语义记忆和执行功能、额叶损伤及其他神经系统疾病等方面均表现出较好的信效度。作为一种非语言的心理评估工具，CDT 雏形可以追溯到 1945 年，但直到 1985 年，由 Shulman 等人首次提出用于临床评估领域的标准化画钟测试。最初被设计为评估阿尔茨海默病患者的认知状态，随后广泛应用于认知障碍的研究与诊断中。

2. 量表内容及评分方法

CDT 通常包括自由绘制和模仿绘制两种施测方式。前者指令是要求受试者“画一个钟表，标出所有数字，并将指针指向指定时间（通常为 11 点 10 分）”，主要用于计划能力、执行功能、数字顺序与空间布局的评估。后者指令是由施测者提供已画好的钟表图（通常为 10 点 10 分），让受试者临摹，重点评估受试者的视空间能力、细节处理与运动协调。

（四）痴呆简易筛查量表（BSSD）

扫码查看
拓展阅读

1. 量表简介

痴呆简易筛查量表（Brief Screening Scalefor Dementia，BSSD）由张明园教授团队于 1980 年代开发，是中国本土化设计的痴呆筛查工具，专为基层医疗机构和社区老年人设计。其特点为操作简便、耗时短（5~10 分钟），适用于快速识别可疑痴呆患者，尤其适合教育水平较低或农村地区的老年人群。

2. 量表内容及评分方法

BSSD 共包含 30 个条目，涵盖记忆、定向、语言、日常能力及人格改变五大维度，采用“知情者访谈（由家属或照料者回答）”方式施测。量表得分采用所有条目得分相加进行计算，总分范围为 0~30 分，分值越高提示认知功能损害越严重。量表划界值为≥ 20 分：高度怀疑痴呆（敏感度约 85%）；10~19 分：可疑认知障碍，需进一步评估；＜ 10 分：认知功能正常。

3. 量表测试结果

1988 年经由包括 110 例痴呆在内的 1 130 名 75 岁以上老年人的现场测试，结果表明：与其他类似工具相比，BSSD 项目难度分布合理，项目间内部一致性好。联合检查法（ICC=0.96，RS=0.99）和重测法（RS=0.97）说明其具有良好的信度。按上述分界值，BSSD 敏感性 90%，特异性为 85.1%，其效度是可以接受的。

（五）其他

在老年人认知评估中，除以上提到的 MMSE、CDT、BSSD、MoCA 等量表外，在临床和研究中仍然存在众多测量工具，可根据评估目的、人群特点及场景，结合“动态评估”和“多维度交叉验证”灵活选择。现简要介绍几种其他常用认知评估量表（表 1–2–3），以便日后深入学习和研究。

扫码查看拓展阅读

表 1-2-3　其他常见老年人认知评估量表

量表类型	主要量表	用途	特点
综合性评估工具	阿尔茨海默病评估量表：认知部分（ADAS–Cog）	专为阿尔茨海默病设计，评估记忆、语言、操作等 11 项功能，是药物临床试验的“金标准”	耗时较长（30~45 分钟），需专业人员操作，对轻度认知障碍（MCI）敏感
	圣路易斯大学心智状态检查（SLUMS）	免费公开，适用于低教育水平老年人，涵盖定向、记忆、计算等	包含高阶执行功能题目（如类比推理），可区分正常衰老与早期痴呆
	Addenbrooke 认知检查第三版（ACE– Ⅲ）	评估注意力、记忆、语言、视空间和执行功能，对额颞叶痴呆敏感	包含 MoCA 的部分内容但更全面，耗时 15~20 分钟
专项功能估工具	7 分钟筛查测验（7MS）	快速筛查记忆、定向、语义流畅性，适用于社区初筛	结合 Benton 时间定向测验、时钟绘画、单词回忆等，敏感度较高
专项功能估工具	额叶评估量表（FAB）	针对性评估执行功能，适合帕金森病或额叶损伤患者	6 个简捷任务（如相似性判断、动作序列），耗时 5~10 分钟
	重复性神经心理状态评估量表（RBANS）	评估即时记忆、延迟记忆、语言、注意力及视空间功能，适用于追踪认知变化	含平行版本，可减少重复测试的学习效应

三、老年人情绪评估工具选择与应用

（一）老年抑郁量表（GDS）

1. 量表简介

老年抑郁量表（The Geriatric Depression Scale，GDS）是由 Brink 等人于 1982 年编制的作为专用老年人的抑郁筛查表。

由于老年人身体生理功能不断下降，很多老年人存在较多躯体主诉，很多是神经、生理方面的正常变化，却常常被误诊为抑郁症。设计 GDS 的初衷是为更敏感地检查老年抑郁患者所特有的躯体症状。另外，其“是”与“否”的定式回答较类型量表更容易被老年人掌握。

2. 量表内容及评分方法

该量表共 30 个条目，包含老年抑郁症涉及的以下症状：情绪低落、活动减少、易激惹、退缩痛苦的想法，对过去、现在与将来的消极评价。每个条目都是一句问话，要求受试者回答“是”或“否”。30 个条目中的 10 条用反序计分（回答“否”表示抑郁存在），20 条用正序计（回答“是”表示抑郁存在）。每项表示抑郁的回答得 1 分。

Brink 建议按不同的研究目的（要求灵敏度还是特异性）用 9~14 分作为存在抑郁的界限分。一般地讲，在最高分 30 分中得 0~10 分可视为正常范围，即无郁症，11~20 分显示轻度抑郁，而 21~30 分为中重度抑郁。

扫码查看
拓展阅读

（二）老年焦虑量表（GAI）

1. 量表简介

老年焦虑量表（GAI）由 Pachana 等人于 2007 年开发，专为老年人设计，针对老年人群的焦虑特征进行优化。旨在克服通用焦虑量表在老年人中可能存在的“题目不贴合实际”或“与躯体疾病混淆”的问题。

该量表具有简短易用、自评与他评结合以及具有高信效度等优点，适用于 60 岁及以上老年人，尤其是存在认知功能轻度受损或躯体疾病共病的老年群体。

2. 量表内容及评分方法

老年焦虑量表（GAI）包括 20 个项目，采用“是（1 分）”或“否（0 分）”的二级评分，无反向计分。总分范围为 0~20 分，分数越高代表焦虑情况越严重。

扫码查看
拓展阅读

（三）抑郁自评量表（SDS）

1. 量表简介

1965 年，抑郁自评量表（self-rating depression scale，SDS）由 Zung 编制而成。1972 年 Zung 增编检查者用本，改自评为他评；称为抑郁状态问卷（DSI）。针对过去一周内的相关情况进行自我评定。自发布以来，因其具有显著的易于操作的特点，因此被广泛用于心理咨询、抑郁症状筛查及严重程度评定和精神药理学研究。

2. 量表内容及评分方法

该量表共含有 20 个项目，10 个为反向计分，每个项目均对应不同的引出症状。量表采用 4 级评分：没有或很少时间，少部分时间，相当多时间，绝大部分或全部时间。

SDS 的主要统计指标是总分。包括把 20 个项目的各项分数相加而得的原始粗分通过公式转换得到标准总分。在实际应用中，前者多被采用。

3. 量表测试结果

Zung 等人对 SDS 内部一致性进行检验，分半信度为 0.73（1973 年）和 0.92（1986 年）。效度研究发现，SDS 与 Beck 抑郁问卷、Hamilton 抑郁量表和 MMPI 的抑郁分量表之间有中等程度相关。由此可见，该量表存在良好的信效度。

（四）焦虑自评量表（SAS）

扫码查看
拓展阅读

1. 量表简介

焦虑自评量表由 Zung 于 1971 年编制。从量表构造的形式到具体评定方法，都与抑郁自评量表（SDS）十分相似，用于评定焦虑患者的主观感受。

2. 量表内容与评分方法

SAS 的主要统计指标为总分。在自评者评定结束后，将 20 个项目的各个得分相加，即得总粗分。然后通过公式转换：$Y=1.25\times X$。即用粗分乘以 1.25 后，取其整数部分，就得到标准总分（Y）。中国常模参考值＜ 50 分：正常范围，无焦虑；50~59 分：轻度焦虑；60~69 分：中度焦虑；≥ 70 分：重度焦虑。

3. 量表测试结果

研究者对 36 例神经官能症患者进行 SAS 评定，同时并用 HAMA 量表作询问检查，两表总分的 Pearson 相关法的相关系数为 0.365，Spearman 等级相关的系数为 0.341，结果表明 SAS 的效度相当高。

全国量表协作组对 129 例神经衰弱，焦虑症和抑郁性神经症者进行了检查，得出 SAS 的平均总分为 42.98 ± 9.94。其中神经衰弱为 40.52 ± 6.62 分，48 例焦虑症为 45.68 ± 11.23 分。经 F 值检验的结果是无显著意义，$P>0.05$。表明自评性焦虑症状量表 SAS，无法区别三类神经症的严重性和特殊性，必须同时应用其他自评量表。如 CESD 或 SCL–90 及他评 HAMA 或 HAMD 量表等，这样才能有助于神经症临床分类。

（五）其他

扫码查看
拓展阅读

在老年人情绪评估中，除 GDS、GAI、SDS、SAS 等常用工具外，还存在一系列针对特定情绪问题或特殊人群的评估工具，其设计兼顾老年人身心特征（如躯体疾病共病、认知衰退、文化差异），可依据临床需求灵活选用。

1. 医院焦虑抑郁量表（HADS）

包含焦虑（HADS–A）与抑郁（HADS–D）两个子量表（各 7 题），最大优势是排除躯体症状条目，适用于共病躯体疾病的住院老年患者，但对重度抑郁或伴精神病性症状者敏感性不足。

2. 康奈尔痴呆抑郁量表（CSDD）

专为中重度痴呆患者设计，采用他评方式（由照护人员观察），包含情绪、行为、躯体症状等 19 项，可区分抑郁与痴呆导致的淡漠（如“哭泣频率”“社交退缩”）。其优势在于规避自评局限性，但对护理者依赖性高，需培训以保证准确性。

3. 神经精神症状问卷（NPI）

该量表是针对痴呆伴发的精神行为症状（BPSD），如幻觉、攻击行为、昼夜节律紊乱，适用于养老机构或精神科对激越、淡漠等非情绪核心症状的量化评估，但需结合认知评估工具综合判断病因。

4. 患者健康问卷 -9 项（PHQ-9）

该量表基于 DSM 诊断标准开发，虽非老年专属，但因其简洁性（耗时 2~3 分钟）和数字化适应性，广泛用于初级医疗筛查。PHQ–9 侧重抑郁核心症状（如兴趣丧失、负罪感），对轻中度情绪障碍敏感度高（AUC ≈ 0.85），但可能因包含躯体症状（如疲劳、睡眠问题）与慢性疾病混淆，需结合临床访谈解读。

广泛性焦虑障碍量表 –7 项（GAD–7）与 PHQ–9 十分相似，基于同一开发标准，同时具备简单易操作的优势，不过 GAD–7 更倾向于对焦虑失控性担忧的评估。

四、老年人人格评估工具选择与应用

（一）明尼苏达多相人格测验（MMPI）

1. 量表简介

明尼苏达多相个性测查表（MMPI）是目前世界上使用范围最广和频率最高的人格与临床心理学测验之一，由美国明尼苏达大学教授哈撒韦与麦金利于 20 世纪 40 年代初期编制。新修订的明尼苏达多相个性测查表（MMPI–2）于 1989 年由美国明尼苏达大学出版社正式出版。

编制 MMPI 的最初目的是为了帮助医生对精神疾病进行全面客观的检查和分类，后来又一直作为主导的人格测验被广泛地用于正常人的咨询、就业、医学、军事和法律等方面。

2. 量表内容及评分方法

以 MMPI–2 为例，包含效度量表 (表 1–2–4)、临床量表 (表 1–2–5)、附加量表和内容量表，共包含 567 个题目（基础版为 370 题）。

表 1–2–4　MMPI–2 效度量表维度

量表名称	缩写	功能
疑问量表	?（CannotSay）	统计未回答或双答的题目数，＞ 30 题可能影响结果有效性
说谎量表	L（Lie）	检测刻意“装好”倾向，高分（T ≥ 65）表示过度掩饰缺点，呈现虚假完美形象
诈病量表	F（Infrequency）	识别随意作答或夸大症状，高分（T ≥ 80）提示严重心理问题或故意伪装
修正量表	K（Correction）	调整防御性作答，用于校正部分临床量表分数（如 Hs、Pd、Pt 等）

表 1–2–5　MMPI–2 临床量表维度

量表名称	缩写	高分特征
疑病症（Hypochondriasis）	Hs	过度关注身体健康，主诉躯体不适但无明确病因
抑郁（Depression）	D	情绪低落、悲观、自我否定，可能伴自杀倾向
癔症（Hysteria）	Hy	以躯体症状应对心理冲突，情感幼稚化，依赖性强
精神病态（Psychopathic Deviate）	Pd	反抗社会规范，冲动、缺乏责任感，人际关系疏离

续表

量表名称	缩写	高分特征
男性化 – 女性化（Masculinity–Femininity）	Mf	反映性别角色认同（男性高分倾向女性化兴趣，女性高分倾向男性化特质）
偏执（Paranoia）	Pa	多疑、敏感，可能伴被害妄想或关系妄想
精神衰弱（Psychasthenia）	Pt	强迫思维、焦虑、过度自省，决策困难
精神分裂症（Schizophrenia）	Sc	思维紊乱、情感淡漠，可能伴幻觉或奇特信念
轻躁狂（Hypomania）	Ma	情绪高涨、活动过多，易激惹或冲动行为
社会内向（Social Introversion）	Si	社交回避、羞怯，倾向于独处或自我反思

统计每个量表的“是”或“否”回答得分，使用公式：T=50+10×（原始分 – 常模均值）/ 常模标准差，计算分量表 T 值。若临床量表中 T ≥ 65 分为“显著升高”，提示可能存在相关心理问题。在效度量表中，L 量表：T ≥ 65 表示过度掩饰；F 量表：T ≥ 80 可能为诈病或严重精神障碍；K 量表：用于校正 Hs、Pd 等量表得分（如 Hs+K 校正分）。除此之外，还可采用剖面图分析的方式推断人格或症状模式。

（二）艾森克人格问卷（EPQ）

1. 量表简介

艾森克人格问卷（Eysenck Personality Questionnaire，EPQ），又称艾森克个性问卷，是英国伦敦大学心理系和精神病学研究所艾森克教授（H. J. Eysenck）及其夫人（B. G. eysenck）于 1952 年编制的一个专用于人格测量的心理测验工具。这一问卷于 20 世纪 40 年代末开始拟定，1952 年正式发表，称 Maudstey 医学问卷，共 40 个项目，主要调查神经质（Neuroticism，N），后来称 N 量表。1959 年第一次修订，增加外向（Extraversion，E）量表，为蒙德斯利个性调查表（Maudsley Personality Inventory，MPI），共 48 个项目。1964 年第二次修订成艾森克人格调查表（Eysenck Personality In–ventory，EPI），并增加了“测谎”（Lie，L）量表，共 57 个项目。1975 年修订版引进了精神质（Psychotcism，P）量表。1985 年，艾森克等针对该问卷 P 量表信度较低的缺点，再次修订成修订版的艾森克人格问卷（EPO–R），共 100 个项目。同年，艾森克等编制了成人应用修订版的艾森克人格问卷简式量表（EPO–RSHORTSCALE，EPQ–RS），每个分量表 12 个项目，共 48 个项目。

钱铭怡等 2000 年引进了艾森克人格问卷简式量表（EPQ–RShortScale，EPO–RS），并修订艾森克人格问卷简式量表中国版（EPO–RSC）。做了 30 个省市 56 个地区的 8 637 人（含汉族 7 725 人）测试报告。研究表明，该问卷的 E、N 和 L 三个分量表具有令人满意的信度和效度，P 量表的信度和效度基本达到有关的心理测量学标准。该问卷共包括 4 个分量表，各 12 个项目。

2. 量表内容与评分方法

EPQ 包括外倾性（Extraversion，E）、神经质（Neuroticism，N）、精神质（Pschoticism，P）

三个维度。N维度反映情绪稳定性，最不稳定者为神经质。E维度反映内向和外向性，P反映精神病质倾向，L作为效度量表使用。E、N、P、L四个量表分别计分。

（三）其他

扫码查看拓展阅读

在老年人人格评估中，除MMPI、EPQ经常被使用外，还存在多种测量评估工具，可根据评估目的（如临床诊断、健康促进、社会适应）及老年人身心特点灵活选择。现进行适当拓展，进而增加针对老年人人格评估的手段。

罗夏墨迹测验（Rorschach Test）是由瑞士精神病学家赫尔曼·罗夏（Hermann Rorschach）首创。目前是国际上著名的人格测验之一。与人格问卷或量表不同，罗夏墨迹测验的测试材料为十张墨迹图形，属于投射型人格测验。施测时，受测者需按照顺序自由地观察每张图，并说出看到了什么东西以及如何看出的，然后施测者使用符号对被试的回答进行分类编码，再经过对编码的分析和综合，进而获得人格的信息。

中国老年人人格问卷（Chinese Personality Questionnaire for the Elderly，CPQ-E）是由中国科学院心理研究所联合多家高校及医疗机构共同研发的本土化人格评估工具，专为60岁及以上中国老年人设计。其核心目标是克服西方人格量表（如MMPI、NEO-PI-R）的文化偏差，融入中国传统文化价值观（如孝道、家庭观念）及老年人特有的生活经验（如退休适应、代际关系），为心理健康服务、社区干预及老年学研究提供科学依据。

CPQ-E共包含60个题目，采用Likert 5点计分（1=“完全不符合”，5=“完全符合”），分为7个维度（表1-2-6）。

表1-2-6　CPQ-E包含的维度和评估重点

维度	题目示例	评估重点
开放性	“我愿意尝试新的兴趣爱好，比如广场舞或书法”	对新事物接纳度、创造性思维
尽责性	“我习惯提前计划好每天要做的事情”	自律性、目标管理能力
外向性	“和邻居聊天让我感到愉快”	社交活跃度、情感表达倾向
宜人性	“即使家人让我生气，我也会尽量忍让”	人际和谐、冲突处理方式
神经质	“我经常担心子女的生活状况”	情绪稳定性、焦虑敏感度
家庭责任感	“照顾孙辈是我晚年生活的重要部分”	代际支持意愿、家庭角色认同
传统价值认同	“我认为孝顺父母是做人最基本的道德”	儒家文化价值观内化程度

五、现代智能技术在老年心理评估中的应用

随着人工智能（AI）技术的快速发展，其在老年心理评估中的应用日益广泛，尤其在老年人认知能力评估和情绪测评两大领域展现出显著优势。通过结合机器学习、自然语言处理（NLP）、计算机视觉及多模态数据分析，AI技术不仅提高了评估的效率和准确性，还为个性化干预提供了科学依据。

（一）AI 认知能力评估

1. 自动化认知测试平台

基于平板电脑或智能手机的应用程序（如“Brain Check”“Cognivue”）可自主完成认知测试。如 Cognivue 通过动态视觉任务评估记忆力和反应速度，其机器学习模型能实时分析数据并生成报告。研究表明，其与 MoCA 的相关性达 0.85，且耗时仅需 10 分钟，适合大规模筛查。

2. 自然语言处理（NLP）分析

AI 通过分析语言特征评估认知状态。如波士顿大学开发的“AI 语言模型”可检测轻度认知障碍（MCI）患者的语言退化，准确率达 89%。临床中，患者只需描述一幅图片，系统即可通过语义连贯性判断认知衰退风险。

3. 计算机视觉与行为分析

通过摄像头或可穿戴设备监测日常行为，AI 可识别早期阿尔茨海默病征兆。剑桥大学团队开发的 AI 模型通过分析步态视频，预测 MCI 转化痴呆的准确率为 82%。此外，数字笔迹分析也被用于评估执行功能。

4. 多模态数据融合

整合语音、眼动、脑电图（EEG）等多源数据，AI 可构建综合认知画像。如麻省理工学院开发的“Cog Net”系统结合语音特征和眼动轨迹，区分正常老化与病理性认知衰退的 AUC（曲线下面积）达 0.91。

（二）AI 心理情绪测评

情绪问题在老年人中高发，但传统量表依赖自评，易受认知衰退或社会赞许性干扰。AI 技术通过多模态感知实现更精准的情绪识别。

1. 语音情感分析

语音信号中的基频（F0）、语速、停顿频率与情绪状态密切相关。IBM 的“Tonality”系统通过分析 5 分钟语音片段，检测抑郁症状的敏感度为 86%。Meta 开发的语音模型甚至能通过电话录音识别孤独感。

2. 面部表情识别

计算机视觉技术（如 Open CV、Deep Face）可捕捉微表情（如嘴角下垂、眼周肌肉活动）。加州大学团队开发的 AI 系统通过分析面部视频，区分抑郁与非抑郁老年人的准确率为 79%。结合红外热成像，还可检测压力相关的面部血流变化。

3. 生理信号监测

可穿戴设备持续采集心率变异性（HRV）、皮肤电反应（EDA）等数据。斯坦福大学研究显示，HRV 降低与焦虑水平显著相关（$r=-0.67$），AI 模型通过 HRV 预测焦虑的准确率达 74%。

4. 文本与行为日志分析

AI 通过分析社交媒体发帖或日常对话文本，识别消极语义模式（如“无用”“疲惫”）。剑桥开发的“CLPsych”模型在网络数据中检测老年抑郁的 F1 值为 0.81。此外，智能家居传感器可监测行为变化（如睡眠减少、社交回避），预警抑郁风险。

扫码查看
拓展阅读

新知小结

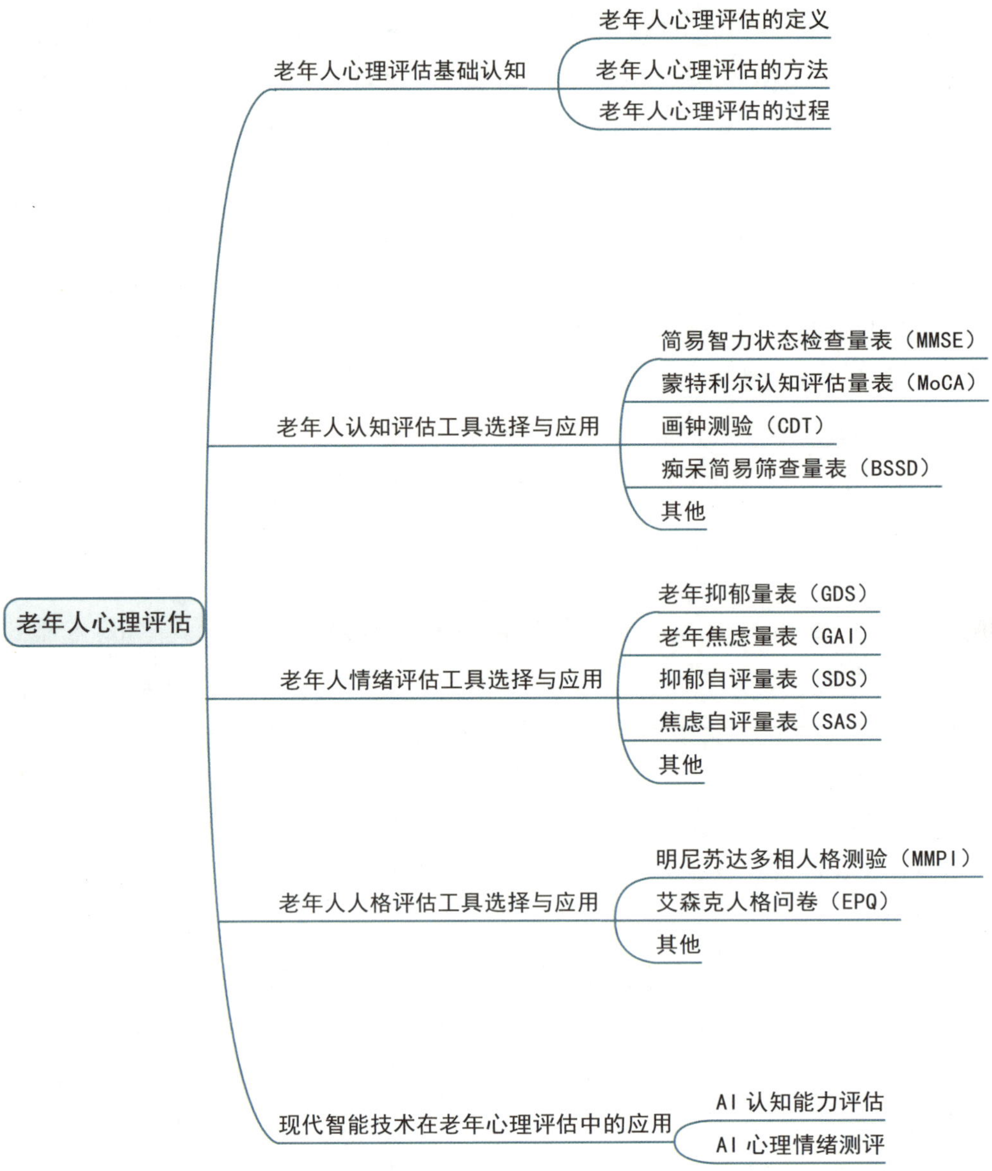

技能提升

1. 心理评估工具应用训练

（1）理论依据：老年人的认知功能随年龄增长整体呈现不可逆的衰退现象，加之社会角色转变、慢性疾病等因素作用导致老年人情绪问题（抑郁、焦虑）高发。为给老年人提供有针对性的心理护理，需对其记忆、定向、执行功能、情绪状态等进行针对性评估。为保证心理评估工具具有可靠的信效度，在工具选择时，除本土化验证的评估量表优选外，老年人教育水平、躯体状态等影响因素也应纳入考虑范围内。在评估中要严格尊重老年人隐私权，确保知情同意，结合评估结果制订个性化护理计划。

（2）操作过程：

1）案例导入与工具选择：

任务：学生回顾“案例导入”部分相关内容，分析其心理问题类型。

工具库：主要来源“新知初探”测评工具部分，结合扫码内容使用。

要求：根据案例特点选择 2~3 个工具，说明选择理由。

2）模拟评估与记录：

角色扮演：学生分饰“照护员”与“老年人”，模拟评估场景。

操作规范：宣读指导语；按量表标准流程施测，记录原始分；需注意语言温和、语速缓慢。

记录表：填写《心理评估记录单》（见任务表格）。

3）结果分析与反馈：

评分与解读：计算量表得分，对照常模判断结果。

护理建议：基于结果提出干预方向。

4）总结与反思：

小组汇报：分享工具选择依据、操作难点及伦理考量。

教师点评：针对工具误用、沟通技巧等问题进行纠正。

（3）要点提示：

1）工具选择依据：

评估目的：筛查、诊断、追踪等。

对象特征：教育水平、躯体疾病、语言能力等。

2）沟通技巧：

避免专业术语。

对听力障碍者需配合手势或文字辅助。

（4）注意事项：

1）伦理与安全：①评估前签署知情同意书，说明目的与保密原则；②发现自杀倾向或严重精神症状时，立即终止评估并转介专业机构。

2）特殊人群适配：①对文盲或低教育者，采用口头提问或简化工具（如 GDS-15 替代 SDS）；②对运动障碍者，选择非操作性工具（如 GAI）。

（5）任务表格：表 1-2-7。

表 1-2-7 心理评估记录单

项目	内容
评估对象	姓名：________ 年龄：____ 教育水平：____ 主要问题：________
选择工具	1.（选择理由：________）2.____ 3.____
评估过程记录	沟通方式：□口头□手势□文字 异常反应（如拒绝回答、情绪激动）：____________

续表

项目	内容
评分结果	工具 1：原始分 ______ 标准分 ______ 结论： 工具 2：原始分 ______ 标准分 ______ 结论：
护理建议	1.______________________ 2.______________________ 3.______________________
操作者签名	______________

2.AI 技术在老年人心理评估中的应用

（1）理论依据：相较于传统量表依赖自评或他评、对认知衰退或躯体障碍者适用性有限等弊端和不足，AI 技术展示出来的优势十分突出：AI 能够通过算法自动分析语音、表情、行为等数据，减少主观判断偏差，将高效性与客观性完美融合；结合语音情感分析、计算机视觉、生理信号监测等技术，整合多学科资源和手段，实现全方位评估，让心理评估一步到位；可穿戴设备与智能家居传感器支持长期追踪，动态监测，让“早发现，早治疗”成为现实。

（2）操作过程：

1）学习 AI 工具功能与操作：

［任务］学生分组学习以下 AI 工具：语音情感分析平台（如 IBM Watson Tone Analyzer）；面部表情识别系统（如 Affectiva）；可穿戴设备数据分析平台（如 Fitbit HRV 监测）。掌握工具的数据采集方式（如录音、视频录制、心率监测）。

［要求］撰写《AI 工具功能对比表》（见任务表格）。

2）模拟 AI 心理评估场景：

扫码查看案例

［认识案例］提供老年案例。

［操作流程］

数据采集：使用智能手机录制老年人描述日常生活的语音（2 分钟）；通过摄像头捕捉面部表情（模拟微笑、平静、皱眉等场景）；佩戴智能手表监测 24 小时心率变异性（HRV）。

AI 分析：上传语音至 AI 平台，生成情绪倾向报告（如抑郁指数）；分析面部视频的微表情（如嘴角下垂频率）；解读 HRV 数据，评估压力水平。

结果整合：交叉验证多模态数据，形成综合评估结论。

3）制订干预方案：

［任务］根据 AI 评估结果提出干预建议。

［汇报形式］小组展示 AI 报告截图、数据图表及护理计划。

4）伦理与技术反思：AI 误判风险（如方言对语音分析的影响）；数据隐私保护措施（如本地化存储、匿名化处理）。

（3）要点提示：

1）AI 工具选择：优先选择支持中文语音 / 文本分析的平台（如科大讯飞情绪识别 API）；验证工具的老年人群适配性（如对语速慢、方言的兼容性）。

2）结果解读逻辑：区分 AI 输出的“概率值”与临床诊断（如“抑郁概率 70%”需结合人工访谈）；关注矛盾数据（如语音分析显示焦虑，但 HRV 正常时需复核）。

（4）注意事项：

1）伦理与法律：禁止未经许可将数据上传至公共云平台；模拟案例中需使用虚构个人信息，避免隐私泄露。

2）适老化设计：确保设备操作简单（如大按钮录音 App）；避免长时间佩戴可穿戴设备引发不适。

（5）任务表格：表 1-2-8。

表 1-2-8　AI 心理评估案例执行单

项目	内容
评估对象	年龄：______ 主要问题：______ 技术使用经验：□熟练□一般□不熟练
AI 工具选择	1.（功能：___________）2.______3.______
数据采集过程	语音时长：______ 环境噪声：□无□轻度□重度 视频清晰度：□高清□模糊
AI 分析结果	语音情绪分析： 面部表情识别： HRV 压力指数：______
综合评估结论	1. 情绪状态：______2. 认知风险：______3. 建议干预：______
伦理风险自查	□数据加密存储□虚拟知情同意□结果脱敏处理

任务检查

“老年人心理评估”任务检查表，见表 1-2-9。

表 1-2-9　“老年人心理评估”任务检查表

序号	检查项目	自我检查	自我点评	组内互查	教师点评
1	老年人心理评估的定义	是□否□		是□否□	
2	老年人心理评估的方法	是□否□		是□否□	
3	老年人心理评估的过程	是□否□		是□否□	
4	简易智能状态检查（MMSE）	是□否□		是□否□	
5	蒙特利尔认知评估表（MOCA）	是□否□		是□否□	
6	画钟测验（CDT）	是□否□		是□否□	
7	痴呆简易筛查量表（BSSD）	是□否□		是□否□	
8	老年抑郁量表（GDS）	是□否□		是□否□	
9	老年焦虑量表（GAI）	是□否□		是□否□	
10	抑郁自评量表（SDS）	是□否□		是□否□	

续表

序号	检查项目	自我检查	自我点评	组内互查	教师点评
11	焦虑自评量表（SAS）	是□否□		是□否□	
12	明尼苏达多相人格测验（MMPI）	是□否□		是□否□	
13	艾森克人格问卷（EPQ）	是□否□		是□否□	
14	AI 认知能力评估	是□否□		是□否□	
15	AI 心理情绪测评	是□否□		是□否□	
16	心理评估工具应用训练	是□否□		是□否□	
17	AI 技术在老年人心理评估中的应用	是□否□		是□否□	

【练习题】

扫码查看练习题答案

1. 老年心理评估的核心目标是以下哪一项？（　　）

A. 仅诊断阿尔茨海默病　　B. 早期识别心理问题并制订干预方案

C. 为老年人提供娱乐活动建议　　D. 评估家庭经济状况

2. 以下哪项是常用于筛查老年人认知障碍的量表？（　　）

A.GDS-15　　B.MMSE　　C.SF-36　　D.SSRS

3. 老年抑郁量表（GDS）的设计特点是什么？（　　）

A. 包含大量躯体症状条目　　B. 仅适用于住院患者

C. 剔除躯体症状条目，减少干扰　　D. 需要家属代答

4. 多学科综合评估团队通常不包括以下哪类人员？（　　）

A. 老年科医生　　B. 临床心理师　　C. 社会工作者　　D. 建筑设计师

5.WHOQOL-OLD 量表的核心评估维度是以下哪一项？（　　）

A. 家庭收入水平　　B. 老年生活质量（如自主性、社会参与）

C. 子女教育程度　　D. 社区绿化覆盖率

6.72 岁陈奶奶退休后常感“生活无意义”，拒绝参加社区活动，自述“拖累子女”。临床心理师观察到其对话时眼神回避、语速缓慢。此时最应优先使用的评估工具是？（　　）

A.MMSE（认知筛查）　　B.GDS-15（老年抑郁量表）

C.ADL 量表（日常生活能力）　　D. 血常规检测

7. 社工发现独居老人王爷爷近期频繁抱怨“心慌、睡不着”，但拒绝就医，反复说“人老了没用”。从心理学角度，最需关注的问题是？（　　）

A. 是否患有心脏病　　B. 是否存在死亡焦虑

C. 家庭经济状况　　D. 社区绿化不足

8. 80 岁李奶奶在丧偶后将自己关在家中，拒绝与子女沟通。心理师计划通过访谈引导其表达情绪。最合适的访谈技术是？（　　）

A. 封闭式提问（如“您是否感到悲伤？”）

B. 开放式提问（如“您最近如何度过每一天？”）

C. 直接建议（如“您应该多出门走走”）

D. 回避情感话题（如只讨论饮食起居）

9. 养老院中多位老人反映张爷爷“脾气暴躁、骂人”，照护员发现其冲突多发生在集体活动时。评估师应优先评估的方向是？（　　）

A. 脑部 MRI 检查　　B. 社会支持网络

C. 焦虑与应对方式　　D. 家族精神病史

10. 心理师为轻度认知障碍的赵奶奶设计干预方案，目标是“延缓认知衰退并提升生活满意度”。最合适的心理学干预方法是？（　　）

A. 怀旧疗法（Reminiscence Therapy）　　B. 高压氧治疗

C. 强制记忆训练　　D. 增加安眠药剂量

点燃思考

案例 1：张爷爷，70 岁，退休工人。过去性格温和，待人接物总是和蔼可亲。然而，近两年来，家人发现他的性格发生了明显的变化。张爷爷变得越来越固执，对生活中的小事也斤斤计较。如他会因为家人没有按照他的方式摆放家具而大发雷霆，甚至连续几天不理人。他还变得非常敏感，常常误解家人的好意。有一次，儿子建议他少喝点酒，张爷爷却认为儿子是在嫌弃他，情绪激动地指责家人不关心他。此外，张爷爷还变得非常挑剔，对家人的生活习惯指手画脚，无论是饭菜的味道还是电视节目的选择，他总能挑出毛病。这些变化让家人感到无所适从，家庭氛围也变得紧张起来。张爷爷自己也感到孤独和困惑，不明白为什么自己会变得如此难以相处。

案例 2：陈先生，75 岁，退休前是一名中学教师。自从妻子因病去世后，他感到生活失去了重心。尽管子女已经成家立业，但他们忙于工作和家庭，无法经常陪伴他。陈先生开始感到极度的孤独和无助，整日沉浸在失去妻子的悲痛中。他不再像以前那样喜欢读书看报，甚至连最爱的园艺也提不起兴趣。家里的花草因为无人照料而逐渐枯萎，房间也变得凌乱不堪。陈先生常常一个人坐在客厅的沙发上发呆，回忆与妻子共度的时光，感到无比的寂寞和空虚。子女发现父亲的变化后，试图通过电话和偶尔的探望来安慰他，但陈先生的情绪依然低落，甚至开始出现失眠和食欲不振的情况。子女们意识到父亲的心理健康问题日益严重，决定寻求专业的心理帮助，并尽量抽出更多时间陪伴他，希望能帮助他走出阴霾。

心理护理任务

1. 为张爷爷提供针对其心理特点的评估与日常应对方案

2. 为陈先生制订针对其心理健康状况的评估与维护方案

健康教育任务：制作“老年人心理健康、心理特点、心理评估”的科普宣传材料，任选但不限于展板、PPT、宣传册等。

项目二
老年人心理护理基本技能

项目目标

素质目标

1. 具备法律意识与规范意识，严格遵守法律法规，保护老年人的合法权益。
2. 提高专业素养，以专业的态度和方法为老年人提供心理支持，保障服务质量。
3. 增强伦理道德意识，保护老年人的隐私和尊严，遵守伦理规范。
4. 具备尊重与理解老年群体心理特点的态度，体现关怀与耐心。
5. 增强自我反思与学习能力，适应老年心理健康教育工作的新要求。
6. 具备同理心与人文关怀的职业精神，从老年人的角度思考问题，培养责任感和预防意识。

知识目标

1. 了解老年心理护理相关政策及服务对象。
2. 掌握老年心理护理的基本概念和核心内容。
3. 了解老年人心理咨询的一般流程及主要形式。
4. 掌握心理治疗的主要方法及其应用注意事项。
5. 了解职业生涯规划的基本步骤和养老服务从业人员的职业误区。

能力目标

1. 能够表述老年心理护理的意义，并解读相关政策法规和服务规范。
2. 能为老年人制订心理干预方案并掌握常用心理咨询方法。
3. 能在老年心理护理中应用现代智能智慧技术。
4. 能识别并管理个人及团队的情绪，运用有效的方法应对不良情绪。
5. 能制订合理的职业生涯规划，明确发展方向，并采取相应行动。

项目总览

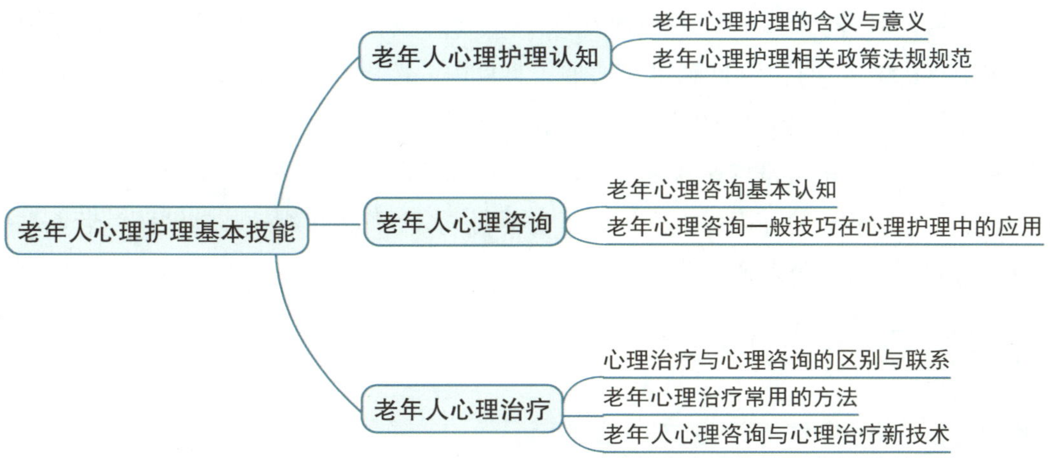

赛证对接

本项目内容对接老年人，了解老年人常见心理问题；掌握与老年人建立信任关系的方法；掌握心理干预技巧，如音乐疗法、认知疗法等，以帮助老年人缓解精神压力。掌握常见心理问题的识别方法，深入理解老年人心理需求，熟练运用多种心理护理方法和技巧，制订个性化的心理护理计划，能够指导初级和中级照护人员开展心理护理工作。

任务一　老年人心理护理认知

任务目标

素质目标

1. 具备法律意识与规范意识，严格遵守法律法规，保护老年人的合法权益，避免法律风险。
2. 提高专业素养，能够以专业的态度和方法为老年人提供心理支持，保障服务质量。
3. 增强伦理道德意识，能够严格遵守伦理规范，保护老年人的隐私和尊严。

知识目标

1. 了解老年心理护理相关政策。
2. 熟悉老年心理护理的服务对象。
3. 掌握老年心理护理的概念。

能力目标

1. 能够表述老年心理护理的意义。
2. 能够对相关政策法规、服务规范进行解读。

案例导入

徐爷爷，男，81 岁，与老伴居住在某小区 13 栋 206 室，现由某颐养院实施居家照护。徐爷爷退休金共计 8 000 元 / 月，爱打麻将、抽烟、喜食肉，性格开朗。1 儿 1 女，均本地工作。既往病史：高血压史 10 年，糖尿病 9 余年，2 年前患脑梗死。

目前状况：徐爷爷能正常沟通，自行进食进水，左侧肢体欠灵活，右侧肢体活动正常，康复后能床旁站立自行行走，目前因足下垂原因行走不利，给予弹力足踝矫形器矫正，老人对行走状况不满意，情绪不稳定，近期血压波动大。

任务描述

1. 照护员分析徐爷爷情绪不稳定的主要原因。
2. 照护员为徐爷爷提供心理护理，稳定其情绪。

新知初探

扫码查看课件

随着年龄的增长，老年人面临着许多生活变化和心理压力。他们可能经历亲友离世、身体健康状态下降、退休和社交活动减少等因素带来的困境。这些变化不仅对老年人的生活产生影响，也对他们的心理健康造成负面影响。

老年人心理护理的重要性在于帮助他们保持积极的心态，增强心理韧性，应对挑战并找到生活的乐趣。同时也有助于减少老年人的抑郁、焦虑和孤独感，提高他们的生活质量和幸福感。

一、老年心理护理的含义与意义

随着人口老龄化的加剧，老年人的心理健康问题越来越受到关注。心理护理不仅能帮助老年人缓解孤独、焦虑、抑郁等情绪问题，还能提高他们的生活质量，帮助他们更好地适应老年生活。通过专业的护理和心理干预，可以有效减少老年人的心理负担，促进他们的身心健康。

（一）老年人心理护理的界定

心理护理是指在护理实践中以心理学知识和理论为指导，以良好的人际关系为基础，按照一定的程序，运用各种心理学方法和技术消除或缓解服务对象不良心理状态和行为，促进疾病转归和康复的护理方法和手段。

心理护理的视野正在拓宽，已不再局限于临床应用，而是扩大到家庭、社区以及学校等机构。服务对象也不再局限于心理疾病患者，也包括正常人，可以运用心理护理的方法和手段进行心理预防保健，从而保持心理健康。

老年人心理护理的主要研究内容是保持老年期个体心理健康、预防精神疾病。具体包括：指导老年人对退休和社会职能变化后的适应，调节与机体老化和疾病有关的心理反应，改善对社会环境的心理适应等，提高老年人的生活满意度。老年心理护理的核心在于理解老年人的心理变化，提供适当的支持和干预，以缓解他们的心理压力和情绪问题。

（二）老年心理护理的意义

心理健康的老年人能更好地与家人沟通交流，理解和包容家人，减少家庭矛盾和冲突，为家庭带来温暖与安宁，使家庭关系更加融洽。同时心理健康的老年人也能够积极融入社会，参与社会活动，为社会发展贡献经验和力量。因此维护好老年人心理健康，有利于家庭幸福和社会和谐。同时良好的心理健康状态也能让老年人以乐观的心态面对生活中的琐事与挑战，减少焦虑、抑郁等负面情绪，从而更充分地享受晚年时光，提高生活的幸福感和满意度。因此，心理护理在养老服务工作中的应用与实践是至关重要的，老年人心理护理的重要意义主要体现在以下几个方面。

1. 提高心理健康水平

（1）给予情感支持：老年人可能会因子女忙碌、朋友离世等感到孤独和失落。老年照护工作人员通过耐心倾听他们的心声，给予关心和陪伴，让老年人感受到被尊重和被关爱，从而获得情感上的满足，减轻孤独感和抑郁情绪。

（2）减轻负面情绪：老年人易因身体功能衰退、社会角色转变等出现焦虑、抑郁等负面情绪。心理护理可通过倾听、陪伴、认知调整等方式，协助其抒发情感，帮助他们正确认识自身状况，缓解不良情绪，如在养老院中，照护员定期与老人谈心，能明显减轻老人的孤独感和抑郁情绪。

（3）增强自我认知：心理护理可以引导老年人回顾一生的经历，肯定自己的成就和价值，帮助他们接纳自己的优点和不足，提高自我认同感和自尊水平，从而拥有更积极的自我认知和心理健康状态。

（4）适应角色转变：退休、身体功能下降等会使老年人面临角色转变和生活方式的改变，易产生失落感和不适应。心理护理能协助他们认识和接受这些变化，调整心态，接受现实，适应新的生活模式，重新建立生活目标和价值感。比如鼓励其参与老年大学、社区活动等，使其更好地适应新角色，提高心理调适能力。

（5）改善人际关系：心理护理过程中，照护员会指导老年人一些沟通技巧和人际交往方法，鼓励他们与家人、朋友及周围人保持良好的关系，当老年人拥有和谐的人际关系时，能获得更多的社会支持，进而提高心理健康水平。

2. 促进生理健康

（1）改善身体功能：积极的心理状态能通过神经—内分泌—免疫调节网络，影响免疫系统的功能，增强免疫力。心理护理能让老年人保持乐观的心态，使体内的免疫细胞活性增强，数量增加，从而提高身体的免疫力，更好地抵御疾病。如鼓励患慢性病的老年人保持乐观心态，能使其更好地配合治疗，延缓疾病进展。

（2）减少心身疾病：心理状态与生理健康相互关联，当一个人的情绪稳定时，身体的交感神经兴奋性降低，血压、心率等生命体征更加平稳，有助于减轻心脏、血管等器官的负担，降低心脑血管疾病的发病风险。而长期的负性情绪易引发高血压、冠心病、溃疡等心身疾病的发生风险，做好老年人心理护理可减少心理因素对身体的不良影响，降低心身疾病的发生概率。

扫码查看
拓展阅读

3. 提高生活质量

（1）丰富精神生活：通过组织文化活动、兴趣小组等心理护理措施，能丰富老年人的精神世界。使其保持对生活的热情和好奇心，愿意尝试新事物，丰富生活体验，帮助老年人找到生活的乐趣和意义，让他们的生活更加充实和有价值，提高生活满意度。

（2）提高幸福感：老年人在接受心理照护的过程中，能获得他人的关心、陪伴与理解，使情感得到慰藉。如子女或照护员经常与老年人谈心，听其讲述过往经历，让老年人感受到被重视，内心的情感需求得到满足，从而产生幸福感。

4. 维护家庭和谐与社会稳定

（1）减少家庭矛盾：心理护理能帮助老年人保持良好的心理状态，以更积极、理性的方式与家人沟通和相处。当老年人情绪稳定、心态平和时，会减少因心理问题引发的无端指责、抱怨等行为，从而降低家庭矛盾和冲突的发生频率，维护家庭的和谐氛围。

（2）增进代际关系：通过心理护理，老年人能更好地理解和适应现代社会的变化，减少与子女在观念、生活方式等方面的代沟和隔阂。同时，心理护理也会引导老年人积极参与家庭活动，加强与子女、孙辈的情感交流，增进代与代之间的相互理解和关爱，使家庭关系更加紧密。

（3）减轻社会负担：对老年人进行心理护理，可降低其因心理问题导致的身体疾病发生率，减少对医疗资源的占用。此外，心理状态良好的老年人能够更好地融入社会，参与一些力所能及的社会活动，发挥余热，为社会作出贡献，减轻社会的负担，这有助于维护社会的稳定和发展。

二、老年心理护理相关政策法规规范

（一）老年心理护理相关政策法规

目前老年人心理护理方面已建立了较为完善的政策法规体系，涵盖法律、规划和地方性政策。这些政策法规为老年人心理健康服务提供了法律保障和实施框架（表 2-1-1）。

表 2-1-1　与老年心理护理相关的主要政策法规（部分）

名称	颁布时间	主要内容	具体措施
《中华人民共和国老年人权益保障法》	1996 年通过，2018 年修订	1. 强调老年人享有心理健康权益，要求社会、家庭和个人共同关注老年人的心理健康 2. 规定政府应提供心理健康服务，支持老年人参与社会活动，预防和干预心理问题	1. 第 18 条：家庭成员应关心老年人的精神需求，不得忽视或冷落老年人 2. 第 37 条：地方各级人民政府和有关部门应当采取措施，发展城乡社区养老服务，鼓励、扶持专业服务机构及其他组织和个人，为居家的老年人提供生活照料、紧急救援、医疗护理、精神慰藉、心理咨询等多种形式的服务
《"十四五"国家老龄事业发展和养老服务体系规划》	2021 年	1. 提出完善老年人心理健康服务体系，加强心理关爱服务 2. 强调社区和机构应为老年人提供心理支持，开展心理健康教育和心理慰藉	1. 建立居家养老巡访关爱服务制度，采取电话问候、上门探访等多种形式，为特殊困难老年人提供心理慰藉、就医帮助、生活照顾等身心关爱服务 2. 鼓励社会组织参与老年人心理关爱活动

续表

名称	颁布时间	主要内容	具体措施
《中共中央国务院关于加强新时代老龄工作的意见》	2021 年	1. 提高老年人健康服务和管理水平。在城乡社区加强老年健康知识宣传和教育，提高老年人健康素养 2. 促进老年人社会参与，励老年人继续发挥作用	1. 老年痴呆防治和心理关爱行动 2. 加强离退休干部职工基层党组织建设，做好离退休老年人精神关爱和思想引导工作
《心理健康促进行动（2019—2030 年）》	2019 年	1. 将老年人心理健康纳入国家心理健康促进行动 2. 提出通过宣传教育、心理干预和社会支持，提高老年人心理健康水平	1. 鼓励老年大学、老年活动中心、基层老年协会、有资质的社会组织等宣传心理健康知识，组织开展有益身心的活动 2. 精神卫生医疗机构指导基层医疗卫生机构结合家庭医生签约服务、老年人健康体检服务，每年为辖区老年人开展精神健康筛查，对于经心理测评有抑郁情绪的老人提供心理咨询和及时转诊
《开展老年人心理关爱行动》	2022 年	1. 由国家卫生健康委员会组织实施，旨在为社区老年人提供心理关爱服务 2. 重点关注贫困、空巢、失能、失独等特殊老年群体	1. 到“十四五”期末原则上全国每个县（市、区）至少一个社区或村设有老年心理关爱点 2. 各地按要求对老年心理关爱点常住 65 岁及以上老年人开展心理健康评估

（二）老年人心理护理中的行为规范

随着我国老龄化进程加快，老年心理护理工作的重要性日益凸显。老年照护员在提供心理支持的同时，必须强化法律意识与规范意识，严格遵守相关法律法规，切实保护老年人的合法权益，避免因操作不当或疏忽引发的法律风险。

扫码查看拓展阅读

1. 了解法律知识

老年照护员的法律意识，首先体现在对相关法律法规的熟悉和遵守。照护人员应熟悉《中华人民共和国民法典》《中华人民共和国老年人权益保障法》等相关法律法规，明确老年人在医疗、财产、人身安全等方面的权利。例如《中华人民共和国老年人权益保障法》强调老年人的婚姻自由受法律保护，子女或者其他亲属不得干涉老年人离婚、再婚及婚后的生活。若照护员在日常心理护理中发现老年人面临类似婚姻家庭方面的困扰，知晓相关法律就能更好地为老年人提供支持，引导家属尊重老年人意愿，避免侵权行为发生。

2. 尊重老年人的自主决策权利

在心理护理过程中，无论是制订护理计划，还是涉及老年人生活方式的调整，都应充分尊重他们的自主选择权和决定权。当老年人意识清晰时，照护员要确保他们充分了解相关信息，在无外界不当干扰的情况下自主做出决定。避免代替老年人做决定，更不得强迫或诱导其接受某项心理护理服务。

3. 保护隐私与保密义务

老年人的健康状况、家庭关系、财产信息等都属于个人隐私范畴。在日常护理工作中，照护员可能会接触到这些敏感信息，一定要严格保密。例如在记录老年人心理状况时，不可随意将其心理问题透露给无关人员。心理咨询记录应妥善保管，仅限必要人员查阅。使用电子设备记录信息时，也要注意安全防范，防止信息泄露。一旦发生隐私泄露，不仅会伤害老年人的感情，照护员及所在机构还可能面临法律诉讼。

4. 定期法律培训

社区及老年服务机构应定期组织照护员学习《中华人民共和国老年人权益保障法》《中华人民共和国民法典》等相关法律法规，确保老年照护员了解并遵守相关法律，防止照护过程中出现侵害老年人权益的行为。同时也让照护员明确自身的权利和义务，规范职业行为，避免因法律知识不足而导致的违规操作或纠纷，促进老年照护服务的规范化和专业化。

综上所述，老年照护员在心理护理工作中，必须牢固树立法律意识，严格遵守法律法规，尊重老年人的合法权益。只有在法律框架下提供专业、人性化的服务，才能真正保障老年人的心理健康，同时避免不必要的法律纠纷。这不仅是对老年人的负责，也是对老年照护行业健康发展的保障。

（三）老年心理护理相关服务标准

法律意识是基础，老年心理护理的服务标准则是具体实践中的行为准则。严格遵循行业规范开展心理护理工作，是规范意识的直接反映。老年心理护理的服务标准旨在确保老年人获得高质量的心理支持，促进其心理健康和生活质量，是老年心理护理工作的系统服务框架，具体包括如下内容。

1. 基本原则

（1）自愿原则：开展心理护理服务前应明确告知老年人活动的目的、内容和方式，让其自主决定是否参与，尊重老年人或监护人意愿。如果强迫老年人接受心理照护可能会引起他们的反感、抵触情绪，甚至对其心理造成伤害。而自愿参与能让老年人在轻松、舒适的状态下接受心理照护，更有利于达到预期的护理效果。

（2）保密原则：涉及老年人个人隐私信息时，需在其自愿的前提下进行收集和使用。比如了解老人过去的情感经历，若老年人不愿提及，照护人员应尊重其意愿，不强行询问。未经允许，不得泄露老年人谈话内容等信息，因特殊原因引用案例需做技术处理，保护老年人隐私。

（3）理解原则：理解老年人因身体功能下降、社会角色转变等带来的心理变化和需求。站在他们的角度思考问题，体谅其困难和不易，对其情绪和行为给予充分的理解和包容。真诚地关心老年人的生活和健康状况，关注其心理需求。给予他们足够的支持和关爱，帮助他们应对困难和挑战。

（4）尊重原则：尊重老年人的人格、尊严、价值观和生活方式等，维护人格尊严，不随意批评、指责或嘲笑他们。老年人经历了漫长的人生历程，拥有丰富的经验和知识，在与老年人交流时，我们要尊重他们的意见和选择，并理解他们的感受和需求。通过倾听和关注老年人的话语和情绪，我们可以建立起与他们的良好沟通和信任关系。

（5）个体化原则：每个老年人都有不同的生活背景、职业经历、家庭状况等，应根据每个老年人独特的心理特点、生活经历、性格特征等个体差异，制订个性化的心理照护方案，满足不同老年人的特殊需求。

2. 基本要求

（1）人员要求：组建专业的心理护理服务团队，团队成员中相关工作人员需具备专业资质和能力，其他工作人员每年至少接受一次心理护理业务培训，可招募心理学专业背景志愿者并建立相关管理制度。

（2）环境与设施设备要求：设置有保密功能的场所或独立区域，室内布置安全、安静、整洁等，采光通风良好，温湿度适宜，配备必要适老化设施设备与用品，室内空气和噪声符合相关规定。

3. 服务内容

（1）提高适应能力：①提高环境适应能力。了解老年人背景，帮助其适应新环境，熟悉各类设施和人员，引导建立良好人际关系，鼓励参加活动，帮助安排生活。②提高社会适应能力。老年人会面临各种生活变故，或社会角色发生改变，或人际交往环境改变，或遭受各种疾病困扰等。心理护理可以帮助老年人及时在心理和行为上做出调整，提高老年人的社会适应能力。

（2）情感沟通：适时与老年人交流，消除心理负担，运用适当沟通技巧，及时掌握心理变化并做好记录，对于入住康养机构的老年人，入住适应期至少沟通一次，后期定期或不定期沟通，可组织文化娱乐活动促进交流。

（3）情绪疏导：调动老年人主观能动性，创造安全、宽松的环境，选择适宜方式，鼓励老年人表达自己的情绪和感受。可以通过提问、引导回忆等方式，帮助他们说出内心的想法，对长期有负面情绪老年人需由专业人员干预，定期开展子心理照护服务，并督促家人配合。

（4）心理咨询：由专业心理咨询师承担服务，针对有严重心理问题且主动寻求帮助的老年人开展心理咨询服务。选择适合的会谈方法，可采用个体或团体咨询方式，必要时转介至专业机构。

（5）危机干预：针对处于心理危机状态的老年人，由心理护理的相关专业人员采取一系列紧急应对措施，以帮助老年人恢复心理平衡，预防心理障碍和自杀等严重后果。服务过程宜有家属参与，出现紧急状况时应及时转诊。

（6）死亡教育：部分老人可能对死亡存在较深的恐惧、焦虑等负面情绪，老年人探讨死亡是一个敏感且需要技巧的话题。应该在尊重和理解的基础上与老年人进行关于死亡话题的交流，帮助他们更好地面对生命的终结。

4. 服务流程

（1）评估：通过观察、访谈、心理测试等多种方法收集老年人的资料。涵盖生理状况，如是否患慢性疾病、身体功能衰退情况；心理状态，如情绪是否低落焦虑、认知能力有无下降；社会支持系统，包括与家人朋友关系、社区参与度等。可以与老年人交流了解其兴趣爱好、生活经历，同时借助简易智力状态检查表评估老年人认知功能。

（2）诊断：依据评估结果，确定老年人存在的心理问题或潜在心理问题。例如，老年人因子女长期不在身边，表现出孤独、少言寡语，可诊断为“孤独感”；因退休后生活改变，出现情绪低落、对事物缺乏兴趣，可诊断为“适应障碍”。

（3）制订计划：针对诊断出的问题，结合老年人实际情况和需求制订护理计划。设定具体、可衡量、可实现的目标，如在一个月内让老年人的孤独感减轻，愿意主动与他人交流。规划具体护理措施，如每周组织老年人参加社交活动，安排志愿者定期探访陪伴，鼓励老年人培养新爱好等。

（4）实施护理：按照计划开展心理护理活动。给予老年人情感支持，耐心倾听其诉求，表达理解和关心；运用放松训练帮助老年人缓解负面情绪，如引导老年人进行深呼吸、冥想等放松练习，助其减轻焦虑；与老年人探讨对生活事件的看法，运用认知疗法纠正其消极态度，改变老年人不合理的认知；促进老年人社会参与，鼓励其参加老年大学、社区俱乐部等组织，扩大社交圈等。

（5）效果评价：定期对心理护理效果进行评价，判断目标是否达成。可通过再次评估老年人心理状态，如用情绪量表测量情绪改善程度，观察老年人社交行为变化等。若目标未实现，分析原因，如措施不适合老年人、老年人配合度低等，及时调整护理计划，重新实施护理，直至达到预期效果。

（6）信息记录存档：将服务过程中的信息及评估结果等进行记录存档，以便后续跟踪和查阅，进行动态管理。一般是以电子档案为主，有条件的养老机构或社区可以利用云端数据库存取数据，建立老年人心理健康档案管理平台。

综上所述，老年心理护理的相关服务标准是以法律为基础，是在长期老年照护工作中的实践经验的总结，为老年心理照护工作提供了标准化的操作流程和工作方法。同时也有助于照护人员准确评估老年人心理状态，采取针对性护理措施，是保障老年心理护理质量与安全的重要依据。

新知小结

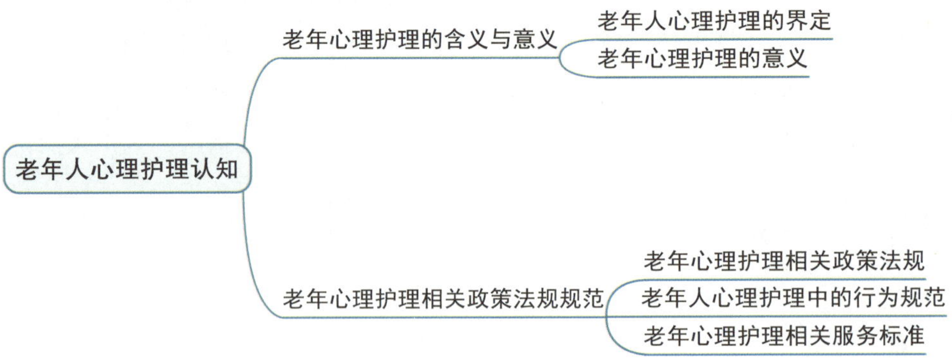

技能提升

制订老年人心理照护计划（抑郁情绪）

1. 理论依据

认知行为理论认为，人的情绪和行为不是由事件本身直接引起的，而是由人们对事件的认知和评价所决定的。对于抑郁的老年人，他们可能存在负面的思维模式和认知偏差，如过度自责、对未来悲观等。通过改变这些不合理的认知，可以改善他们的情绪和行为。

2. 操作过程

（1）提前沟通：坐在老年人身边，保持眼神交流，用温和、亲切的语气介绍自己，并询问老年人的生活习惯、兴趣爱好、家庭状况等轻松的话题，让老年人感受到被关注和理解，从而更愿意敞开心扉，建立良好信任关系。

（2）操作准备：

1）知识储备：掌握老年人抑郁的表现、心理评估要点、心理照护要点等方面的知识。

2）环境准备：选择安静、舒适、私密的场所，确保老年人在沟通过程中不受干扰。

（3）操作记录：

1）心理状态评估：运用专业的抑郁评估量表，如老年抑郁量表（GDS），对老年人的抑郁程度进行量化评估。评估过程中，耐心地向老年人解释每个问题的含义，确保其理解后作答。

2）设定目标：

短期目标（1~2 个月）：情绪改善，能主动与他人进行简短交流表达自身感受。

长期目标（3~6 个月）：老人能以积极乐观的心态面对生活，GDS-15 评分降至正常范围

3）个性化照护方案制订：

认知调整：根据认知行为理论，帮助老年人识别和挑战负面思维。

情绪疏导：每天安排固定时间与老年人聊天，鼓励他们倾诉内心的感受和困扰。照护员专注倾听，不打断、不评判，适时给予回应。

社交活动促进：根据老年人的兴趣爱好，组织或鼓励其参与社交活动，如书法小组、合唱队等。为老年人创造与他人交流互动的机会，增强其社会支持网络。

生活意义感重建：协助老年人回顾自己的人生经历，发现其中的价值和意义。可以通过制作人生回忆录、讲述成功故事等方式，增强其自我认同感和成就感。

4）效果评估与调整：每周对老年人的情绪状态、行为表现等进行观察和评估，根据评估结果调整照护方案。如发现老年人参与社交活动后情绪有所改善，可适当增加活动频率；若某种方法效果不明显，则及时更换或调整。定期与老年人及其家属沟通，反馈照护进展，共同促进老年人的心理健康恢复。

扫码查看
微课

任务检查

“老年心理护理认知”任务检查表见表 2-1-2。

表 2-1-2 “老年心理护理认知”任务检查表

序号	检查项目	自我检查	自我点评	组内互查	教师点评
1	心理护理的定义	是□否□		是□否□	
2	老年心理护理的意义	是□否□		是□否□	
3	老年心理护理相关政策法规	是□否□		是□否□	
4	老年心理护理相关服务标准	是□否□		是□否□	
5	制订老年人心理照护计划	是□否□		是□否□	

扫码查看练习题答案

【练习题】

A1 型题

1. 在老年人心理护理服务中，与老年人沟通时，以下做法正确的是（　　）。

A. 语速要快，节省时间。

B. 频繁打断老年人讲话，发表自己意见。

C. 身体微微前倾，眼神专注倾听。

D. 表情严肃，让老年人感到重视。

E. 尽量使用专业术语，显示专业性。

2. 下列哪项是我国第一部保护老年人合法权益和发展老龄事业相结合的法律（　　）。

A.《中华人民共和国宪法》

B.《关于加快发展养老服务业的意见》

C.《社会养老服务体系建设“十二五”规划》

D.《关于金融支持养老服务业加快发展的指导意见》

E.《中华人民共和国老年人权益保障法》

3. 老年人心理照护服务中，营造舒适的环境很重要，以下环境布置不合适的是（　　）。

A. 房间光线柔和，避免强光直射。

B. 摆放老人喜欢的绿植和照片。

C. 保持房间温度适宜，一般在 22~24 ℃。

D. 播放音量很大的音乐，营造热闹氛围。

E. 房间地面保持干燥、防滑。

4. 在老年心理照护服务中，以下哪种行为体现对老年人的尊重？（　　）

A. 不经过老年人同意，随意翻看老年人的物品。

B. 按照自己的想法安排老年人的生活作息。

C. 认真倾听老年人讲述过去的经历和故事。

D. 当老年人提出不同意见时，强行说服老年人。

E. 对老年人的称呼随意，这样可以拉近与老年人的距离。

5. 在为老年人提供心理照护服务时，照护人员自身情绪管理很重要，正确的做法是（　　）。

A. 把自己的负面情绪在老年人面前发泄出来。

B. 无论什么情况，都保持面无表情。

C. 当老年人情绪不好影响到自己时，立刻离开。

D. 学会自我调节情绪，用积极心态面对老年人。

E. 对老年人的情绪变化无所谓，不做反应。

A2 型题

1. 孙爷爷，70 岁，患有轻度认知障碍。在一次社区组织的认知训练活动中，孙爷爷经常跟不上节奏，表现出烦躁情绪。负责活动的照护人员小周应该（　　）。

A. 批评孙爷爷不认真，让他努力跟上大家的节奏。

B. 让孙爷爷自己在旁边休息，不用继续参加活动了。

C. 降低训练难度，给予孙爷爷更多的指导和鼓励，帮助他完成训练。

D. 加快训练节奏，希望孙爷爷能在压力下提高能力。

E. 告诉其他参与者孙爷爷有认知障碍，让大家多包容他。

2. 李爷爷，78 岁，子女都在国外工作，平时独居。社区照护人员定期上门进行心理照护服务。在一次交流中，李爷爷说自己经常感到孤独，生活没意思。此时照护人员最恰当的做法是（　　）。

A. 告诉李爷爷要坚强，让他自己调整心态，别老想着孤独。

B. 给李爷爷列举一些同样子女不在身边但生活丰富的老人例子，让他效仿。

C. 耐心倾听李爷爷的感受，表达理解和关心，询问他是否有兴趣参加社区的老年活动。

D. 立刻打电话给李爷爷的子女，要求他们多关心老年人。

E. 转移话题，和李爷爷聊一些轻松愉快的事情，避免他继续说孤独的感受。

3. 赵爷爷，75 岁，刚刚入住养老院。入住后，他对新环境不适应，经常发脾气，还说要回家。养老院的照护员小李针对赵爷爷的情况，采取了以下措施，其中正确的是（　　）。

A. 告诉赵爷爷养老院的生活比家里好，让他不要闹脾气。

B. 限制赵爷爷的活动范围，防止他乱跑。

C. 带赵爷爷熟悉养老院的环境，介绍其他老年人认识，倾听他对新环境的感受。

D. 给赵爷爷安排很多活动，让他忙起来就不会想回家了。

E. 当赵爷爷发脾气时，批评他不懂事，让他学会适应。

4. 王奶奶，68 岁，老伴刚刚去世，她整日沉浸在悲伤中，茶饭不思，睡眠也不好。社区照护人员小孙上门服务，下列做法正确的是（　　）。

A. 告诉王奶奶人总会去世的，这是自然规律。

B. 给王奶奶讲一些笑话，试图让她开心起来。

C. 陪伴在王奶奶身边，默默握住她的手，让她感受到支持，等她愿意说话时再倾听。

D. 建议王奶奶去参加一些激烈的体育活动，转移注意力。

E. 不断安慰王奶奶，说老伴在另一个世界会过得很好。

5. 今年初，徐爷爷被诊断出高血压，自此之后徐爷爷十分紧张自己的血压，可是越紧张，血压就越容易波动。因此担忧、害怕、失眠一直围绕着他。徐爷爷每天不厌其烦地量血压，心里像盘旋着一条恶龙，抓心挠肺，每天忧心忡忡，饭也吃不下、觉也睡不好、心慌、冒汗，照护人员首先要做的是（　　）。

A. 直接给徐爷爷开抗焦虑药物。

B. 告诉徐爷爷不要焦虑，没什么大不了。

C. 耐心倾听徐爷爷诉说，了解焦虑原因。

D. 安排徐爷爷参加剧烈运动，缓解焦虑。

E. 忽视徐爷爷情绪，等其自行缓解。

任务二　老年人心理咨询

任务目标

素质目标

1. 具备“同理心与人文关怀”的职业精神，学会从老年人的角度思考问题，培养对老年人的尊重、关爱和耐心。

2. 具备对老年群体的责任感和预防意识，能够及时发现老年人心理健康的潜在问题，并采取预防措施，避免问题恶化。

3. 通过学习心理咨询的知识，有意识地加强对心理咨询与心理治疗在日常生活中应用的理解。

4. 与小组分享学习经验，以团队协作的形式巩固心理咨询和心理治疗知识。

知识目标

1. 了解老年人心理咨询的一般流程。

2. 熟悉老年人心理咨询的主要形式。

3. 掌握老年人心理咨询的方法和技巧。

能力目标

1. 能掌握和正确运用老年人心理咨询常用方法。

2. 能为老年人制订心理干预方案。

案例导入

1. 案例背景

70 岁的张爷爷，退休前在一家国企担任技术骨干，在职期间，凭借精湛的技术和认真负责的态度，获得了同事们的一致认可。忙碌且充实的工作，构成了他生活的主要部分。然而，退休后的生活与工作时形成了鲜明对比，原本规律的生活节奏被打乱，张爷爷开始陷入迷茫。子女都在外地工作，他和老伴一起生活。

2. 评估过程

（1）临床访谈：照护员与张爷爷及其老伴进行了深入交谈。张爷爷言语中流露出对退休生活的不适应，常感叹自己“突然闲下来，不知道该做什么”，对未来感到迷茫。老伴反映，张爷爷退休后变得沉默寡言，不像以前那样爱出门和邻居聊天。

（2）心理测评：使用老年抑郁量表（GDS）对张爷爷进行评估，得分显示他存在轻度抑郁倾向。生活满意度量表测评结果表明，张爷爷对当前生活的满意度较低。

（3）行为观察：在咨询过程中，观察到张爷爷神情略显低落，肢体动作较少，眼神中透露出迷茫。

3. 评估结论

综合上述评估，张爷爷因退休后生活角色的转变，出现了适应障碍，伴有轻度抑郁情绪。工作时的忙碌和价值感突然缺失，让张爷爷难以找到生活的方向，导致情绪低落，生活满意度下降。

4. 咨询过程

（1）第一阶段：建立关系与情绪宣泄。通过积极倾听、共情等技术，与张爷爷建立了良好的信任关系。鼓励张爷爷尽情倾诉内心的感受，帮助他宣泄积压的负面情绪。在这个过程中，张爷爷多次表达对退休生活的不适应，以及对过去工作的怀念。

（2）第二阶段：认知调整。帮助张爷爷认识到退休是人生的一个自然阶段，引导他转变对退休生活的看法，将其视为一个新的生活起点，而非终点。同时，协助张爷爷挖掘自身的兴趣爱好，如绘画、书法等，让他意识到退休后有更多时间去做自己喜欢的事情，重新寻找生活的价值。

（3）第三阶段：行为改变。根据张爷爷的兴趣爱好，制订了详细的生活计划，包括参加社区的绘画班、每天进行一定时间的书法练习等。鼓励张爷爷积极参与社交活动，如社区组织的老年人活动，扩大社交圈子，丰富生活内容。

5. 咨询效果

经过数月的心理咨询，张爷爷的精神状态有了明显改善。再次使用老年抑郁量表和生活满意度量表测评，结果显示抑郁情绪得到缓解，对生活的满意度显著提高。张爷爷主动与咨询师分享，自己在绘画班结识了许多新朋友，生活变得丰富多彩，对退休生活也有了新的认识。

任务描述

1. 照护员帮助张爷爷了解了自己的心理问题并进行了个性化的应对方法。

2. 照护员帮助张爷爷进行了心理评估并进行了心理咨询，帮助张爷爷解决了问题。

新知初探

扫码查看课件

随着老龄化人口的增多，老年人身心各方面发生的变化，使得老年人的心理健康问题日益突显，亟须引起我们的广泛关注，为老年人提供心理咨询服务，对提高老年人生活质量，改变老年人的心理障碍、不良生活方式和不良行为习惯有着重要的意义。

老年心理咨询和一般心理咨询工作一样，是运用心理学的相关理论，通过人际关系而达到的一种帮助过程、教育过程和改变过程。我们在进行老年人心理咨询时，咨询的主要对象可以分为四类：一类是精神正常，但遇到了与心理有关的现实问题并请求帮助的人群，这类咨询属于“发展性咨询”，如老年人的婚姻家庭问题，离退休后的社会适应问题等；第二类是精神正常，但心理健康出现问题并请求帮助的人群，这类咨询属于“心理健康咨询”，如老年人的焦虑不安；第三类是特殊人群：临床治愈的老年精神病患者；第四类是不能合作或无法自诉、交谈的老人，不能作为心理咨询的直接对象，但可以通过其家属或亲友、同事陪伴，给予间接的心理咨询的指导意见。所以，老年人的家属也可成为老年心理咨询的对象。

因此，从事心理咨询的人员需要对来访的老年人或家属、亲朋提出的问题和要求，要进行共同分析、研究和讨论，找出问题的症结，然后经过对老年人的启发和指导，共同协商，制订帮助老年人摆脱困境和情绪危机的办法，最后达到克服情绪障碍，促进身心健康的目的（图 2-2-1）。

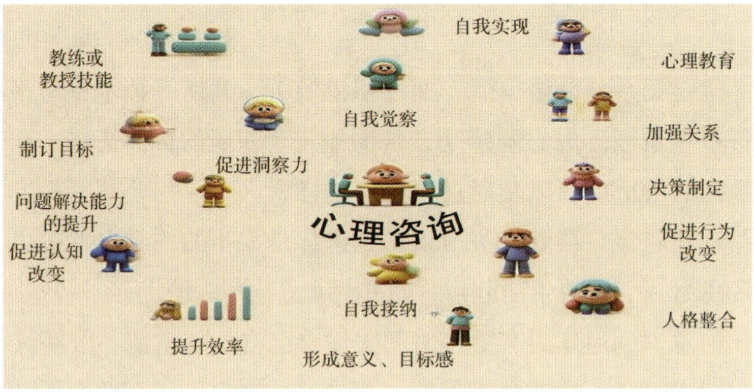

图 2-2-1　心理咨询的意义

一、老年人心理咨询基本认知

针对老年人心理咨询最主要的任务在于心理咨询师要帮助老年人逐渐改变与外界格格不入的思维、情感和反应方式，并学会与外界相适应的沟通方式，以求自己解决问题。心理咨询的内容主要包括心理保健咨询、心理适应咨询和心理问题咨询等。具体包含各种情感障碍的咨询（如心理空虚，严重的孤独、焦虑、抑郁、恐惧等）、各种社会适应问题的咨询（如离退休、丧偶、空巢、代际关系及再婚等一系列的社会适应）、患长期慢性躯体疾病的康复咨询（如对慢性病、危重病、癌症、偏瘫及大型手术前的心理恐惧的咨询）、对各类身心疾病的咨询、某些心理疾病的诊断、治疗和咨询（如老年抑郁症、老年痴呆、老年睡眠障碍、老年焦虑、老年疑病、妇女更年期精神病）、心理卫生知识、心理健康知识的咨询。

随着生活水平的提高，老年人都希望有一个健康的身体，以安享晚年，他们不仅要长寿，更要健康长寿。如何达到健康，尤其是心理的健康都是老年人关注的内容。心理咨询已成为老年人获得相关知识的渠道之一。

（一）老年人心理咨询的一般流程

心理咨询是咨访之间相互作用的一个连续的过程。这个过程大致可分为资料的搜集、资料的分析、综合评估诊断、信息的反馈、咨询方案的制订、认知结构的改变六个阶段。

1. 资料的搜集

这是咨询的开始阶段，主要是听取老年来访者或其家属、亲朋的叙述，达到了解老年来访者及其动机和需要的目的。

首先是了解来访老年人的基本情况，包括人口学资料、个人成长史、个人健康史、家族健康史、个人生活方式、个人受教育情况等。这些内容可以通过来访的老年人或陪同人员填写的表格加以了解。除以上内容外，资料的搜集还可以包括目前的生活状态、近期的生活遭遇、心理冲突的性质和强烈程度以及与心理问题相应的测量、实验结果等。通过这些项目可对老年来访者有一个概括的了解，再通过老年咨询者的家属、亲友等做进一步了解。

一般来说，要让来访者充分表达思想，在自然、愉快的气氛中进行咨询，就要使老年来访者愿意让心理咨询师进入他的内心世界，将个人的看法、感受向心理咨询师表达。了解咨询对象的心理问题，是一件非常复杂的事情。因此，咨询师要善于听取老年来访者的叙述，并应用咨询技巧鼓励其倾诉内心的痛苦。要引导老年来访者将深藏于一般语言背后的感受表达出来。在了解的过程中，咨询师要善于通过具体事件、具体情节以及老年来访者的言语、表情，了解他如何认识自己与客观环境的关系；如何认识事物之间的特点和关系；如何认识自己行为所产生的结果；如何评价自己改变客观环境的能力。

2. 资料的分析

这一阶段主要是对所搜集到的资料进行排序、筛选、比较和分析。首先，按照出现时间的先后顺序将所有资料进行排序；其次，按可能的因果关系，将那些与症状无关的资料剔除；再次，将所有症状，按时间顺序，再按因果关系确定主症状和派生症状；最后，将与症状有关的资料进行分析，找出造成问题的主因和诱因。

3. 综合评估诊断

此阶段的主要任务是根据收集到的资料，结合心理学有关知识，对老年来访者的问题进行分析和诊断，辨明老年来访者问题的类型、性质和严重程度等，以便确立咨询目标，选择帮助的方法。分析诊断是咨询深入的阶段，目的是在掌握老年来访者大量资料的基础上，进行系统思考、认真分析，进而抓住其心理矛盾和思想症结。为使交谈进一步深入，咨询师可引导老年来访者围绕主题提出更多的事实、想法和感觉，以帮助其进一步了解自己以及自己对他人的一些混淆感受与态度，协助老年来访者对自己的感受、信念、行为及所处境况有自觉的了解。咨询师可利用理论和技巧深入地剖析存在的问题。必要时应做现场调查，以了解老年来访者的社会环境、家庭环境，增加直观的感性知识，有利于深入准确地分析问题。

4. 信息反馈

此阶段的主要任务是信息反馈，即咨询师将自己对来访者问题的了解和判断适时反馈给当事人，使来访者能够做出进一步的决定，考虑是否继续进行咨询。对于咨询师给予来访者的信息反馈，来访者也可提出问题或做出补充，以便咨询师更准确地判断。

5. 咨询方案的制订

咨询方案是心理咨询实施的完整计划，它是心理咨询进入实施阶段时必备的文件，我们需要根据老年来访者心理问题的新知、采用的治疗方法、咨询的期限、咨询的步骤、计划中要达到的目的等具体的情况来制订。所以，每一次咨询的方案都是不一样的。但是，不管具体治疗方案有怎样的区别，其基本原则和基本程序是一致的。

6. 改变认知结构阶段

根据制订好的咨询方案，在心理咨询过程中，咨询师对主要问题进行仔细探讨，使老年来访者有机会对自己心理问题有所醒悟，对实现重建正常的认识增强信心。若在咨询方案试行时出现问题或失败，则应回过头去，从前几个阶段工作做起，并应对失败进行反思，重新确定主要问题，剖析问题，并制订新的实施方案，直到成功。

在此过程中，咨询师一方面要用摆事实、讲道理的方式帮助老年来访者纠正认识上的偏差，另一方面要通过有针对性的心理和行为指导，为老年人解决心理问题，解除其心理上的压力，促使老年来访者与环境达到和谐一致。在工作方法上还要注意心理咨询的目的是引导老年来访者认识自己、接受自己，尽量发挥自己的潜能，对自己的行为和生活有新的信念，否则就不能达到改变老年人心理障碍的目的。心理咨询往往需要多次进行，为保证咨询的连续性，对每位老年来访者应有专人负责。在每次咨询时，对会谈的内容、解决问题的建议以及来访者的反应，均应有小结式的记录，定期观察，总结效果。

扫码查看拓展阅读

（二）老年人心理咨询的主要形式

根据咨询的性质，可分为发展心理咨询和健康心理咨询；根据咨询的规模，可分为个体心理咨询与团体心理咨询；根据治疗时程分类，可分为短程心理咨询、中程心理咨询和长期心理咨询；根据咨询的形式，可分为门诊心理咨询、电话心理咨询、互联网心理咨询、人工智能心理咨询等等。

1. 根据咨询的性质分类

（1）发展心理咨询：在个人成长的各个阶段，每个人都可能产生困惑和障碍，如为适应新的生存环境、为选择合适的职业、为个人事业的成功突破个人弱点，等等，需要使个人达到更佳的状态，了解并开发潜能，这时，所要进行的就是发展性心理咨询。

（2）健康心理咨询：当一个精神正常的人，因各类刺激引起焦虑、紧张、恐惧、抑郁等情绪问题，或者因各种挫折引起行为问题，并且影响其正常社会功能的发挥，也就是说，发现自己的心理平衡被打破，这时，所要进行的心理咨询就是健康心理咨询。相互干扰，从而造成遗忘或误记。

2. 根据咨询的规模分类

（1）个体心理咨询：咨询最初的形式是一对一的关系。在方式上，是咨询师和求助者两者的单一交往，而与求助者所处的那个社会、集体及家庭毫无关系。在内容上，着重解决求助者个人的心理问题。这种关系，提供了一个可靠安全的环境，可使某些人降低防御性，与咨询师建立彼此信任的关系。它为咨询师与求助者提供了最大限度的个人接触的可能性。个体咨询有许多优越性。首先，求助者可以进行充分详尽的倾诉，将自己心中的烦恼、焦虑、不安或困惑直接告诉咨询师，咨询师在耐心倾听的基础上，可以与求助者进行面对面的商讨、分析和询问，这种形式显得直接和自然。其次，个体咨询可以使咨询师对求助者进行直接观察、分析和诊断。

（2）团体心理咨询：团体咨询是在团体情境中提供心理帮助与指导的一种心理咨询形式。它是通过团体内人际的交互作用，促使个体在交往中通过观察、学习、体验，认识自我、探讨自我、接纳自我，调整和改善与他人的关系，学习新的态度与行为方式，以发展良好生活的过程。一般来说，团体咨询与治疗方式是由1~2名指导者主持，根据求助者问题的相似性，组成小组，通过共同探讨、训练、指导，解决成员共有的发展问题或心理问题。团体咨询与治疗有其独特的优点：团体咨询与治疗是通过团体来指导个人，通过团体活动协助发展个人潜能，学习解决问题及克服情绪和行为上的困难。基本信息：年龄、性别、受教育程度、职业、退休年龄等基本信息，建立融洽的沟通、信任关系，对自己记忆力的判断。

3. 根据治疗时程分类

（1）短程心理咨询：在相对短的时间内（1~3周以内）完成咨询。资料的手机和分析集中在心理问题的关键点上，就事论事地解决求助者的一般心理问题。追求近期疗效，对中、远期疗效不做严格规定。做好这类咨询，要求咨询师的思维要敏捷、果断，语言要准确、明快，有较长期的临床经验。

（2）中程心理咨询：在1~3个月内完成咨询，可涉及较严重的心理问题，要求有完整的咨询计划、咨询预后，追求中期以上疗效。

（3）长期心理咨询：在遇到严重心理问题或神经症性的心理问题时，可采用长期心理咨询，一般用时在3个月以上，要求制订详细的咨询计划，追求中期以上疗效，并要求疗效巩固措施。对资历较浅的心理咨询师，除要求有详细的咨询计划外，还要求写出案例分析报告。

4. 根据咨询的形式分类

（1）门诊心理咨询：门诊心理咨询原是医院门诊的一个专业领域，最早主要限于精神病院，后来发展到综合医院，进一步又形成了社区性的独立的心理咨询形式。目前在国内，一些精神病院、综合医院、大专院校、科研机构设立了心理咨询门诊，部分地区还设立了独立的心理咨询机构。

门诊心理咨询可以由心理学家、医生、社会工作者独立或联合组成，咨询服务的内容应根据专业情况张榜公布。来访者可以直接到心理咨询门诊就诊，也可以通过其他部门介绍转诊。门诊心理咨询主要是个别咨询，这种方式有利于消除来访者的顾虑，打破心理屏障，使咨询不断深入发展。门诊心理咨询也可以进行团体咨询。简单的团体咨询是以讲座的形式进行，讲座的题目是大家所关心的带有普遍性的问题。由于门诊心理咨询能够及时发现问题，随时进行语言交流和心理指导，因此是心理咨询中最主要、最有效的方法。

（2）电话心理咨询：电话心理咨询是通过电话进行交谈，这是一种较为方便而又迅速、及时的心理咨询方式。在一些西方国家，电话心理咨询已通行多年。在我国，一些大城市普遍开设有电话心理咨询，及时帮助有心理问题及心理困惑的人排除忧愁，解决困惑。电话咨询方式一般多限于心理危急情况下应用。一般心理障碍患者也可应用电话咨询，还可利用电话咨询向人们提供各种科学知识和心理卫生知识，解决人们各种各样的心理问题。但一般电话咨询内容不能太多，涉及的面不宜太宽。尤其有些老年人说话啰唆，会造成占线太久，使真正需要紧急咨询者反而打不进电话，这就失去了电话咨询缓解危机的意义。因而对老年人电话咨询只能解答一些紧要问题，然后约其来门诊面谈。

（3）互联网心理咨询：面对面的心理咨询目前是主流的咨询方式，但是，随着网络技术的日新月异，网络化心理咨询已逐渐显示出其特有的优势，许多心理咨询师已经开始考虑使用虚拟环境和互联网来帮助求助者。互联网咨询对于那些由于个人躯体条件、地域环境的限制不能直接而方便地寻求心理咨询，以及由于个人生活风格或生活习惯，不愿意面对心理学家的人们来说尤为必要。通过互联网与心理咨询师进行心理咨询，达到解决心理问题的目的。与面对面的咨询相比较，互联网心理咨询的确有其不足，它必须通过独特途径和求助者建立关系。

（4）人工智能心理咨询：在人工智能（AI）工具使用越来越普遍的情况下，AI 技术也被应用于心理咨询领域，AI 心理咨询工具能够理解自然语言并生成对应的回复，为人们提供一定程度的心理支持。当智能手机在老年人群中逐渐普及，老年心理咨询师也可以使用 AI 助手，把一部分可替代的、机械性的心理会谈工作交给 AI 助手，腾出来时间打磨心理咨询技能、专注于更复杂的咨询本身。这种辅助咨询前线接待的 AI 心理咨询工具，能降低机构的运营成本，同时提高工作效率与质量，使心理咨询机构有更多精彩的可能性。

三、老年心理咨询一般技巧在心理护理中的应用

扫码查看微课

（一）会谈技巧

1. 尊重

尊重是指心理咨询师在价值、尊严、人格等各方面与来访者平等相待，把任何一个来访者作为一个独特个体去看待，不管来访者的个人条件如何，咨询师都对来访者一视同仁。罗杰斯提出“无条件尊重”概念，他认为咨询师的尊重可以打消来访者的心理顾虑，让来访者感受到安全、温暖的氛围，从而敞开心胸，最大限度地表达自己，这样能使咨询师完整把握和体验来访者的内心世界（图 2–2–2）。特别是那些生活中缺乏尊重，或者急需获得尊重、接纳和信任的个体，尊重本身就会产生明显的助人效果。尊重激发了来访者的自尊心和自信心，可以使来访者获得改变自我的潜能和力量。尊重也使得来访者对咨询师建立信任感，强化咨询的动机，端正合作态度，增加咨询的主动性和自觉性。

心理咨询师在价值、尊严和人格等方面与来访者是平等的，不能因双方的外貌、地位、知识、金钱等差异而奉承或者歧视来访者。咨询师在表达尊重时应注意：心理咨询师应遵循礼仪、礼貌待人；心理咨询师应信任来访者；心理咨询师不主动探问来访者的秘密、隐私，对来访者主动诉说的秘密及隐私应该进行保护，不随意传播；心理咨询师应该对来访者真诚；当心理咨询师难以接纳来访者时，可以转介，这本身也是对来访者的尊重。

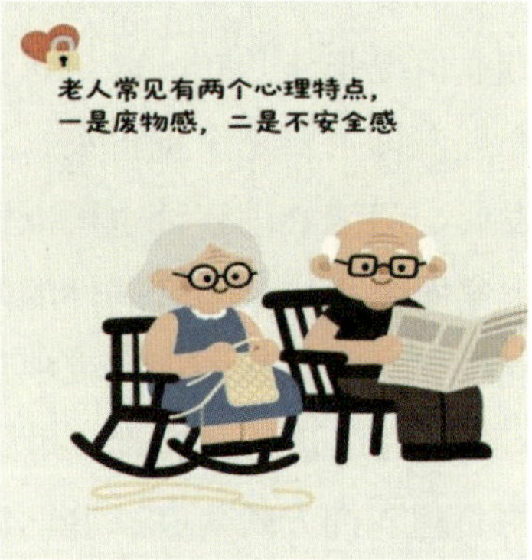

图 2–2–2　老人常见心理特点

2. 真诚

真诚是指咨询师应坦诚面对来访者，开诚布公、直截了当地与来访者交流自己的态度和意见。在咨询关系中，咨询师应是一个表里一致、统合的人，真真实实的，不会虚伪地掩饰自己，

也不把自己藏在一个专业咨询师的假面具后面，而是以真实的自己与来访者接触，表里如一，没有虚假和做作。

真诚有两层含义，一是咨询师真实地展现自己，二是咨询师真诚地对待来访者。咨询师的真诚不仅给来访者一种安全感，而且为来访者树立了一个榜样，使来访者逐渐地开放自己，表达自己，袒露自己的内心。真诚是一种咨询的技术或方法，更是一种人生态度。恰当地表达真诚，不仅是一种技术，更是一种艺术。

真诚的表达方式主要包括以下四点：首先是支持性的非言语行为，如微笑、点头、眼神等，都可以体现咨询师的真诚。其次是角色行为，要求咨询师不过分强调角色、权威或地位，接纳自己，令他人舒服，适应不同的环境。咨询师不逃避责任，咨询工作是他们生活中的重要部分，并非角色客串。再次是自发性，在没有刻意或造作行为的情况下自然地表达自己的能力。自发还包括在没有考虑要怎么说和怎么做的情况下所表现出的真实情绪和行为反应。当然不是让咨询师自由表达任何想法和情感，尤其是负面情感。比如来访者流泪时，咨询师受到感染也流泪，如果是因为共情而自然地流露是可以的，不必刻意地克制，要把握好尺度，但不能因为受来访者的感染而忘记自己的角色和定位，影响对问题的认识和分析。最后可以进行适当的开放和自我暴露。咨询师用语言向来访者暴露个人的情况，目的是产生开放、有益的咨询气氛，可以缩短距离，增加来访者的开放度，帮助来访者形成新的视角，以利于达成设定的目标。自我暴露的原则：暴露的广度以中度最为适宜；暴露要简洁，不宜过细。暴露信息的内容和心境应与来访者接近。自我暴露也体现了真诚，咨询师真诚地希望与来访者建立平等、信任的咨询关系。

3. 共情

共情，又称同感，是指咨询师认识来访者内心世界的态度和能力，能设身处地地从来访者的角度理解来访者的感受，并向来访者表达出来。设身处地，用别人的眼睛看世界，是共情的形象说法。

如何恰当地运用共情呢？可遵循以下方法：

第一，咨询师应走出自己的参照框架而进入来访者的参照框架，把自己放在来访者的地位和处境上来尝试感受他的喜怒哀乐。

第二，当不太肯定自己的理解是否准确以及是否达到了共情时，可使用尝试性、探索性的语气来表达，请来访者检验并做出修正。

第三，共情的表达应适时适度，因人而异，要考虑到文化背景及来访者的某些特点。

第四，用言语准确表达对来访者内心体验的理解。共情的表达除了言语表达外，还有非言语行为，后者有时更有效、更简便，咨询中应重视把两者结合起来。

第五，共情时，咨询师要能进能出，出入自如，恰到好处，才能达到最佳境界。咨询师体验来访者的内心应如同体验自己的内心，但永远不要使来访者的内心变成自己的内心，这是共情的真谛。

4. 积极关注

积极关注是指咨询师以积极、肯定的态度看待来访者，对来访者的言语和行为的积极、光明、正性的方面予以关注，利用来访者自身的积极的咨询倾向，使来访者拥有正向的价值观，拥有改变自己的内在动力。积极关注意味着咨询师既要坦诚回应对方的问题，又要努力发掘对方的潜在力量与积极性。

积极关注主要是咨询师对来访者在咨询中的表现、在咨询中取得的进步的关注，并对来访者的优点和进步给予鼓励。罗杰斯常用“关怀”“无条件关注”“无条件接纳”一类字眼来表达这个概念。积极关注的重要视角是咨询师不依据来访者行为的好坏给予其关注，而是无条件地从整体上接纳对方，给予关怀。

艾维等强调，应以积极、肯定的态度看待来访者，相信他们身上总有一些积极因素，相信他们有改善和成长的潜力；在反应上，有选择性地注意来访者言语和行为中积极的方面。在现在的定义中，无条件接纳对方、肯定对方作为一个人存在的价值这一色彩被淡化了，更加强调反应上的操作性（选择性注意）。

（二）建立专业关系的技巧

扫码查看拓展阅读

来访者到来时，咨询师最好亲自为来访者开门，并且告知来访者你就是他的咨询师，表现出对来访者的尊重与欢迎。

接着，咨询师可以带来访者一起走到接待处，填写登记表，并办理相关手续。

1. 咨询关系中伦理问题

（1）明确来访者权益：所谓咨询关系的伦理问题，主要是指尊重来访者的个人权益。这当中既有法律赋予的权益，也有行业赋予的权益。它主要包括隐私保密的权益、了解咨询程序的权益、同意或反对咨询的权益，以及法律监护的权益等。例如，来访者在咨询开始填写个人资料时，要签署同意书，包括在特殊情况下（如有自杀、他杀意图），容许咨询师通知相关人士等条款。对此，咨询师也要向来访者解释心理咨询保密的程度和限制。这就如同患者求医时都不希望医师把其病情向别人透露，就是透露病情，也需要经过患者本人或家属的认可。

（2）遵守保密原则：一般说来，除非征得本人的同意，咨询师不得将来访者的身份、个人资料及咨询内容向外泄露。隐私保密的目的是为来访者提供安全感，令其信任咨询师，放心地吐露心声。当然，保密原则不是无限制的。如果来访者触犯法律，或是年龄低于 18 岁，法院可通过法令来索取当事人的个人与咨询资料，咨询师须全力配合。在公平原则下，来访者可同意，也可以撤回其同意书。在特殊情况下，如来访者有自杀或他杀的冲动时，咨询师应请教有经验的同行或是在督导的指引下，决定是否向相关人士透露信息。

（3）保存咨询记录：心理咨询的记录、保存与销毁是来访者的基本权益。一般说来，所有的咨询都应留有记录，这就好比医生看病，需要在病历上做记录，以便复诊时做参考之用。由此，心理咨询保存文本记录是必需的。当然，记录应只记重要资料，这样既省时间，又便于阅读。还可包括其他任何形式的资料，如照片、录音、录像、计算机文件。在保存方面，咨询者要养成审慎的习惯。记录要放在可上锁的抽屉、文件柜和房间内。传送和摆放记录都要很小心。不必要时，不宜将记录携带至公众场合，以免遗失。咨询者也要在任职机构制订处理记录的相关政策和程序。最后，在学术交流和资料统计时，都不能显示当事人的姓名。

2. 咨询关系的处理注意事项

自心理咨询这个行业诞生以来，咨询关系就必须有一定的伦理准则为保证。这主要是确保咨询关系不会给来访者带来不必要的伤害。由此，咨询师要熟知其职业操守，以避免自己在执业过程中犯无心之过。简单说来，咨询关系中伦理问题的处理要注意以下几个方面。

（1）不可与来访者保持双重关系：即咨询师不可能既是咨询师又是朋友，那样会令咨询师在咨询过程中丧失其必要的中立性和客观性，也无法维护其在来访者心目中的地位。

（2）不可与来访者有身体接触：即咨询师要与来访者保持适当的身体距离，避免身体接触。除了握手外，应避免近身的身体接触，或过分表示亲昵或关爱行为，或是刻意讨好来访者。

（3）不可私下随意谈论来访者：即咨询师不能在咨询之外的场合随意谈论自己的个案，那样不仅会破坏心理咨询的保密原则，损害来访者的利益，也会令其他同行怀疑咨询师的品行。此外，非经本人同意，咨询师不能与其家人或他人有专业接触。

（4）不可随意破规破例：即咨询师要遵守规矩，不能轻易破规破例。例如，随意延长谈话，把家里的电话号码留给来访者，让来访者来家中做客等。这样咨询师会被来访者操纵或控制，或过多卷入来访者的心理困境。

（5）不可表现得过分热情：即咨询师不能为了显示自己的专业能力，对来访者主述问题之外的事情过分关注或谈论，那样会令来访者产生不必要的阻抗。

（6）不可接受来访者贵重礼物：即咨询师不能在咨询期间接受来访者的礼物或财物，或托其办事，或是收转介费，与来访者做生意，向来访者借钱，利用来访者的专业知识为自己牟利等。这些都被视作剥削来访者的表现，会严重损害咨询关系。

总之，咨询关系存在一定的亲密性，咨询师要洁身自好，不能与来访者发生肢体接触或经济关系等。

（三）引领性技巧

1. 探讨技巧

探讨技巧旨在帮助来访者积极思考其面临挫折与困惑的根源。它要求咨询者在谈话中多提问题，少加评论；多做启发，少做说教；多鼓励对方讲话，少讲个人意见，多提开放式问题，少提封闭式问题。由此，探讨是一个以讨论为基础，以启发为目标的积极的思想过程。它旨在帮助来访者从不同角度思考其生活中遇到的困难与挫折及其解决方法，启发来访者自己去归纳总结，以强化他的独立思考能力。探讨不求说教来访者，但这并不意味着在探讨中采取被动、消极的姿态，完全认同来访者所讲的每一句话。咨询者要学会以提问来表达自己的不同意见，以讨论来加深来访者对特定行为潜在动机的认识，从而使来访者开拓视野，增强自信。

2. 面质技巧

面质技巧旨在对来访者的特定思维方式提出异议，以推动来访者重新审视其面临的生活挫折与心理困惑，克服其认知中的片面性与主观性。面质的意义不在于否定对方、贬低对方、教训对方，而在于开启对方、激励对方，使对方学会辩证地看待当前所面临的问题。面质要以尊重为前提，以同感为基础。这样才会给人以态度诚恳、言之由衷的感觉，而不是态度生硬、强词夺理的感觉。换言之，面质是以接纳、尊重、同感、真诚和温暖等为先决条件的。面质力求“问而不审，质而不压”，以推动来访者的自我审视与自我悦纳。面质还力求使来访者超越咨询者的提问，自发地认识到其认知与思维方法中的偏差，产生恍然大悟的感觉。

3. 澄清技巧

澄清技巧旨在帮助来访者明确其特定情感、思维、行为的内在因素和外在因素。它力图排除来访者行为动机中的盲目性和模糊性，以增强对自我的了解。澄清还力图通过对具体事件的前因后果的探讨与分析，使来访者重新看待这些事件对自我人格成长的积极或消极影响，并增强自信。在这层意义上，澄清可谓提高来访者自强自信的重要手段。

4. 解析技巧

解析技巧旨在帮助来访者了解其潜意识中妨碍自我认识与人格发展的种种不利因素，并加以重新认识。具体地说，解析力图使来访者深入了解其情感、思维和行为方式中的种种心理定式或未完成情结表现，以不断提高对自我的领悟。解析还力图使来访者整合其不健全的人格状态，通过认知领悟的不断提高来强化自我向善的愿望，终而更好地悦纳自我，完善自我。

（四）影响性技巧

1. 面质

面质又称质疑、对质、对峙、对抗、正视现实等，是指咨询师指出来访者身上存在的矛盾。咨询时，常会出现来访者言语与行为、理想与现实、前后与言语、咨询意见等不一致，若咨询师发现了这些不一致，则需要想办法指出，因为这些不一致中往往隐含着来访者问题的关键，这些矛盾冲突中往往存在问题的实质。面质若做得好，可以促进咨询的效果，使来访者被迫去检查、修正和控制自己的某些行为，有时面质中包含着来访者对多元信息传递的反馈，这种反馈随着来访者愿望或期待的改变而改变，有时可能与来访者对自我或环境的认知不一致。

实际的咨询中需要注意，面质具有一定的威胁性，所以在实际咨询中需要根据具体情境尤其是咨询关系建立的程度，而选择适当的用词、语气、态度。在运用面质技术时要注意掌握事实根据，避免咨询师通过面质进行个人发泄，同时需要考虑来访者的感情，不能进行无情的攻击。一般来说，如果咨询关系没建立好应避免面质，不得不使用时，可以考虑应用尝试性的面质。例如：我不知是否误会了你的意思？你似乎……不知我这样说对不对？因此，面质要和支持相结合。

2. 解释

解释技术是影响性技术中比较具有咨询师个人特色的技术，通常是咨询师运用心理学的理论来描述来访者的思想、情感和行为的原因、本质等，或对某些抽象、复杂的心理现象、过程等进行解释，即咨询师表达对来访者特定问题的另一种看法。

解释被认为是面谈技巧中最复杂的一种，解释与释义（内容反应）的区别在于：释义是准确表达来访者的意愿，在来访者的参考框架中说明实质性内容，它不改变来访者的参考框架：而解释则提供咨询师的新的理解，咨询师在自己的参考框架中，利用自己的理论和人生经验为来访者提供一种认识自己和周围关系的新思维、新理论、新方法。解释与内容表达有关，但解释侧重于对某一问题做理论上的分析，而内容表达则是指咨询师提供信息、建议、反馈等。例如，咨询中咨询师常常会说类似的话语："是你的非理性观念在影响你的情绪。""睡眠是正常的生理现象，是兴奋向抑制的转换过程，你这个过程没有转换好，所以会失眠。"这就是解释。

3. 指导

指导是个体心理咨询技术之影响性技术之一，指导是指咨询师直接地指示来访者做某件事、说某些话或以某种方式行动。指导是影响力最明显的一种技巧。行为主义、系统脱敏法、家庭作业、放松训练、自由联想等都是一种指导。

一般的指导性咨询语言有两种：第一种是语句变得更积极，例如咨询师告诉来访者，“请把你所说的‘我应该怎样’改为“我希望怎样”，把“我干不了”改为“我试试”；第二种是针对某些词语进行指导，如把“应该”“必须”“绝对”“决不”等词语换成“希望”“可能”等。

一般的指导分为三种类型：角色身份指导、训练性指导、忠告和建议。

角色性指导：如角色扮演、角色颠倒练习等。

训练性指导：通过行为训练促进来访者改变的指导方式，如放松训练、决断训练、系统脱敏训练等。

忠告和建议：从来访者的角度出发，给予一定的忠告和建议，注意措辞，不宜过多。

4. 自我暴露

自我暴露又叫自我表露、自我开放，指咨询师讲出自己的情感、思想、经验与来访者共同分享。它与情感表达和内容表达十分相似，是两者的一种特殊组合。笼统地说，自我暴露就是指“个体把有关自己个人的信息告诉他人”。

自我暴露一般有两种形式，第一种是咨询师把自己对来访者的体验和感受告诉来访者。若这种反馈是积极、正面的，则能进一步正强化来访者，使其感受到被鼓励，精神愉悦，促进咨询关系建立和巩固，激励来访者相应的积极行为和感受。注意，咨询师表达的内容应实事求是，态度真诚，时机合适，程度恰到好处，目标符合对方需要。若咨询师表达的是消极、反面、批评性的负面信息，则应注意会带来的副作用。

例如：

来访者：我来找您咨询已经是第四次了，说实话我总感觉和您谈话有点严肃和拘谨，有时候我觉得自己在被审问。

咨询师：听到你这么坦诚地说出自己的感觉，我非常高兴，我也感觉到我们之间的谈话似乎不够放松，我还一直以为是你的问题。

第二种形式的自我暴露是咨询师暴露与来访者所谈内容有关的个人经验，咨询师通过暴露自己来表明自己理解并且愿意帮助来访者的意愿。

（五）心理护理方案设计撰写

心理护理方案设计撰写主要包括以下几个步骤和内容。

扫码查看
拓展阅读

1. 护理对象基本信息

基本信息包括：姓名、性别、年龄、诊断疾病、文化程度、职业等。

2. 心理护理需求评估

（1）来访者心理状况评估：心理护理的第一步是对患者的心理状况进行全面评估。这包括了解患者的心理健康史、当前的心理状态、情绪波动、行为模式以及社会支持系统等。评估应使用标准化的心理评估工具，如心理健康量表，并结合临床观察和与患者的深入访谈。

（2）护理需求分析：根据评估结果，确定患者的具体心理护理需求。这可能包括减轻焦虑、改善情绪、增强自尊心、提高社会适应能力等。护理需求应明确具体，以便制订针对性的护理措施，包括患者姓名、性别、年龄、疾病诊断和护理周期等。

3. 心理护理目标设定

（1）短期目标：设定短期心理护理目标，如减少患者的焦虑水平，改善睡眠质量，提高患者对治疗的依从性等。短期目标应具体、可衡量、可实现、相关性强和时间限制。

（2）长期目标：制订长期心理护理目标，如帮助患者建立积极的心态，提高患者的生活质量，促进患者的社会功能恢复等。长期目标应与患者的长期心理健康和幸福生活相关。

4. 心理护理干预措施

（1）个体心理辅导：根据患者的心理状况，提供一对一的个性化心理辅导。这包括倾听和鼓励，旨在帮助患者理解和应对他们的心理问题。另外还可以通过以下点来进行：第一，建立信任关系。主动与患者交流，像老朋友一样聊天，了解患者的感受。第二，情绪疏导与共情倾听。耐心倾听患者的情绪表达，不打断、不评判，给予充分的共情回应，帮助患者释放焦虑、恐惧、抑郁等负面情绪，让其感受到被理解和接纳。第三，正念 CBT 干预。运用正念认知行为疗法（CBT）帮助患者缓解心理痛苦。第四，社会支持。提供家庭、朋友等社会支持，增强患者的社会联系。第五，满足精神需求。尊重患者的宗教信仰等精神需求。

（2）团体心理辅导：老年人团体心理辅导是一种针对老年人心理特点和需求进行的心理健康服务形式，主要可以分为以下几步。

1）准备阶段：

确定目标：根据老年人常见的心理问题，如孤独感、焦虑情绪、适应障碍等，确定团体心理辅导的具体目标，如帮助老年人缓解孤独感，增强社交能力，提高心理健康水平等。

筛选成员：通过评估老年人的身体状况、心理状态、参与意愿等，筛选出合适的成员组成团体，一般以 8~12 人为宜。

选择场地：选择安静、舒适、安全且便于老年人到达的场地，如社区活动中心的会议室，配备舒适的座椅、充足的照明和良好的通风条件。

准备材料：根据辅导内容准备相应的材料，如用于放松训练的音乐、绘画工具、故事卡片、游戏道具等。

2）实施阶段：

开场介绍：辅导者向老年人介绍团体心理辅导的目的、流程、规则以及成员的权利和义务，让老年人对团体有清晰的了解，建立信任关系。

热身活动：通过简单轻松的游戏或活动，如“名字接龙”，让成员相互认识，活跃气氛，消除紧张和陌生感。

主题活动：根据辅导目标开展不同的主题活动。例如，为缓解老年人的孤独感，可组织“回忆分享会”，让老年人分享自己的人生经历和故事，促进成员之间的情感交流和共鸣；为提高老年人的自我价值感，可开展“手工制作比赛”，让老年人展示自己的才艺和技能。

心理教育：向老年人讲解一些心理健康知识，如如何应对焦虑、抑郁情绪，如何保持积极的心态等，通过案例分析、小组讨论等方式，帮助老年人更好地理解和应用这些知识。

放松训练：教授老年人一些简单有效的放松技巧，如深呼吸、渐进性肌肉松弛、冥想等，帮助他们缓解身体和心理上的压力。

3）结束阶段：

总结回顾：辅导者与成员一起回顾团体心理辅导的过程，总结成员的收获和成长，强化积极的心理体验。

反馈与评价：鼓励成员分享自己在团体中的感受和体会，对团体心理辅导进行评价和反馈，以便今后改进和完善服务。

结束活动：通过一些温馨的仪式，如发放纪念小礼品、合影留念等，结束团体心理辅导，让老年人感受到团体的温暖和关怀。

4）跟进阶段：

辅导者在团体结束后一段时间内，通过电话、家访等方式对成员进行跟进，了解他们在日常生活中的心理状态和行为变化，提供必要的支持和帮助。

在整个老年人团体心理辅导过程中，辅导者要尊重老年人的个性和需求，给予他们充分的关注和支持，营造安全、信任、包容的团体氛围，让老年人在团体中获得心理上的满足和成长。

5. 效果评价

评价指标：采用 HADS、SCL-90 量表定期对患者心理状态进行评估；观察患者的睡眠质量、饮食情况、社交活动等变化；通过与患者及家属沟通，了解患者对护理措施的满意度。

评价时间：每周进行一次小评估，每月进行一次全面评估，根据评估结果及时调整护理方案。

通过以上步骤和内容，可以撰写出一份详细的心理护理方案，帮助患者恢复心理健康，减轻心理负担，提高生活质量。

新知小结

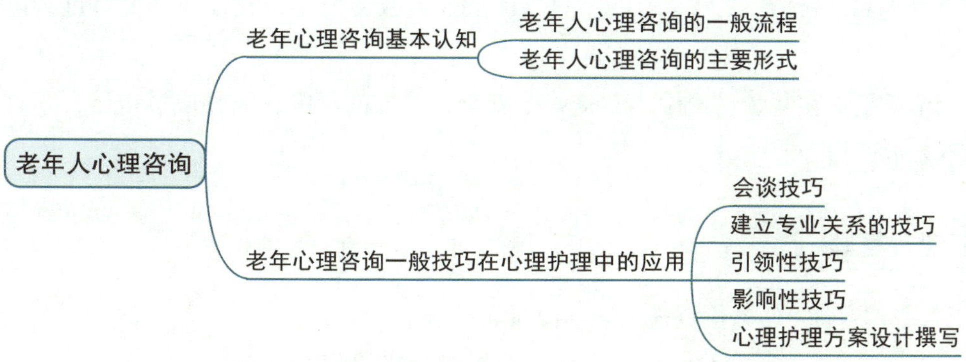

技能提升

模拟咨询场景训练

1. 理论依据

心理咨询的效果很大程度上依赖于咨询师与来访者建立的关系。通过模拟真实的咨询场景，咨询师能够练习运用各种沟通技巧，包括积极倾听、共情、开放式和封闭式提问等，为建立良好的咨访关系打下基础。同时，这有助于咨询师熟悉老年人常见的心理问题，如孤独感、焦虑、抑郁等，并学会根据不同情况制订相应的干预策略。

2. 操作过程

（1）分组准备：将学员分成若干小组，每组由一名扮演咨询师，一名扮演老年人，其他成员作为观察者。根据提供的案例背景，扮演老年人的学员提前熟悉角色，确定要表现的心理问题和行为特点。

（2）模拟咨询：咨询师和“老年人”进行 30 分钟的模拟咨询。咨询师运用所学的心理咨询技巧，与“老年人”建立关系，了解其问题，并尝试提供初步的解决方案。观察者记录咨询师的表现，包括语言和非语言行为。

（3）复盘讨论：模拟咨询结束后，小组成员进行复盘。咨询师分享自己的感受和体会，观察者反馈其观察到的优点和不足。大家共同讨论在模拟过程中遇到的问题，以及如何改进。

3. 要点提示

（1）沟通技巧运用：注意倾听“老年人”的话语，不仅要理解字面意思，还要捕捉其情感和潜在需求。运用共情表达，让“老年人”感受到被理解和接纳。合理使用开放式和封闭式提问，引导对话深入进行。

（2）问题识别与干预：通过“老年人”的叙述和行为，准确识别其心理问题，并尝试运用适当的干预策略，如认知重构、情绪宣泄等。

4. 注意事项

尊重角色体验：扮演“老年人”的学员可能会投入较多情感，其他成员要尊重其体验，避免嘲笑或贬低。

营造安全氛围：在复盘讨论中，营造一个安全、开放的氛围，鼓励成员坦诚分享自己的感受和想法，不要批评指责。

任务检查

“老年人心理咨询”任务检查表见表 2-2-1。

表 2-2-1 “老年人心理咨询”任务检查表

序号	检查项目	自我检查	自我点评	组内互查	教师点评
1	心理咨询的一般流程	是□否□		是□否□	
2	心理咨询的主要形式	是□否□		是□否□	

续表

序号	检查项目	自我检查	自我点评	组内互查	教师点评
3	会谈技巧	是□否□		是□否□	
4	建立专业关系的技巧	是□否□		是□否□	
5	引领性技巧	是□否□		是□否□	
6	影响性技巧	是□否□		是□否□	
7	心理护理方案设计撰写	是□否□		是□否□	
8	模拟咨询场景训练	是□否□		是□否□	

【练习题】

扫码查看练习题答案

A1 型题

1. 在接待来人的心理咨询中，除了要用口头语言说话之外，还要（　　），可帮助咨询过程顺利进行。

A. 给老人适当的物质帮助　　B. 让老人家属到场

C. 辅以医疗康复　　D. 用表情和目光说话

2. 难以接纳求助者时进行转介，最主要体现出咨询师对求助者的（　　）。

A. 共情　　B. 热情　　C. 关切

D. 尊重

3. 尊重的心理学核心和本质含义是咨询师对求助者的（　　）。

A. 热情　　B. 理解　　C. 接纳

D. 真诚

4. 仅有尊重而没有热情的心理咨询师会使咨询关系显得（　　）。

A. 情理交融　　B. 轻松愉快　　C 公事公办

D 亲切友好

5. 咨询师选择与求助者的谈话方式时，不必考虑求助者的（　　）。

A. 年龄特征　　B. 性格特征　　C. 文化特征

D. 相貌特征

A2 型题

1. 在为一位因子女长期不在身边，而陷入孤独和抑郁情绪的老人进行心理咨询时，咨询师首先应采取以下哪种策略？（　　）

A. 立即为老人制订详细社交活动计划，摆脱孤独

B. 通过开放式提问引导老人倾诉情感与经历

C. 给老人介绍社区养老团体活动，鼓励参加

D. 分享其他老人克服孤独的成功案例，给予激励

2. 一位老人因退休后生活节奏改变，出现焦虑情绪，常对小事过度担忧。下列咨询师的回应中，运用了共情技术的是？（　　）

A. “退休后很多人都会不适应，过段时间就好了。”

B. “您看起来心情不太好，是因为退休生活不适应吗？”

C. “我特别理解您现在内心的焦虑，生活一下子改变，换作谁都会不适应。”

D. “要不尝试培养新爱好，转移下注意力？”

3. 在评估老人心理健康状况时，下列哪种工具最适合初步筛查老年抑郁症？（　　）

A. 韦氏成人智力量表　　B. 简易精神状态检查表（MMSE）

C. 汉密尔顿抑郁量表（HAMD）　　D. 生活满意度量表

4. 当老人在咨询过程中突然情绪失控，哭泣不止时，咨询师正确的做法是？（　　）

A. 暂时离开咨询室，给老人足够空间平复情绪

B. 递上纸巾，保持沉默，等待老人情绪稳定

C. 轻拍老人肩膀，安慰说“一切都会好起来的”

D. 陪伴老人，适时表达理解，待其情绪稍稳后引导倾诉

5. 为改善老人的睡眠质量，咨询师建议其进行放松训练。下列哪项不属于放松训练的是？（　　）

A. 渐进性肌肉松弛训练　　B. 正念呼吸训练

C. 认知行为疗法　　D. 冥想训练

任务三　老年人心理治疗

任务目标

素质目标

1. 具备同理心与人文关怀的职业精神，学会从老年人的角度思考问题，培养对老年人的尊重、关爱和耐心。

2. 具备对老年群体的责任感和预防意识，能够及时发现老年人心理健康的潜在问题，并采取预防措施，避免问题恶化。

3. 通过学习心理咨询的知识，有意识地加强对心理咨询与心理治疗在日常生活中应用的理解。

4. 与小组分享学习经验，以团队协作的形式巩固心理咨询和心理治疗知识。

知识目标

1. 掌握心理治疗的主要方法。

2. 掌握老年心理治疗应注意的问题。

能力目标

1. 能够选择合适心理咨询技术应用到老年心理护理中。
2. 能够在老年心理护理中应用现代智能智慧技术。

案例导入

在老旧居民楼的深处，住着72岁的王大爷。他身形消瘦，头发早已花白，脸上刻满岁月的沟壑。王大爷曾是工厂里的技术骨干，忙碌的工作和美满的家庭，让他的生活充实又幸福。然而，随着时光的流逝，一系列变故给王大爷带来了沉重的打击。

三年前，相伴多年的老伴因突发疾病离世，这一噩耗如晴天霹雳，瞬间击垮了王大爷。此后，他常常独自坐在老伴的遗像前，一坐就是一整天，对着照片喃喃自语，沉浸在对往昔生活的回忆之中。紧接着，唯一的儿子为了追求更好的事业发展，带着妻儿搬到了国外。距离的遥远使得王大爷与家人的联系变得越来越少，孤独感如同潮水一般，将他彻底淹没。

起初，邻居们偶尔还能看到王大爷在小区里散步，但渐渐地，他几乎不再出门。他开始拒绝社交，对曾经热爱的象棋和戏曲也完全失去了兴趣。每天，王大爷只是机械地吃饭、睡觉，生活毫无规律可言。

王大爷的儿子放心不下父亲，定期通过视频电话关心他。但每次通话，王大爷都表现得极为冷淡，常常只是简单回应几句，便不再言语。有一次，儿子在视频中看到父亲房间里堆满了垃圾，衣物胡乱地扔在一旁，整个人眼神空洞，面容憔悴，这才意识到父亲的状况已经非常严重。

无奈之下，儿子为王大爷预约了心理咨询。初次见面时，王大爷沉默寡言，眼神游离。渐渐地，他才逐渐打开心扉，倾诉内心的痛苦。王大爷反复念叨着：“我现在就是个孤家寡人，活着还有什么意义？”

经医院心理医生诊断，王大爷患有严重的抑郁症和孤独感引发的心理障碍。为了帮助王大爷走出困境，照护员在心理医生的指导下为王大爷制订了个性化的辅导方案。一方面，建议王大爷定期参加社区组织的老年人活动，如书法班、合唱队等，通过社交活动结交新朋友，扩大社交圈子；另一方面，鼓励王大爷和儿子一家保持更密切的视频联系，参与孙子孙女的成长过程，让他重新感受到家庭的温暖。此外，咨询师还为王大爷进行认知行为疗法，帮助他改变消极的思维模式，引导他积极面对生活。

任务描述

1. 照护员帮助王大爷制订了个性化的心理辅导方案。
2. 照护员应当如何协助医院针对王大爷开展心理护理？

新知初探

扫码查看课件

老年人心理治疗和一般人群的心理治疗一样，都是运用心理学的相关理论和有关的医学理论，对其心理问题、心理障碍进行治疗，以实现心理健康。但是不同于一般人群的心理治疗工作，老年人心理治疗目前也和老年人心理咨询工作一样，是一项新的课题，还有待于进一步完善与发展。

一、心理治疗与心理咨询的区别与联系

（一）心理治疗的概念

说起心理治疗，也许很多人心里都会有一个疑问——心理治疗真的有用吗？其实不只是大家，就连心理专业的研究人员也会如此发问。早在20世纪，就有心理学家提出进行心理治疗研究要回答以下几个问题：心理治疗是否有效？在心理治疗工作中常常会有人提出这样的质疑，来访者、家属甚至包括心理治疗师本身都会质疑心理治疗的有效性。心理治疗既使有效，效果会持续多久呢？心理治疗对治疗对象有没有什么副作用？而这些问题都在心理治疗研究历史的长河里找到了答案。其实心理治疗远比我们想象中更严谨、更科学、更可靠。

《美国精神病学词汇表》将心理治疗定义为："一个有望消除症状或解决生活中问题的过程，一种因寻求个人发展而建立的含蓄或明确的契约关系，以一种规定的方式与心理治疗家相互作用。"沃尔伯格认为，心理治疗是一种针对情绪问题的治疗方法，由一位经过专门训练的人员以慎重的态度与患者建立起一种业务性的联系，用以消除、矫正或缓和患者的现有症状，通过调整异常行为方式，促进人格的整合与发展。我国著名学者陈仲庚认为，心理治疗是治疗者与患者之间的一种合作行为，是一种伙伴关系，治疗就是人格和行为的改变过程。

我国普遍的观点认为，心理治疗又称精神疗法，它是运用心理学的知识和方法对患者进行心理治疗。分为狭义和广义两种。狭义是指治疗者运用的一整套心理学的方法，它区别于药物、化学的方法。从广义上讲，凡是通过运用心理学的原则和技巧，通过语言、文字、表情、姿势、行为及周围环境的作用，对患者进行启发、劝告或暗示，来提高患者的感受和认识，以达到改善患者的情绪、行为方式和由此引起的各种躯体症状的效果，都可认为是心理治疗。心理治疗与心理咨询有许多相似之处。在我国，许多心理咨询门诊实际上也从事心理治疗工作，心理咨询与心理治疗同义。在国外，虽然心理咨询与心理治疗有着不同的名称，帮助者与求助者也有着不同的称谓，但人们对于心理咨询与心理治疗之间有无异同仍有争议。一些人不赞成对二者进行区分，觉得没有必要，把心理咨询与心理治疗当作同义词看待。另一些人则认为，二者是有区别的，但是又有一定的联系。而后者的观点更易被人们所接受。

（二）心理治疗与心理咨询的异同

心理咨询与心理治疗关系密切，既有区别又有联系，二者关系具体表现如下。

1. 心理咨询与心理治疗的区别

（1）心理咨询的工作对象主要是正常人，正在恢复或已复原的患者；心理治疗主要针对有心理障碍的人。

（2）心理咨询着重处理的是正常人所遇到的各种问题，主要有日常生活中人际关系的问题、职业选择方面的问题、教育过程中的问题、婚姻家庭中的问题等；心理治疗的适应范围则主要为某些神经症、某些性变态、心理障碍、行为障碍、心身疾病、康复中的精神病患者等。

（3）心理咨询用时较短，一般咨询次数一至几次；而心理治疗用时较长，治疗由几次到十几次、几十次不等，甚至次数更多，经年累月才可完成。

（4）心理咨询在意识层次进行，更重视其教育性、支持性、指导性工作，焦点在于找出已经存在于来访者自身的内在因素，并使之得到发展；或在对现存条件分析的基础上提供改进意见。心理治疗的某些学派，主要针对无意识领域进行工作，且具有对峙性，重点在于重建患者的人格。

（5）心理咨询工作是更为直接地针对某些有限的、具体的目标而进行的；心理治疗的目的则比较模糊，其目标是使人产生改变，取得进步。

2. 心理咨询与心理治疗的联系

（1）二者所采用的理论和方法常常是一致的，比如，咨询师对来访者采用来访者中心疗法或合理情绪疗法，与心理治疗师采用的理论和技术相同。

（2）二者工作的对象常常是相似的。例如，心理咨询人员与心理治疗人员可能都会面对来访者的婚姻等常见问题。

（3）在强调帮助来访者健康地生活方面，二者是相似的。心理咨询与心理治疗都希望通过帮助者和求助者之间的互动，实现使求助者健康生活的目的。

（4）二者都注重建立帮助者和求助者之间的良好的人际关系，认为这是帮助求助者走向健康生活的必要条件。

由上述心理咨询与心理治疗异同点的分析不难看出，这两个专业领域的确是既有区别又有联系的。

（三）心理治疗理论

1. 精神分析理论

精神分析理论由弗洛伊德（S.Freud，1856—1939）创立。该学说大致可以概括为四个观点，即分区观点、结构观点、动力观点和适应观点。

（1）分区观点：就是弗洛伊德对心理结构的看法。人类的心理活动分为无意识和意识两大层次，二者之间的状态为潜意识。无意识是人的心理活动的深层结构，包括原始冲动和本能，这些内容因为同社会道德准则相悖，因而无法直接得到满足，被压抑在无意识中。无意识里的内容并不是被动的、僵死的，而是积极活动着，时刻寻求满足。潜意识是介于无意识和意识之间的一部分，是由一些可以经由回忆而进入意识的经验所构成，其功能是在意识和无意识之间从事警戒任务，它不允许无意识的本能冲动到达意识中去。意识则是心理结构的表层，它面向外部世界，是对外部世界的直接感知。

（2）结构观点：就是弗洛伊德的人格结构理论，它把人格分为本我、自我和超我三部分。本我，即生物本能的欲望，是人格中的一个永存的成分，在人一生的精神生活中起着重要作用。本我遵循快乐原则，要满足基本的生物需要；如果受到阻挠，就会出现焦虑。自我代表现实原则而起作用，它通过现实环境，通过后天的学习，获得发展。自我是本我与外界关系的协调者，决定是否允许本我的各种要求获得满足。代表良心或道德力量的人格结构部分称为超我。一个人要保持心理正常，要生活得平稳、顺利，就必须依赖这三种力量维持平衡，否则就会导致心理失衡。

（3）动力观点：弗洛伊德假定心理活动驱动力是一种心理能量，它出自先天的本能，这就是精神分析的动力观点。

（4）适应观点：是指人对环境有各种自我防御机制。自我防御机制不良，便会产生各种焦虑。该理论对心理咨询与治疗的认识是：精神分析性的咨询与治疗着重寻找症状背后的无意识动机，使之意识化。即通过分析，使求助者自己意识到无意识中的症结所在，产生意识层次的领悟，使无意识得到治疗。此外，还有移情、迁移、宣泄等方法。

2. 行为主义理论

大部分的行为治疗可追溯到行为主义思想最初的三种学派：巴普洛夫的经典条件反射理论、斯金纳的操作性条件反射理论和班杜拉的社会学习理论。这三种理论的一个共同特点就是学习，它们都是关于有机体学习的发生机制和条件的理论。三种理论各说明一种学习形式，所以学习概念是行为治疗的核心。在行为主义者看来，除了遗传和成熟的有限作用外，学习是获得行为和改变行为的主要途径。行为治疗技术实际上是一些获得、消除和改变行为的学习过程。在方法上，行为主义理论是以严格的、大量的科学实验结果为依据，提出行为的脑机制；而后，依次解释异常行为；最后，提出矫正方法。严谨、科学是它的特点，在对待精神现象的态度上，宁可避开，也绝不做主观臆测性的推断。按照学习理论，行为咨询与治疗实质上是一个非常明确的过程；不良行为既然是经环境作用与强化作用而生的，便可经环境改善与消退作用而去除。反之，良好行为亦可通过营造环境和强化作用形成。综合来看，行为治疗具有以下共同特征。

（1）强调以行为为中心：行为治疗的对象是个体的非适应性行为，行为治疗旨在对个体的非适应性行为进行矫正，以能够用某种方式进行观察、测量的行为（也可能包括内隐的行为）为中心。通常，需要矫正的行为被称作问题行为或靶行为。

（2）强调环境因素等外在变量的作用：行为治疗理论认为，人类行为是由其所处环境中的各种事件所控制的，人的一切行为（包括变态行为）都是通过学习获得的，导致这种学习的重要力量存在于环境或情境变量中，如果一个变态行为得以持续，环境中必有维持它的条件。行为治疗的目的就是识别这些事件，对与非适应性行为有关联的环境事件进行评估。改变非适应性行为和环境中的控制变量之间的相互关系，从而对非适应性行为加以矫正。

（3）关注当事人目前的问题和影响这个问题的因素：行为治疗不强调对可能的、历史性的决定因素的分析。有些心理治疗方法，如精神分析疗法着眼于假设行为的潜在动因（如俄狄浦斯情结），但行为治疗拒绝这种假设，认为这种解释及其与之试图解释的行为之间的相互关系缺乏科学性、可操作性，其真伪永远无法证实。有些时候，行为治疗也考虑过去与当前行为有关的环境事件中一些有用的信息。治疗师们关注维持当事人问题行为的环境事件，并且通过改变环境事件帮助当事人改变行为。

（4）建立在科学方法的原则和程序基础之上：行为治疗的技术以基础心理学的实验研究为依据。其中，学习心理学，尤其是经典条件作用和操作性条件作用，是最重要的理论支柱。行为治疗强调对治疗的程序和方法进行精确的描述，这样可便于治疗者正确实施这些程序和方法。除此之外，行为治疗还重视在进行治疗干预的前后对目标行为（靶行为）的评价，从而及时把握治疗干预的效果。

（5）强调当事人的自我管理和自我控制：行为治疗中，当事人被期望成一个积极的角色，他们应从事特定的行动以解决自身的问题。行为治疗强调将在治疗室里学到的东西应用到日常生活中去。治疗师经常要求当事人自己发起、管理以及评价他们的治疗，并对自己的变化负责，同时尽可能将治疗中的进步应用到实际生活中。

3. 认知心理学理论

认知心理学企图把全部认知过程统一起来，它认为注意、知觉、记忆、思维等认知现象是交织在一起的，对于一组现象的了解有助于说明另一组现象。由于它们之间的相互依赖关系，很可能会发现人类认知过程的统一加工模式。

认知心理学不仅要把认识过程统一起来，而且要把普通心理学各个领域统一起来，也就是要用认知观点研究和说明情绪、动机、个性等方面。认知心理学的观点还进一步扩展到了社会心理学、发展心理学、生理心理学、工程心理学等领域。

认知心理学重视心理学研究中的综合的观点，强调各种心理过程之间的相互联系、相互制约认知心理学在具体问题的研究方面，在扩大心理学研究方法方面都有所贡献。

（四）老年心理治疗应注意的问题

心理治疗一般持续的时间比较长，工作人员的一举一动都会对患者产生影响，尤其在面对老年人时，需要注意以下几个问题。

首先，老年人一般比心理治疗工作人员的年龄大，人生经验也较为丰富，在治疗中，工作人员要以“尊敬长辈”的态度与老年人接触，使他们更愿意接受心理治疗，提高他们治疗的信心。

其次，老年人相对来说比较喜欢回忆过去美好的事情，不太愿意为将来计划，在治疗过程中，重心可以放在“现在”或“过去”，如果不是老年人主动谈及，可以少谈“未来”，多谈让老年人开心的事以振奋他们的精神。

再次，丧偶、寂寞、孤独、需要被照顾、缺少关爱是老年人普遍容易遇到的心理挫折和困难，在心理治疗时，尽量使老年人感受到亲切、关怀、支持和轻松，使治疗过程成为一个享受的过程。

最后，心理治疗的目的之一是矫正人格，但老年人相对来说人格和反应方式比较固定，难以改变，因此，治疗的策略不在于求其改变，而在于顺应其原有的特点与性格，使他们能更好地适应环境。

二、老年心理治疗常用的方法

（一）认知疗法

认知疗法始于20世纪的60~70年代，与精神分析法并列为当时心理治疗领域的两大主流学派系，在当今的心理治疗领域更是得到了迅速发展。认知疗法是在批判行为主义刺激—反应之间的联结的基础上发展起来的，认知疗法认为外部刺激并不能直接引起个体的情绪和行为反应，在刺激和反应之间存在复杂的过程，就是认知。认知过程是刺激和行为之间的中介，认知心理学认为个体的情绪和行为是由认知过程决定或调节的。外部刺激通过个体感觉器官成为感觉材料，经过记忆存储为过去经验，经人格结构进行折射，再通过思维过程对感觉材料赋予意义，由此构成知觉过程。通过这样的知觉过程对事件进行解释、评价和预测，因此个体对外部刺激的反应过程包含了对刺激的概括选择和组织转换等过程，最后才产生行为和情绪。不同的认知导致不同的情绪和行为，由于个体的文化背景和个人经验不同，同样的刺激可能产生不同的认知评价，引起不同的情绪反应。也就是说，由于人们对事物的分析和评价不同，同一刺激可能会引起不同的甚至截然相反的情绪反应，可见不同的认知决定情绪的不同特征和性质。

认知疗法以霍姆（L. E. Homme，1965）为代表，霍姆最先修正了行为疗法忽视个体作用的问题，提出内隐条件反射理论，强调个体内部认知过程，重视思维、知觉、自我评价等对于致病和治病的作用。与传统的精神分析疗法不同，霍姆不追究来访者以往经历对目前问题的影响，而是关心来访者此时此地的认知对心理状态的作用。美国心理学家阿尔伯特·艾利斯提出理性情绪疗法，核心思想是强调理性认知的作用。

认知行为疗法具有以下特点：①治疗师和来访者之间是协作的关系；②治疗的主要前提是心理上的痛苦基本上是由认知过程紊乱造成的；③治疗旨在通过改变认知来改变个体的情感和行为；④治疗基本上针对的都是明确的、结构化的目标问题，并且是一种有时限的、以教育为导向的治疗过程。所有的认知行为疗法都基于心理学的教育模型，强调布置家庭作业的重要性，强调来访者在治疗过程中的积极主动性，并为促发改变而采取一系列的认知及行为策略。

通常，情绪和行为的产生依赖于个体对环境情况所做的评价，而此种评价又受个人的信念、假设观念等认知因素的作用和影响。导致老年人消极行为的原因往往是认知曲解，所以，认知疗法在实际操作中的主要靶心就是运用认知和行为技术改变老年人的不良认知，从而改善症状。

1. 认知疗法的基本理论有两个核心原则

（1）个体的认知对情绪和行为具有控制性的影响：个体最基本的心理活动，就是知和情两方面。情绪是人脑对客观现实的反映，但其反映的内容和方式与认知不同，认知活动反映的是客观事物本身的特性，而情绪反映的是一种主客体的关系，是作为主体的人的需要和事物之间的关系。人们每天都在体验各种不同的情绪，知道什么是高兴、悲伤、兴奋、愤怒、尴尬、感激、厌恶或欣喜。这些情绪是建立在认知基础之上的，情绪体验是愉快的还是痛苦的，取决于人们对客观事物的认识。对同一事物，由于每个人的认识不同，相应的产生的情绪也就不相同。

认知不但影响人们感受事情的方式，而且对行为方式产生重要作用。认知通过情绪的动机功能，激励行为，去做那些与目标一致的事情，提高人们的活动效率。同时，认知也可能让人出现自我挫败行为，如办事拖拉，伤害所爱的人，把自己孤立起来，或者忽视自己的健康。也就是说，认知既可以产生有益的行为，也可以产生有害的行为。抛弃消极的、无益的认知可以帮助个体产生积极的情绪体验，增强内驱力，从而推动个体出现积极、有益的行为。

（2）个体的行为能够强烈影响思维模式和情绪：通俗地理解，即“影响我们情绪的不是事件的本身，而是我们对事件的看法”。行为可以从两个方面来影响情绪。首先，行为直接影响情绪，通过行为改变可以改善情绪。其次，行为可以通过认知的中介作用间接影响情绪。在有些情况下，改变某些行为，有助于人们从不同的角度考虑所面临的问题，从而减少消极的情绪体验，产生积极的情绪体验。人们都有过这样的体会，当心情不好时，给自己的朋友打个电话，或者参加体育活动、聆听音乐、做一些有趣的事情等，有益于改善自己的消极情绪。主动地做一些事情，特别是让自己感到焦虑的事情，有时反而会降低自己的焦虑水平，把人们从不必要的担忧中解脱出来，并让人们意识到所担忧的事情并没有想象中那么困难，从而减轻自责和挫折感。人们的很多行为都能支持或者强化已有的认知。

总之，认知是情感的源泉，以情感为导向；情感是行为活动的源泉，以行为活动为导向；情感最初是从认知中逐渐分离出来的，它又反过来促进认知的发展，行为活动可以从情感中逐渐分离出来，它又反过来促进情感的发展；认知、情感与行为三者相互渗透、相互作用、互为前提，组成一个循环，它可以是积极的循环圈，也可以是一个恶性的循环圈。

认知疗法通过改变人的认知过程和这一过程中所产生的观念（不良认知）来纠正来访者本人适应不良的情绪，从而矫正适应不良行为。治疗不仅仅是针对行为、情绪的外在表现，而且分析来访者的现实思维活动，以找出错误的认知并加以纠正。认知疗法作为一种观念已被人们接受，广泛应用于老年人常见心理症状。

2. 实施步骤

（1）个体认知疗法的步骤：①与来访者建立和保持牢固的治疗联盟；②清晰地理解来访者的问题；③建立求助的动机；④适应不良性认知的矫正；⑤用新的认知处理日常生活问题；⑥改变有关自我的认知。

3. 老年人常见的心理症状的认知疗法

（1）老年期焦虑障碍的认知疗法：由于老年期焦虑障碍是常见的心理问题，人又具有重新评价和认知现实能力、自我调节能力，所以，老年期焦虑障碍历来是各种心理治疗的适应证。老年期焦虑症是很常见的焦虑障碍，常常还与抑郁并存。

从其心理机制上看，焦虑障碍是老年人对应激性事件做出了威胁性评价所致。由于患有老年期焦虑障碍的人表现各异，轻重不同，长短不等，生活背景和人格特征各有不同，所以治疗前要进行全面、准确的评估，灵活运用认知疗法，了解特定的焦虑症状，弄清关键问题，找到激活源，分辨激发焦虑发作的躯体感受，准确识辨和控制；分析可能引起焦虑的认知方式，探讨增加和减少焦虑的方式，掌握控制焦虑的技术，并在现实情境中控制焦虑等。

（2）老年期抑郁症的认知疗法：老年期抑郁症的认知治疗师在认知、情感和行为的水平上对来访者进行干预。事实上，治疗师在改变老年抑郁症来访者认知的同时，也改变了他们特征性的心境、行为以及脑内的生物化学状况。认知治疗师认为大量的调查、思考和辩论是治疗的主要机制，但他们也认识到认知疗法通过改变信念和信息处理过程的倾向来产生疗效，认知的不同方面在改变过程中扮演着不同的角色。适用认知疗法的老年抑郁症来访者具有如下特点：内省、能进行理性归纳、会组织和计划生活、会很认真地履行责任、有工作、无论对自己或他人都不容易发怒、想法不教条或死板、在一次抑郁发作中能识别出清晰事件、能和别人建立起亲密关系。

（3）老年强迫症的认知疗法：老年强迫症的认知疗法，包括让来访者学会通过检验有关信念的证据来确认并挑战不合理信念，以及通过行为试验来检验来访者的消极信念是否正确，主要从改善来访者的依从性进行治疗。治疗师对来访者晓以利害，提供希望，消除疑虑，解释治疗原理；强调协作的重要性；了解其信念；布置作业，如症状自我测试。治疗过程应包括将来访者暴露到他们所害怕的刺激中去，鼓励他们停止任何阻拦或终止这种暴露的行为；鼓励患者重新评价他的恐惧，从而使他发觉自己所害怕的事实际上不会发生。

（二）行为塑造疗法

行为塑造疗法也叫行为矫正。行为疗法是当代心理疗法中影响较大的疗法之一。与其他心理疗法不同的是，它是由许多研究者依据行为主义心理学的理论分别开发出的若干种治疗方法集合而成的。贝拉克和赫森在他们的《行为疗法技术词典》中就鉴定出150多种行为疗法。直到现在，各种方法仍在不断改进。行为疗法可以帮助老年来访者改变其行为，从而解决各种心理问题，包括焦虑症、抑郁症、人际交往困难、性功能问题以及怪异行为（如幻听）等。另外，行为疗法也适用于矫正日常生活情境中的问题，如提高日常生活能力、应对社会问题、预防及治疗医学病症对生理或心理所产生的影响等。

行为疗法对于每个老年来访者来说是个体化设计和阶梯式进步的。因此，在行为疗法中，医患关系是决定治疗是否成功的必要条件。治疗师与老年来访者之间的合作，如共同决定治疗目的和治疗程序，是行为疗法的标志。

1. 放松训练法

放松训练又称松弛训练，是行为疗法中使用最广泛的技术之一。放松训练有很多种方法，包括呼吸放松法、渐进式肌肉放松法、想象放松法、意念放松法等，我国的导引、太极拳等也有放松的作用，放松训练可以降低心率和血压，缓解紧张、焦虑、不安、愤怒等情绪，也可以用于缓解失眠、神经性头痛、哮喘等。接下来重点介绍呼吸放松法和渐进式肌肉放松法。

（1）呼吸放松法：首先，可根据实际情况，选择不同的姿势，通常有3种。①坐姿：坐椅子上，身体挺直，腹部微微收缩，背部不要靠着椅背，双脚着地，自然分开，与肩同宽。②卧姿：躺在床上或沙发上，双脚向两边自然张开，双手自然伸直，放在身体两侧。③站姿：站在地上，双脚自然分开，与肩同宽，双手自然下垂。接着，微闭双眼，把注意力放在腹部肚脐下方，也可将一只手放在小腹上。然后，慢慢地吸气，感受到空气进入腹部，腹部随着吸入空气不断增加，慢慢鼓起来。慢慢地，吸足气后，稍微憋一下，用口和鼻将气体从腹中慢慢地吐出来，感受腹部慢慢瘪下去。最后，保持深而慢的呼吸，吸气和呼气中间有一个短暂的停顿。持续做几分钟。

（2）渐进式肌肉放松法：首先，做准备工作。选择安静、安全、舒适，不受干扰的环境进行训练，光线不宜太亮，温湿度适宜，尽量减少无关刺激。找一个舒服的姿势，这个姿势使老年人有放松之感，可靠在沙发上或躺在床上。接着，按照放松顺序进行放松训练，顺序没有绝对要求，一般自上而下，头部—手臂部—躯干部—腿部，也可以调整顺序，例如手臂部—头部—躯干部—腿部。照护人员教老年人放松时可做三遍，第一遍照护人员边示范边带老年人做，第二、三遍由照护人员发指令，老年人以舒服的姿势闭眼躺好或坐好，跟随照护人员的指令进行练习。

指令参考举例："请把注意力放到您的前额，皱起前额肌肉，保持紧张，然后放松，体验放松后的感觉。"

2. 行为塑造疗法

行为塑造疗法是采用逐步升级的行为作业，并在患者出现或完成期望的动作时，给予奖励等积极强化，以增加出现期望行为次数的治疗方法。该疗法的基本原理就是操作性条件反射。

行为塑造疗法通过不断强化目标行为的一系列连续趋近行为，让一个个体从不会到逐渐学会一个新行为，直到个体学会目标行为。

扫码查看
拓展阅读

行为塑造疗法的操作步骤如下：①制订一个塑造行为的目标；②确认起始行为，该行为已经出现过或与目标行为接近；③选择塑造步骤，步骤需要合理预期；④选定在塑造计划当中使用的强化物，出现规定的目标行为则马上提供强化；⑤如果在塑造过程中有反复出现与期待的行为相反时，停止奖励。

3. 系统脱敏法

系统脱敏法又称交互抑制法，主要是诱导个体缓慢地暴露出导致神经症焦虑的情境，并通过心理的放松状态来对抗这种焦虑情绪，从而达到消除神经症焦虑习惯的目的。通俗地说，以“刺激—放松”反射为适应行为，来取代个体已经形成的“刺激—异常行为反应”反射，继而强化适应行为，因泛化而使适应行为得到巩固，克服异常行为，这就是系统脱敏疗法的治疗原理。有些神经症患者虽然认识到了自己的病因，也有了改变自己病态行为的决心，但是做起来却很困难，不知怎样做才能真正摆脱这些症状，为此还需要学习如何采取行动来摆脱它们。系统脱敏疗法对明显是由环境因素引起的某些恐怖症、强迫症特别有效。

系统脱敏法是由美籍南非精神病学家沃尔帕最先发明并应用的。沃尔帕在实验室将一只饥饿的猫置于笼中，每当食物出现引起猫的取食反应时即施以强烈电击，多次实验之后，猫便产生了拒食反应，最后发展到对笼子和实验室内的整个环境都产生恐惧反应，形成了所谓“实验性恐怖症”。后来，他着手用系统脱敏疗法逐步引导猫消除恐惧渐渐回到正常就食状态。1958 年，沃尔帕在正式发表的《交互抑制心理疗法》一书中指出：神经症是学习过程中学到的不适应行为。因此，要治疗这种不适应行为必须应用学习的法则。后来，他将上述实验和理论应用于人类，在临床上用于治疗神经症，提出了叫做系统脱敏疗法的行为治疗技术。

沃尔帕认为，人和动物的肌肉放松状态与焦虑情绪状态是一种对抗过程，一种状态的出现必然会对另一种状态起抑制作用。例如，在全身肌肉放松状态下的肌体，各种生理生化反应指标（如呼吸、心率、血压、肌电、皮电等生理反应指标）都表现出与焦虑状态下完全相反的变化，这就是交互抑制作用。能够与焦虑状态有交互抑制作用的反应不仅是肌肉放松，进食活动也能抑制焦虑反应。根据这一原理，心理治疗时便应从能引起个体较低程度的焦虑或恐惧反应的刺激物开始进行治疗。一旦某个刺激不会再引起求治者的焦虑和恐惧反应时，施治者便可向处于放松状态的求治者呈现另一个略强一点的刺激。如果一个刺激所引起的焦虑或恐惧状态在求治者所能忍受的范围之内，经过多次、反复呈现，求治者便不再对该刺激感到焦虑和恐惧，治疗目标也就达到了。

系统脱敏疗法的基本步骤如下：①放松训练；②制订出焦虑层次，将引起患者焦虑反应的具体情境根据焦虑层次进行排列；③选择合适的系统脱敏程序进行脱敏治疗，某一等级中如果产生焦虑情绪就运用放松训练进行对抗，反复多次后，直到达到最高级的恐惧事件也不出现惊恐反应或反应轻微而能忍耐为止。

（三）怀旧疗法

怀旧疗法是通过引导老年人回忆过去的生活经历、事件、情感等，帮助他们重新体验过去的积极感受，增强自我认同感和价值感，以改善心理状态的一种心理干预方法。

从心理学角度，老年期是人生的回顾阶段，怀旧能让老人对自己的一生进行整合，处理未解决的冲突，获得自我认同和圆满感。同时，回忆积极经历可刺激大脑分泌神经递质，如多巴胺，优化情绪状态。

扫码查看
拓展阅读

1. 实施方法

（1）回忆往事：照护人员或家属可与老人一起翻看老照片、听老歌、阅读旧信件等，引导他们讲述照片背后故事、歌曲相关经历、信件往来的情感等。

（2）主题讨论：组织老人开展小组活动，设定特定主题，如“我的工作生涯”“难忘的旅行”等，让老人分享经历，互相倾听交流。

（3）角色扮演：根据老人过去的职业或重要生活场景，安排角色扮演，让老人重温角色体验，如让曾是教师的老人模拟上课。

（4）制作回忆录：协助老人制作回忆录，包括文字、图片、视频等形式，记录人生重要时刻和经历，供其随时翻阅回味。

2. 适用人群

（1）患有认知障碍的老人：能刺激记忆，改善认知功能，减轻症状，如阿尔茨海默病老人通过回忆可暂时恢复部分记忆。

（2）有抑郁情绪的老人：帮助他们发现生活中的积极面，提升自我价值感，改善抑郁状态。

（3）孤独感较强的老人：回忆能让他们感到温暖，分享经历可增加社交互动，减轻孤独感。

（四）园艺疗法

园艺疗法针对的是一种通过开展植物的种植、修剪等有目的的园艺治疗活动，以达到改善人们生活质量的治疗方法。通过植物的颜色、味道、气味、触感等刺激人体的感受器，有针对性地设计园艺活动，改善患者的身心健康。人们可以通过播种、剪枝等活动，得到体力的恢复，同时对外伤患者来说，又是一个很好的肢体复健机会；通过一定的社会交往，获得自信与自尊；通过感受多彩的花色和扑鼻的花香，获得感官的刺激，让人体会产生幸福感、亲密感并拥有高涨的情绪。即便不亲自参与任何活动，周围的环境也可刺激人们的神经系统，让人得以放松心情，缓解忧郁，降低寂寞感。

1812 年，本杰明博士首次提出园艺活动对疾病的治疗具有积极作用。19 世纪初，人们开始在精神病院应用园艺疗法。20 世纪初，园艺治疗的应用扩展到其他人群，如精神障碍患者、高危人群和退伍军人。第二次世界大战期间，许多战士遭受了严重的心理创伤，而园艺疗法的应用加速了他们的身心康复。二战结束后，园艺活动的应用不断扩大。2009 年，埃尔姆赫斯纪念医院开始为患者提供园艺疗法。随着园艺疗法的持续发展，在我国已逐渐作为精神疾病患者独立或补充的治疗手段。

园艺疗法实施包括四个部分：第一，园艺疗法的基本知识培训，让患者熟悉活动内容。第二，患者通过手臂和手指运动来种植蔬菜和收获蔬菜，增强了生理功能。第三，在导游引导下参观公园。第四，患者通过嗅觉、味觉和视觉为自己制作食物，增加感官活动，获得满足感和成就感。园艺疗法对身体症状的干预时间通常为 3~6 个月，而对心理抑郁情况的改善则需要 8~15 周。园艺疗法活动通常每周进行一次，每次大约 1 小时。

（五）艺术辅疗

艺术辅疗结合了心理治疗与艺术，可再度激起人们潜藏的创造力，帮助当事人将无法说出的冲突以不同的方式表现出来，提供一种非言语的表达方式与沟通机会，借助象征性描述的方式，降低当事人直接说出而造成的威胁感，进而更加深入地探索个人内在与外在的经验。以艺术作品作为中介，可以将当事人的内在状态予以外化或投射出来，当事人可借此机会重新整合自我内在状态。艺术治疗的种类有许多，包括游戏、艺术、沙盘工作、音乐、舞蹈、绘本、说故事、雕刻、绘画、写作、戏剧、心理剧等，通过这些艺术途径，以非言语沟通技巧作为表达媒介，释放被语言压抑的情感体验或困扰，帮助当事人更深刻地对不同刺激做出正确反应。艺术疗法的魅力在于，它不仅表情达意，还将个体内心的情绪或意念表现在作品上，减少防御，促进自我表露、自我觉察、自我整合，能启发更多的想象及灵感，促进创造力及洞察力的生成。接下来主要介绍两种主要的艺术治疗方式：绘画治疗、音乐治疗。

1. 绘画疗法

20 世纪 40 年代以来，心理学家研究发现，以绘画作为个体内部心理状态的视觉表征，能够确定个体的情绪和人格。绘画不但反映了个体的内在心理特征，还体现了个体意识层面的心理行为，并且可以根据绘画的特征分析出绘画者深层次、潜意识的人格特点，从而进一步了解绘画者的心理冲突和无意识力量。

绘画治疗有三种基本的形式：一是给绘画者规定好绘画的主题，如房树人绘画投射测验，通过图画作品分析个体的性格特征、情绪状态、智力水平、人格特点、人际交往能力等，是最简单、最直接的了解人的内心世界的方法。二是不限定绘画主题，采用自由绘画的形式，绘画者有最大的自由度来表现其最渴望表现的内心世界，根据绘画者的任意一个涂鸦，通过分析画幅的大小、用笔的轻重、空间的配置、颜色的搭配、绘画过程等特定象征意义，分析绘画者最主要的情结、被压抑得最深的情绪、最迫切需要解决的问题等。三是介于两者之间，给绘画者一定的刺激，但并不规定以什么内容作画，主要是对未完成的绘画进行添补，而最终的分析也不是基于绘画者的绘画内容，而是基于其在给定的图画上做了什么性质的改动。

2. 音乐疗法

音乐疗法是合格的音乐治疗师与来访者合作，运用音乐或者音乐要素（声音、节奏、旋律与和弦），通过设计的治疗程序，以达到建立和促进交流、交往、学习，调动积极性、自我表达、促进团体和谐和其他相关治疗目的，从而满足身体上、情绪上、心灵上、社会和认知上的需求。音乐疗法的目的是激发潜能，恢复个体功能，以便来访者能够达到身心统一，通过预防、复原或者治疗使生活状态最终得到改善。心理学研究表明：音乐的频率、强度和节奏在传入听觉中枢神经后，常常与人体内相应的振动频率和生理节奏相适应，而引起共鸣反应。这种反应可以激发人体的潜能，使身体的某些部位由静态转为动态，从而发挥物理治疗作用。

（1）音乐疗法的作用：音乐对老年人的作用是多方面的，赏心悦目的音乐对改善老年人的身心健康，包括心血管系统、神经系统、运动系统、消化系统等生理健康，以及听觉、情绪情感等心理健康，都有积极作归纳起来主要有以下几点。

首先，帮助老年人放松和减压。音乐活动可以抑制由于各种疾病所引起的疼痛，降低由于紧张引起的焦虑和孤独感。聆听音乐，可以起到镇静、降压、镇痛、调节情绪和减少激动的作用。

其次，改善老年人的语言功能。许多老年性疾病会不同程度地造成语言障碍，通过歌唱来训练老年人发音吐字，可以逐渐改善并恢复语言能力。对歌曲的讨论也能促进老年人的语言交流，刺激语言功能。当老年人听到他们熟悉的老歌（如民歌、革命歌曲等）时，有些平时说话都不清楚的老人居然能完整流利地跟唱出整首歌曲；在听完歌曲后的讨论中，很多平时少言寡语的老人争先恐后地把年轻时的经历和趣事分享给大家。另外，还可以减少老年人的不良动作。有些老年人患病遗留下如身体某部分抖动、来回走动等不良习惯和动作，音乐活动可转移其注意力、训练老年人提高自我行为的克制和控制能力。

再次，刺激老年人对往事的回忆，提高记忆力。音乐可作为讨论的主题，还可录制个人音乐史录音带，把老人从小到大最喜欢的歌曲或乐曲依次录制到一盘磁带上，放给老人听，以刺激他们大脑的活动和运转，提高他们的记忆力。

最后，提高老年人的现实感。现实感能提供给老年人真实性信息，改善自我感知，较好地缓解老年人中风后遗症和阿尔茨海默病的症状。

（2）音乐疗法的实施步骤：

1）环境选择：音乐疗法的环境应受到重视。环境对人的感官有刺激作用，可以引起相应的心理活动。雅致的色彩给人以宽慰、舒适的感觉，鸟语花香让人情绪松弛舒畅，合理的空间使人心胸变得宽阔。符合这些条件的治疗环境必然会使音乐疗法的效果得到提高。所以选择治疗场地时应注意避免噪声干扰，整洁、美观、雅静、宽敞，使老年人情绪安定、精神愉悦；室内保持空气清新，座椅舒适，不致使人有肌肉紧张的感觉；环境可以稍加修饰，如配以字画和盆景花卉，以增加诗情画意。

如果选择户外，在柳荫花前，松风月下自然让人心旷神怡，均可因时因地进行。色彩与老年人的心理也有关，并对治疗疾病有一定的帮助。橙色、黄色、红色温暖欢畅；蓝色、绿色增加安全镇定感；蓝色、白色有纯洁的意境。所以可根据老年人的病症特征和体质特征，来选用相应的环境色彩。例如，气虚、阳虚可以适当选择兴奋点为主，阴虚阳亢等则可用蓝、绿色镇静色光为主，造成一种适用于病情的“乐境”，促使老年人集中注意力，随曲入境。“听不以耳而以心，心意既得形骸忘”，专心听曲则忘却其病在身，身心由此舒泰，久之体健病消。此外，音乐包括选择自然音声，良好的自然环境中的沙沙雨声、空山鸟语、蝉嘶蛙噪。这种大自然中的韵律对身心健康均有裨益。身心疲惫、精神憔悴，或身患重疾之时，步入听雨轩、烟雨楼中，听听自然界优美动听的音乐，可能会获得意想不到的效果。

2）实施音乐疗法：实施音乐疗法时，首先应了解、分析患者的病情、情绪状态、年龄、文化修养、欣赏水平等，然后根据这些分析结果选用乐曲。其次要有一个过渡，不能一下子跨度太大。再次，在时间上、音量大小方面都应考虑老年人的特殊性。在乐曲选用方面，根据许多科学家的研究，总结出了一些适合不同情绪的乐曲。

解除忧郁：贝多芬的《艾格豪特序曲》，比才的《卡门序曲》，西贝柳斯的《悲痛圆舞曲》，中国名曲《喜洋洋》《阿，莫愁》《春天来了》。

解除焦虑：肖邦的《前奏曲》，施特劳资斯的《华尔兹》，舒伯特的《小夜曲》。

镇静作用：《塞上曲》《春江花月夜》《小桃红》。

三、老年人心理咨询与心理治疗新技术

扫码查看拓展阅读

（一）AI 适情养老系统

随着全球老龄化进程加速，养老问题已成为社会关注焦点。传统养老模式面临诸多挑战，如人力短缺、服务效率低、个性化不足等。而 AI 技术的飞速发展，为养老领域带来创新解决方案，AI+ 智慧养老应运而生并展现出巨大潜力。

AI 技术在智慧养老中的应用广泛。在健康监测方面，智能穿戴设备结合 AI 算法，可实时监测老年人的生命体征，如心率、血压、血糖等，数据异常时自动预警，以便及时采取措施。借助 AI 图像识别技术，跌倒检测系统能快速识别老人跌倒动作并发出求救信号，保障老人居家安全。

对于认知障碍老人，AI 辅助的康复训练系统可根据个体情况定制训练计划，通过游戏化互动训练，提高康复效果与趣味性。在日常陪伴中，智能聊天机器人能与老人交流互动，解答疑问、提供娱乐资讯，缓解老人孤独感。

在养老服务管理上，AI 数据分析平台整合老人健康数据、服务需求信息等，养老机构可据此优化资源配置，实现精准服务。例如，根据老人饮食偏好与健康状况制订个性化食谱，提高服务质量与满意度。

尽管目前 AI+ 智慧养老还存在一些技术与社会问题，如数据隐私保护、老年人对新技术的接受度等，但随着技术进步与社会观念转变，这些问题将逐步得到解决。AI+ 智慧养老（图 2–3–1）不仅能提高老年人晚年生活质量，还将推动养老产业升级与创新，为社会和谐发展注入强大动力。

AI 适情养老系统是一种结合人工智能技术、大数据分析和情感计算的新型养老护理模式，旨在通过智能化手段精准识别老年人的心理需求，提供个性化、动态化的心理支持和情感陪伴。该系统不仅关注生理健康监测，更强调对老年人孤独感、焦虑、自我价值缺失等心理问题的干预。

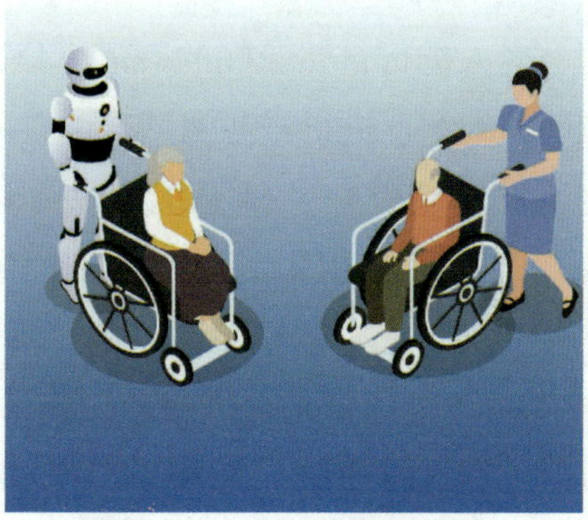

图 2–3–1　AI+ 智慧养老

那么 AI 在居家养老中具体能为老年人提供哪些帮助呢？主要体现在以下方面。

1. 健康监测与管理

（1）日常生理数据监测：利用可穿戴设备或智能传感器，如智能手环、智能血压计、血糖仪等，持续收集老年人的生理数据，包括心率、血压、血糖、体温、睡眠状况等。这些数据实时传输到云端，AI 系统可以对数据进行分析和处理，一旦发现数据异常，立即向老人及其家属或医

护人员发出警报，以便及时采取应对措施。例如，当老人的心率突然加快或血压过高时，系统会自动通知相关人员，为老人争取最佳的治疗时机。

（2）疾病预测与预防：通过对大量老年人群的健康数据进行分析，AI 可以建立疾病预测模型。根据老人的生活习惯、家族病史、生理指标等信息，预测老人患某些疾病的风险，如心脑血管疾病、糖尿病、癌症等，并提供相应的预防建议，如饮食调整、运动计划、定期体检等。

（3）用药提醒与管理：老年人常常需要服用多种药物，容易出现漏服、错服的情况。AI 系统可以根据老人的用药处方，设置定时提醒功能，确保老人按时服药。同时，系统还可以对老人的用药情况进行记录和分析，以便医生了解老人的用药依从性，及时调整治疗方案。

2. 生活辅助与照料

（1）智能家居控制：AI 技术可以与智能家居系统相结合，让老年人通过语音指令或简单的操作，控制家中的电器设备，如灯光、电视、空调、窗帘等。这不仅方便了老年人的日常生活，还提高了他们的生活自理能力和安全性。例如，老人可以在起床后说一句“打开窗帘”，窗帘就会自动打开；晚上睡觉时说一句“关灯”，灯光就会熄灭。

（2）智能安防监控：安装在家中的智能摄像头、传感器等设备，可以实时监控老人的活动情况和家庭环境的安全状况。当检测到老人跌倒、滑倒、长时间未活动等异常情况时，系统会立即发出警报，并通知相关人员。同时，智能安防系统还可以防范火灾、煤气泄漏等安全隐患，保障老人的生命财产安全。

（3）饮食与营养管理：AI 可以根据老人的健康状况、口味偏好和饮食习惯，为老人制订个性化的饮食计划。例如，对于患有糖尿病的老人，系统会推荐低糖、低脂的食物；对于咀嚼困难的老人，系统会推荐易于消化的食物。此外，一些智能厨房设备还可以根据 AI 系统的指令，自动烹饪出适合老人的食物。

3. 社交陪伴与娱乐

（1）虚拟社交互动：AI 虚拟助手可以陪伴老人进行聊天、解闷，缓解老人的孤独感。虚拟助手可以理解老人的语言表达，与老人进行自然流畅的对话，分享新闻、故事、笑话等内容。同时，老人还可以通过虚拟助手与远方的亲友进行视频通话、语音聊天等，保持与家人的联系。

（2）智能娱乐推荐：根据老人的兴趣爱好，AI 系统可以为老人推荐适合的电影、音乐、书籍、游戏等娱乐内容。例如，喜欢听戏曲的老人，系统会推荐各种戏曲节目；喜欢下棋的老人，系统会推荐在线棋类游戏平台。

（3）远程学习与兴趣培养：AI 在线教育平台可以为老人提供各种学习课程，如书法、绘画、摄影、烹饪等，满足老人的学习需求和兴趣爱好。老人可以通过智能设备随时随地进行学习，与老师和同学进行互动交流，丰富自己的精神生活。

4. 医疗服务与康复辅助

（1）远程医疗诊断：老人可以通过智能设备与医生进行远程视频会诊，向医生描述自己的症状，医生可以根据老人的病情和检查报告，进行远程诊断和治疗建议。AI 系统还可以辅助医生进行病历分析、疾病诊断等工作，提高医疗效率和准确性。

（2）康复训练指导：对于患有疾病或身体功能障碍的老人，AI 可以根据医生制订的康复训练计划，为老人提供个性化的康复训练指导。例如，通过智能设备播放康复训练视频，指导老人进行正确的康复训练动作；监测老人的训练过程，及时纠正老人的错误动作，确保康复训练的效果。

5. 养老服务管理与优化

（1）服务需求评估：AI 系统可以对老年人的健康状况、生活需求等进行综合评估，为养老服务机构提供准确的需求信息，以便机构为老人提供更加个性化、专业化的服务。例如，根据老人的身体状况和自理能力，为老人安排合适的护理等级和服务项目。

（2）服务资源调度：在养老服务资源有限的情况下，AI 可以对服务资源进行优化调度，提高资源的利用效率。例如，根据老人的服务需求和服务人员的位置、技能等信息，合理安排服务人员的工作任务，确保老人能够及时得到所需的服务。

（3）服务质量监督：AI 可以对养老服务的过程和结果进行监督和评估，收集老人及其家属的反馈意见，及时发现服务中存在的问题，并提出改进建议，提高养老服务的质量和满意度。

（二）现代智能智慧技术在老年心理护理中的应用

随着现代智能智慧技术的飞速发展，其在老年人心理护理领域的应用日益广泛。主要表现在以下几个方面。

1. 现代智能智慧技术在老年人心理健康评估方面的应用

老年人的心理健康评估是心理保健的重要环节，智能科技的引入极大地提高了评估的效率和准确性。

（1）情感识别与评估：智能科技能够通过语音、文本和图像等多种方式识别老年人的情感状态，如焦虑、抑郁等。通过情感识别技术，可以及时发现老年人的情感问题，并进行针对性的干预。

（2）行为模式分析：通过分析老年人的日常行为模式，智能科技可以预测其心理健康状况的变化趋势。例如，通过分析老年人的活动量、社交活动等数据，可以判断其是否存在孤独感或抑郁倾向。

（3）个性化评估与干预：根据老年人的个体特点，智能科技可以提供个性化的心理健康评估与干预方案。通过收集老年人的个人喜好、生活习惯等信息，为每位老年人制订合适的心理保健计划。

（4）远程心理支持与监控：智能科技可以实现远程心理支持与监控。对于居住在偏远地区的老年人，可以通过远程心理支持系统进行线上咨询、心理疏导等，确保老年人的心理健康得到及时关注和帮助。

2. 现代智能智慧技术在老年人心理咨询和治疗方面的应用

基于人工智能技术，智能心理咨询系统可以根据老年人的需求和情况，提供个性化的心理辅导。系统可以模拟心理咨询师的角色，通过对话引导老年人表达情感，提供心理疏导和应对策略。此外，智能干预系统能够根据老年人的心理反应模式，设计特定的干预方案，如认知行为疗法、放松训练等，帮助老年人调整心态，预防心理问题的发生。另外，一些针对老年人设计的心理咨询服务 App，可以提供心理健康知识普及、在线心理咨询、心理测评等服务。老年人可以通过手机或电脑随时访问这些服务，获取专业的心理支持和帮助。这种便捷的心理服务方式，可以及时发现和解决老年人的心理问题，提高他们的心理健康水平。

3. 现代智能智慧技术在老年人心理护理领域的发展趋势和潜在领域

（1）个性化心理关怀的趋势：随着大数据和人工智能技术的结合，个性化心理关怀将成为智能科技在老年人心理保健中的重点发展方向。通过对老年人生活习惯、健康状况、兴趣爱好等多维度数据的收集与分析，智能系统能够精准识别不同老年人的心理需求，提供定制化的心理支持方案。例如，根据老年人的情感变化，智能系统可以推送相关的心理健康资讯、开展定制化的心理疏导服务，甚至在发现异常心理倾向时及时提醒家人或专业机构进行干预。

（2）智能监测与评估系统的建立：智能科技的应用将推动心理评估工具的智能化和便捷化。借助智能设备如可穿戴设备等，实现对老年人心理的实时监测和动态评估。通过收集老年人的生理数据，如心率、血压、睡眠质量等，结合心理量表和算法模型，智能系统能够预测和识别老年人的心理风险，为早期干预提供科学依据。

（3）社交互动与陪伴的新模式：智能科技将助力创新老年人的社交互动方式，为老年人提供更加便捷、有趣的社交体验。通过智能语音助手、社交机器人等，老年人可以在家中安全地进行远程交流、分享心情、寻求帮助等。这些智能设备不仅能够提供陪伴感，还能通过数据分析为老年人推荐合适的社交活动和心理健康建议。

（4）远程心理咨询与教育的普及：智能科技的发展将促进远程心理咨询与教育的普及化，借助互联和智能平台，专业的心理医生可以为老年人提供远程咨询服务，解决心理问题。同时，智能系统还可以作为心理健康教育的平台，为老年人提供丰富的心理健康知识，帮助他们更好地了解和管理自己的心理状态。

未来，智能科技与家居健康管理的融合将更加深入。智能家居系统不仅能为老年人提供安全舒适的居住环境，还能通过数据分析为老年人的心理保健提供支持。例如，通过监测老年人的生活习惯和环境变化智能家居系统可以提醒老年人调整生活方式，预防心理问题。随着情感计算与脑科学的融合，AI 或将成为老年人不可或缺的“心灵伙伴”，助力实现“老有所安，心有所依”的理想状态。

技能提升

扫码查看微课

任务一：利用心理咨询和心理治疗常用技术制订护理方案（可从以下两个案例中选择任意一个进行训练）。

1. 操作过程

（1）场地及设施要求：空旷实训室，教室宽敞明亮、干净整洁，配有窗帘、可移动拼装桌椅和大屏幕等多媒体设备，以及胶带、白纸、画笔等实训课用品。

（2）实训人员分组：学生按实训项目要求分成多个小组。每组寻找团队负责人，负责领导自己小组完成项目目标。

案例一：李奶奶，72 岁，是一位退休工人，育有一儿一女，都在外地工作，老伴在几年前离世，她独自居住在熟悉的老房子里。

起初，李奶奶只是在和子女通话时情绪低落，话越来越少。邻居们发现她不再像以前那样热情地打招呼，常常一整天都坐在院子里发呆，原本整洁的院子也变得杂草丛生。渐渐地，她开始出现睡眠问题，半夜常常惊醒，白天精神萎靡，对曾经喜爱的养花、看报等活动也完全提不起兴趣。

请帮助李奶奶选择合适的心理护理方案。

［要点提示］

教师引导学生了解案例，根据学过的心理咨询和心理治疗等知识，分析案例中的具体情景，每个小组在负责人的领导下，进行角色粉演，运用所学的心理咨询和心理治疗等知识帮助李奶奶解决问题。

案例二：67 岁的赵阿姨原本积极向上，半年前老伴突发脑卒中后，她出现烦躁、坐立不安、爱哭等症状，常担心自己和老伴遭遇不幸，还出现头顶发木、发麻，失眠，不思饮食等情况，白天精力差，什么都不想干。

［要点提示］

（1）教师提出问题：教师引导学生了解案例，根据学过的心理咨询和心理治疗方法，结合案例首先确定采用哪种方法，再分析案例中的具体情景，结合案例材料，启发学生探讨问题：应该怎么对赵阿姨进行帮助？

（2）情景模拟：每个小组在负责人的领导下，进行角色分配，运用所学的心理咨询和心理治疗常用技术帮助赵阿姨。

2. 分组汇报

各小组分别写出汇报提纲，并进行优缺点分析和可行性分析。教师对各小组的汇报进行评价，鼓励学生从多个角度思考、分析和解决问题，注重方案的切实可行性。

任务二：请你为李爷爷设计一个通过 7 个步骤达到目标行为的行为塑造方案。

李爷爷，65 岁，脑卒中后遗症患者。他的双腿运动受到限制，只有左腿能够缓慢行走，右腿只能拖着前行。治疗的计划是使用拐杖行走，目标行为是让李爷爷使用右臂支撑拐杖走 10 步。初始行为是李爷爷用正确的姿势熟练运用拐杖。经过 9 个步骤和近百次训练后，达到目标行为。

案例中对李爷爷采用行为塑造疗法来设计康复计划，具体操作步骤如表 2–3–1。

图 2–3–1　行为塑造疗法

步骤	行为
1	患者使用拐杖撑住自己，治疗师在后面从腋下撑住他，让他调整站姿保持 15 秒钟，做完这些才有奖励
2	患者靠拐杖走一步，治疗师在后面从腋下撑住他，让他调整站姿保持 15 秒钟，做完这些才有奖励
3	同步骤 2，治疗师不再提供帮助，患者自己调整站姿以撑住拐杖，做完这些才有奖励
4	治疗师扶住患者的后背，使其保持平衡，患者借助拐杖走 4 步可以得到奖励
5	同步骤 4，但患者要走完 5 步，调整双腿并站好

续表

步骤	行为
6	同步骤 5，但患者要走完 5 步，并且将拐杖撑到向前的位置，并保持站好
7	将拐杖点向前方再收回来，这样反复 4 次，治疗师减少对患者的帮助
8	同步骤 7，反复 8 次，且在没有治疗师的帮助下保持平衡
9	照上述动作做 12 次并保持平衡

按照该指导计划，按“拄拐行动—调整站姿—保持站姿—前 / 左 / 右方向使用拐杖”的步骤，逐渐增加行走步数，保持重复训练直至能使用右腿行走为止。

如果将案例中李爷爷的塑造计划设计为使用单栏杆行走，让李爷爷借助单一栏杆走 10 步。初始行为是李爷爷坐在一张椅子上，用手扶住右边的栏杆，治疗师运用喝饮料作为强化物。

新知小结

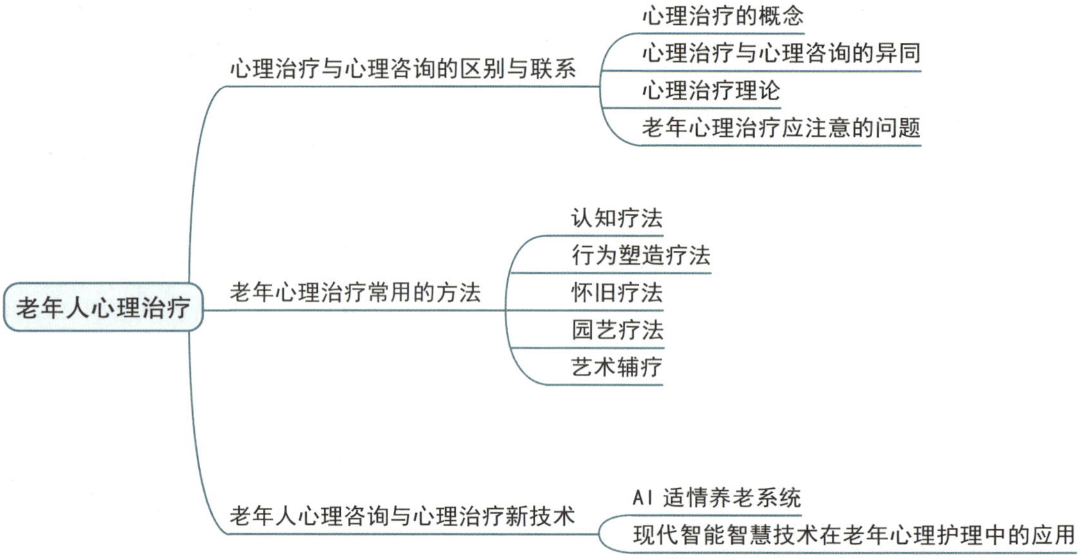

任务检查

“老年人心理治疗”任务检查表，见表 2-3-2。

表 2-3-2 “老年人心理治疗”任务检查表

序号	检查项目	自我检查	自我点评	组内互查	教师点评
1	心理治疗的概念	是□否□		是□否□	
2	心理治疗与心理咨询的异同	是□否□		是□否□	
3	心理治疗理论	是□否□		是□否□	
4	认知疗法	是□否□		是□否□	

续表

序号	检查项目	自我检查	自我点评	组内互查	教师点评
5	行为塑造疗法	是□否□		是□否□	
6	怀旧疗法	是□否□		是□否□	
7	园艺疗法	是□否□		是□否□	
8	艺术辅疗	是□否□		是□否□	
9	沙盘游戏治疗	是□否□		是□否□	
10	冰山理论	是□否□		是□否□	
11	AI 适情养老系统	是□否□		是□否□	
12	现代智能智慧技术在老年心理护理中的应用	是□否□		是□否□	

【练习题】

扫码查看练习题答案

A1 型题

1. 怀旧疗法主要通过引导老年人（　　）。

A. 畅想未来生活，规划养老计划　　B. 回忆过去经历，重塑自我价值感

C. 参与激烈的社交竞争活动　　D. 学习全新的复杂知识技能

2. 认知行为疗法在老年人心理治疗中主要作用于（　　）。

A. 发掘老年人童年的创伤经历　　B. 改善老年人的饮食与睡眠习惯

C. 识别并改变老年人的负面思维和行为　　D. 借助药物调节老年人的神经递质水平

3. 在团体心理治疗中，针对老年人群体，活动时长通常建议控制在（　　）。

A.10~30 分钟　　B.60~90 分钟

C.120~150 分钟　　D.180 分钟以上

4. 放松疗法中，渐进性肌肉松弛训练的正确顺序是（　　）。

A. 从头部开始，自上而下依次放松全身肌肉　　B. 从脚部开始，自下而上依次放松全身肌肉

C. 随意选择起始部位，无序放松肌肉　　D. 先放松大肌肉群，再放松小肌肉群

5. 老年抑郁症心理治疗中，人际心理治疗重点关注（　　）。

A. 改善患者对自身和世界的歪曲认知　　B. 修复和改善患者的人际关系问题

C. 引导患者回忆并化解童年冲突　　D. 通过运动和锻炼调节患者情绪

A2 型题

1. 张奶奶长期受慢性疾病困扰，逐渐对治疗失去信心，出现消极厌世想法。在为张奶奶制订心理治疗方案时，首要目标应是（　　）。

A. 改善睡眠质量　　B. 提升身体功能

C. 消除消极认知　　D. 缓解疼痛症状

2. 李爷爷出现记忆减退症状，经常忘记近期发生的事情，但对年轻时的经历记忆清晰。为延缓李爷爷认知衰退，下列哪种治疗方法最适宜？（　　）

A. 怀旧疗法　　B. 行为疗法

C. 冲击疗法　　D. 暗示疗法

3. 赵奶奶的子女长期在外地工作，她独自居住，常感到孤独寂寞，社交活动日益减少。为帮助赵奶奶改善这种状况，心理治疗师推荐她参加社区组织的老年社交团体活动，这运用了哪种心理治疗理念？（　　）

A. 认知行为治疗　　B. 人本主义治疗

C. 团体心理治疗　　D. 森田疗法

4. 孙爷爷在与人交流时，常表现出敏感多疑，总认为别人在背后议论自己，对他人充满戒备。在对孙爷爷进行心理治疗时，首先要做的是（　　）。

A. 纠正错误认知　　B. 建立信任关系

C. 开展社交技能训练　　D. 进行放松训练

5. 吴爷爷患有轻度老年痴呆症，日常生活中经常走失。在对吴爷爷进行心理干预时，下列哪种方法能有效降低他走失的风险？（　　）。

A. 认知训练　　B. 环境适应训练

C. 安全意识教育　　D. 佩戴定位设备结合监护

项目三

老年人社会适应及心理照护

项目目标

素质目标

1. 自觉尊重老年人，关注他们的内心世界，并积极理解和体谅老年人的需求与感受。
2. 培养同理心，以包容的态度对待老年人的复杂情感，并尊重他们的婚姻选择。
3. 树立为老年人服务的光荣理念，培养爱心、细心和耐心的服务态度。
4. 提高沟通能力，能够与老年人有效交流，协助他们解决消费和心理问题。
5. 加强团队合作意识，与其他养老服务人员有效沟通，共同为老年人创造和谐的养老环境。
6. 增强法律意识和维权意识，维护老年人的合法权益，展现出同情心和责任感。

知识目标

1. 掌握老年人婚姻家庭问题的心理表现及其照护核心原则。
2. 熟悉退休老年人的心理变化阶段、性格类型及其影响因素。
3. 掌握老年人消费行为的心理特征及其问题的成因和照护方法。
4. 了解老年人离家养老的现状、心理需求及常见心理问题。

能力目标

1. 能够运用量表评估老年人的心理状态，并设计针对性的心理照护方案。
2. 能够识别退休老年人的心理问题，并进行有针对性的照护。
3. 能够识别和解决老年人消费行为问题，开展有效的心理照护。
4. 能够模拟养老院环境，运用心理照护技巧与老年人互动，提高实操能力。

项目总览

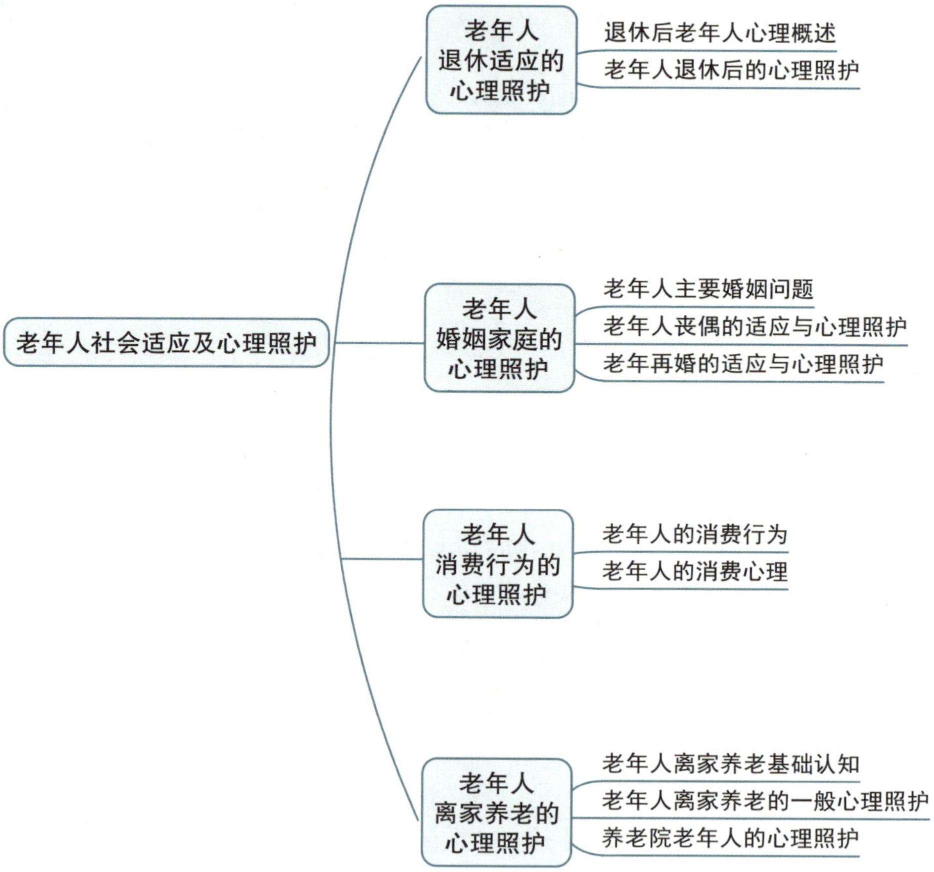

任务一　老年人退休适应的心理照护

任务目标

素质目标

1. 培养学生灵活的思维能力，关注退休老年人的心理健康。
2. 树立为老年人服务光荣的理念，培养爱心、细心、耐心的服务态度。
3. 强化学生的换位思考能力，使其能够从老年人的角度理解问题并提供支持。

知识目标

1. 掌握退休老年人的心理变化阶段和特点。
2. 了解退休老年人的性格类型及其对心理调适的影响。

能力目标

1. 能够识别退休老年人心理问题的能力。

2. 能够分析判断退休问题的表现和诊断依据。

3. 能够针对退休老年人的具体情况，进行有针对性的心理照护。

案例导入

张奶奶，62 岁，退休前是一名医院的护士长，退休后过着闲适的日子。早上她去公园跳广场舞，下午在家养花弄草，晚上帮着照顾儿子家的小孙子。虽然看起来很忙，可是张奶奶觉得心里却是空空的，特别是想到自己过去忙碌的工作和和蔼的同事，她不但感觉不到任何的激动，更加失落。这阵子，她觉得很烦躁，无缘无故就大吼大叫，而且出现了头晕、失眠、食欲减退的症状，于是家人带她去医院进行了全面检查，有血液检查、心电图、脑 CT 等，结果均正常。张奶奶的儿子担心她心理出了问题，所以咨询了社区心理咨询师小李，希望咨询人员帮忙调整一下母亲的心态。

任务描述

1. 通过与张奶奶及其家人的沟通，照护员评估她是否存在退休后而产生的焦虑或抑郁等心理问题，并分析其产生的原因。

2. 结合评估，照护员为张奶奶制订针对性的干预方案，舒缓张奶奶焦虑情绪，帮助其重新融合到新的生活中。

新知初探

随着我国老龄化态势日趋严重，每年都有大批的老年人从工作岗位退休，步入下一人生阶段。退休不仅是职业生涯的结束，还且是老年人的社会角色、生活方式、心理状态发生重大转变的标志性事件。从忙碌紧张的工作生活逐步进入较为清闲的退休生活，社会地位、人际关系、自我身份的重塑，都会给老年人的身心造成很大的冲击。如果难以适应这种巨大的转变会造成诸如情绪低落、挫败感、自我价值感下降等心理问题，并会引发焦虑、抑郁等情绪问题的出现。

扫码查看课件

退休后老年人失去了赖以从事工作的原有身份和地位，以及由此产生的社会关系和行为范式。角色失调的矛盾与冲突成为阻碍老年人在新环境、新生活中适应的巨大心理挑战。因此老年人需要寻求新的生活目标和社会交往，并渐渐接纳与确立自己的新角色。新老角色转变的适应过程虽然会经历诸多的迷茫、矛盾，甚至艰难与痛苦，但是这也将成为老年人新生活的开始。角色的成功转变将成为老年成长发展过程中难能可贵的重大机遇。因此，帮助退休老年人顺利度过退休后的心理适应期有助于缓解老年人群的心理压力，提高其心理健康水平，保证退休后的生活质量全面提高。

本任务旨在系统地介绍老年人退休后心理照护的基本理论与实践方式方法，使心理咨询师、照护人员、社会工作者、家庭成员能够有效地认识老年人退休后心理需求，掌握心理照护的相关技能。对老年人心理提供全面照护，使老年人享受健康、幸福的晚年生活。

扫码查看微课

一、退休后老年人心理概述

（一）退休后老年人的心理认识误区

老年期是人生的重要转折期，伴随着社会角色、生活节奏的变化，老年人容易产生一些具有年龄特征的心理问题。然而，并不是所有的老年人都能有效解决这些问题。不同职业、不同地位、不同生活经历的老年人对角色改变所持有的心理反应是不同的。以下是一些常见的老年人退休后的认识误区，这些误区可能影响他们的生活质量和心理健康。

1. 价值锚定失衡

很多人在工作期间，将人生的意义与价值都寄托在工作的成功之上，一旦退休了失去这个角色就有可能产生失落感与迷茫感。很多老年人忽视了这种失衡的结果对个体的启发意义：生命意义不仅仅来自工作，家庭、友谊、自己的兴趣爱好也是同样重要的。反而陷入了无用感、“生命没有意义”的错误认知中无法自拔。

2. 成就认知偏差

有些老年人在总结自己的一生时会产生负面评价，可能会因为个体未能满足或未达到社会公认的“成功”的标准，而否定个人自我价值。对自己在青年时期未能做到的抱负耿耿于怀，沉溺于对过去的悔恨之中，对自身的生活经验不能客观、积极地解读，从而影响了心态的积极性和生活满意度。

3. 角色真空期不适

退休后，老年人常常经历角色的失落感。在社交圈中，由于职务身份的消失，使他们感受到“人走茶凉”的落差感。社交关系的变化，可能会使老年人误认为自身能力价值的下降，导致其产生孤独感和社交恐惧。失去职务造成身份定位的模糊，给很多老年人在新角色的适应过程中感到无所适从，常常感到无归属感和“漂泊”的状态。

4. 健康焦虑泛化

进入老年时期以后，由于年龄的增长，身体的病痛成了老年人最为关注的焦点。但一些老年人过分关注身体健康状况，而发生健康焦虑的泛化问题，将自身体质的变化与各种不同的潜在疾病相联系起来。出现“疑病—焦虑—躯体化”的恶性循环，频繁去医院、反复进行体检。甚至极大地影响了老年人的心身健康及生活质量。

5. 晚年生活想象力匮乏

长期的工作生活，使许多老年人习惯于退休前的生活方式，在退休后面对新生活时缺乏足够的想象力、创新力。他们常常会感到生活单调无趣，难以开展新的生活模式，无法适应新的社会角色和生活节奏。老年人这种对未来生活的无能为力感，影响了他们的心理预期，造成他们对未来生活产生了消极态度。

（二）退休后老年人常见的心理问题

退休后老年人因其年龄特性，易出现各种心理困扰。不过，这些心理问题对于老年人来说并不是必然现象，对于心理适应能力强的老年人来说相对较少。并且不同职业背景、社会地位的老年人对老年人退休后的角色转换有不同的心理体验。下面介绍几种常见的退休后老年人心理问题。

1. 情绪问题

（1）焦虑症状：老年人常常感到心烦意乱，内心充满了不安与焦虑。退休后老年人生活节奏、人际交往的改变，使其感到归属感缺失，而孤独感倍增，易怀疑其他人对待自己的态度和动机，过度关注别人对自己的负面评价，对于一些需要按时完成的任务甚至琐事，往往心急易怒，缺乏耐心，挫折承受能力变差。这些焦虑行为表现又反过来加重焦虑感，从而对自身和周围人生活产生负面影响。

（2）抑郁症状：主要表现为老年人心情忧伤、无力感、无望感、郁闷和沮丧，感到萎靡不振，伴随强烈的孤独感和失落感，自信心下降，兴趣减退，缺少积极性，生活乏味单调。曾经活力四射、工作能力突出的他们，如今却常常觉得没精神，感觉兴趣、爱好全无。孤寂感和绝望感让他们对今后的生活感觉茫然不知所措，甚至失去生活的希望。

2. 行为失调

许多老年人退休后行为表现出明显的反复无常或无所适从。退休生活可能让老年人缺乏方向感，他们会感到自己的注意力无法集中，很容易在生活中出现差错，对生活的态度也会越来越消极。缺乏稳重，自信心不足，或者在与他人交往时过于保守和自卫。另外，老年人通常会出现怀旧情结，缅怀过去并产生现在不如过去的感受。

3. 躯体化反应

有些老年人在退休后，经常出现头痛、眩晕、失眠、胸闷憋气、胸痛、腹部不适、全身乏力、四肢无力等症状。然而经过医院查体，却没有明显器质性疾病的存在。即使存在某些身体疾病，但也不能充分诠释以上症状的发生。

这与老年人心理变化有关，由于退休后的生活节律及交往环境的变化，导致了情绪改变，从而诱发或加重躯体不适。且老年人对健康的高度敏感，使其对躯体不适存在过度关注，可能使其躯体化症状进一步加重。

（三）退休后心理问题产生的影响因素

心理专家研究发现，做好退休思想准备、个性特点、兴趣爱好、人际关系、职业性质、性别差异、文化程度和年龄等因素，都与老年人的退休后心理问题的产生有着密切的关系。

1. 思想准备与退休适应

研究显示，一半以上的老年人在没有做好退休思想准备的情况下进入退休后生活的，由于缺乏处理个人生活的能力，导致生活失去了规律，因而在心理上产生失落、寂寞的情绪变化。反之，退休生活准备充分或退休前就已经对退休生活有所期待的老年人，更能够适应退休后的生活。

2. 个性特点与心理变化

个性特点对退休后心理问题产生的影响也比较大。工作忙碌、有事业心，性格较固执的人在退休后常有适应困难的表现。而工作轻松，性格散漫者面对退休后生活节奏的变化时心理异常反应较少。

3. 兴趣爱好与生活质量

兴趣爱好广泛的老年人，从工作岗位退下来后，可以尽情享受生活所带来的美好，因此其心理健康不会出现较大的问题。反之，缺乏兴趣爱好的老年人可能会比较被动，造成他们无法积极乐观地享受生活。

4. 人际关系的影响

良好的人际关系有助于老年人提高心理抗压能力。善于交往、交友面宽的老年个体心境愉快，心态良好，不易产生消极心理。反之，人际交往不良或者没有朋友的老年人容易产生孤独、郁闷等消极情绪，导致老年人退休后产生心理问题。

5. 职业性质、性别与文化程度

领导层和知识型老年人退休后的心理落差较大，因而导致一些心理问题产生。由于受到传统家庭模式的影响，男性通常比女性更难适应退休后的生活。自身身体素质较好，精力更旺盛的老年人，更易适应退休生活。

二、老年人退休后的心理照护

扫码查看
拓展阅读

（一）老年人退休后心理误区的心理调适

老年人退休后常见的心理误区有价值锚定失衡、成就认知偏差、角色真空期的不适应、健康焦虑的泛化以及晚年生活想象力的匮乏。针对这些心理误区，制订相应的心理照护措施是提高老年人心理健康的重要途径。

1. 价值锚定失衡的心理调适

（1）认知重建：①价值观探索讨论。以小组讨论的方式鼓励老年人分享职业中的成绩与价值观，让老年人感受到除工作以外，还能够通过家庭、社区服务来实现自身的价值。②制订个人发展计划。引导老年人制订新的生活目标和发展计划，如学习新技能、参与志愿活动等，帮助他们在新的生活阶段中找到新的价值锚定点。

（2）心理疏导与支持：①个别心理咨询。通过个体或团体心理咨询，帮助老年人识别和挑战那些导致价值锚定失衡的负面思维，促进积极的自我认知。②正念冥想训练。组织正念冥想练习，帮助老年人专注于当下，增强他们对自身价值的认可和自我接纳，减轻对过去成就的过度依赖。

2. 成就认知偏差的心理调适

（1）认知重构：①识别认知偏差。通过心理评估工具帮助老年人识别其成就认知偏差，例如，“我只是一名退休人员，没有价值”等思维模式。②认知重构。使用认知行为疗法（CBT），引导老年人挑战这些消极思维，重新评估自己的成绩，让其明白自己的生命还依然可以充满活力和意义。

（2）鼓励积极参与：①鼓励老年人参与社区活动或兴趣小组，让他们通过参与获得成就感与归属感。②帮助老年人设定具体可实现的小目标，如学习一项新技能或完成一项创意项目，以此积累成就感，改善成就认知偏差。

3. 角色真空期不适的心理调适

（1）角色适应训练：①角色认知教育。开设心理教育班，帮助老年人理解退休后可能面临的角色转变，教育他们如何在新角色中找到适应的方法。②组织角色扮演或模拟活动，让老年人在安全的环境中体验不同的角色，找到适合自己的新角色。

（2）发展新兴趣与爱好：①通过兴趣问卷调查，鼓励老年人做一些自己喜欢感兴趣的事情，培养新的兴趣爱好，比如练琴、绘画、园艺等，寻找在新的角色中能够获得快乐感和满足感。②成立兴趣小组，让参与者共同分享和学习，增加社交互动，缓解角色真空期带来的孤独感。

4. 健康焦虑泛化的心理调适

（1）健康教育与知识普及：①定期组织健康讲座，针对老年人较常见疾病及日常如何进行维护健康等内容进行讲解、宣传，减少老年人对健康的恐惧感。②发放有关老年人常见病症和健康管理的宣传册，帮助他们了解自己的身体状况和健康维护的方法，从而增强对健康的控制感。

（2）放松训练：①教授老年人一些放松技巧，如深呼吸、渐进性肌肉放松等，帮助他们在感到焦虑时能够自我调整情绪。②组织定期的放松训练班，提供一个舒适的环境，让老年人共同练习放松技巧，增强社交互动和心理支持。

5. 晚年生活想象力匮乏的心理调适

（1）想象力与创造力的开发：①开展绘画、手工艺、写作等创意活动，让老年人将内心所想通过艺术的形式表达出来，提高老年人想象力。②定期开展主题讨论会，鼓励老年群体畅谈晚年生活愿景，探讨老年群体对晚年生活期望与目标，让老年群体形成晚年的积极想象。

（2）设定个人目标与计划：①组织目标设定工作坊，引导老年人思考并设定可实现的晚年生活目标，帮助他们明确未来的方向。②协助他们制订详细的实施计划，包括短期和长期目标的分解，帮助他们在实际行动中体验到成就感，增强生活的意义。

（3）提供社会支持与资源：①成立老年人支持小组，让他们在小组中分享彼此的经验与想法，互相激励，共同探索晚年生活的可能性。②鼓励老年人参与社区志愿活动、兴趣小组等，拓展他们的社交圈，增加对晚年生活的想象与期待。

（二）退休后常见心理问题的照护措施

老年人退休后的常见心理问题包含退休适应、心理变化、生活质量、社会关系等多方面。因此，帮助老年人顺利度过这一阶段，制订有针对性的心理照护措施就显得尤为重要。具体根据不同方面开展的心理照护措施及操作步骤如下。

扫码查看
拓展阅读

1. 思想准备与退休适应的心理照护措施

（1）心理教育与认知调整：①退休前定期举行应对退休后的心理教育讲座，邀请心理学专家对退休的心理适应过程进行解说，向老年人解释退休后出现的常见心理变化及心理问题。②组织小组讨论，鼓励即将退休的人员分享对退休的期待与恐惧，借助集体智慧减轻个体的心理负担。③认知行为疗法对缓解直至消除老年人对退休的不良认知，重新审视和调整老年人的思维模式具有良好效果。

（2）制订退休适应计划：①帮助老年人制订具体的退休生活目标，包括学习新技能、参与社区活动等，增强生活的方向感。②教授老年人如何合理安排日常生活和时间，促进他们在新生活中找到节奏感和成就感。

2. 个性特点与心理变化的健康指导措施

（1）个性化心理干预：①运用心理评估工具（例如，大五人格量表）调查老年人的个性特征，了解他们在社交、情绪管理及适应能力等方面的特征。②根据评估结果，为不同个性特点的老年人制订个性化的心理辅导方案。例如，外向型的老年人引导多参加交际活动，内向型的老年人指导找合适的个人消遣活动如阅读、写作等。

（2）情绪管理与支持：①鼓励老年人通过艺术疗法（如绘画、音乐）或日记写作等方式表达内心情感，帮助他们释放负面情绪。②组建老年人心理支持小组，提供安全的环境让他们分享生活中的困惑与挑战，增强彼此的支持与理解。

3. 兴趣爱好与生活质量提高的措施

（1）兴趣培养与活动组织：①通过问卷或访谈的方式了解老年人的兴趣与爱好，帮助他们发现和挖掘潜在的兴趣领域。②根据调查结果，定期组织书法、绘画、钓鱼、园艺等兴趣小组活动，激发他们的参与热情，提高生活质量。

（2）生活质量评估与提高：①使用生活质量评估问卷（WHOQOL-BREF），全面评估老年人的健康、心理、社会与环境等方面的满意程度。②根据评估结果，制订生活管理、交友、心理咨询等个性化提高生活质量的方案，从而提高老年人生命质量。

4. 增强人际关系的心理照护措施

（1）增强社交支持网络：①邀请老年人参加社区活动、兴趣团体，比如读书会、锻炼团体、志愿者组织等，让他们重新获得新的人际联系，帮助老年人在退休以后建立社交群体。②提供家庭沟通技巧培训，鼓励老年人与家人进行开放式交流，分享退休后的感受与需求，增强家庭支持系统。

（2）促进人际关系的积极互动：①通过心理辅导，帮助老年人掌握有效的沟通方式，例如，使用"我"开头的语言表达方式，更多的说出个人情绪、欲望，有助于调整与人沟通的方式。②定期组织团体心理辅导，鼓励老年人将退休后的社会交往变化及挑战讲述出来，通过讨论，增进团体成员之间的了解与协助。

5. 职业性质、性别与文化适应的心理照护措施

（1）针对性职业心理辅导：①通过对老年人的从业背景分析，了解其以前从事工作性质（体力劳动、脑力劳动、行政职务工作等），为老年人退休后如何更好地适应新生活提出合理的建议。②针对不同职业背景的老年人，提供技能培训课程，鼓励他们退休后重新定位自我，例如，针对曾从事教育工作的老年人，可以组织志愿者教学培训，提高他们的自我价值感。

扫码查看
拓展阅读

（2）性别差异与文化背景的考虑：①运用问卷及访谈调查老年人性别角色的变化情况，探讨男女退休后心理适应不协调的特点，针对不同性别退休老年人设计相应的心理支持的措施。②针对文化程度不同的老年人，提供适合的心理辅导内容，帮助他们理解社会对老年人的期待，并增强他们的文化认同感。例如，提供不同文化层次的老年群体对应的文化活动内容和学习，例如，传统文化、现代科学知识的普及。

新知小结

- 老年人退休适应的心理照护
  - 退休后老年人心理概述
    - 退休后老年人的心理认识误区
      - 价值锚定失衡
      - 成就认知偏差
      - 角色真空期不适
      - 健康焦虑泛化
      - 晚年生活想象力匮乏
    - 退休后老年人常见的心理问题
      - 情绪问题
      - 行为失调
      - 躯体化反应
    - 退休后心理问题产生的影响因素
      - 思想准备与退休适应
      - 个性特点与心理变化
      - 兴趣爱好与生活质量
      - 人际关系的影响
      - 职业性质、性别与文化程度
  - 老年人退休后的心理照护
    - 老年人退休后心理误区的心理调适
      - 价值锚定失衡的心理调适
      - 成就认知偏差的心理调适
      - 角色真空期不适的心理调适
      - 健康焦虑泛化的心理调适
      - 晚年生活想象力匮乏的心理调适
    - 退休后常见心理问题的照护措施
      - 思想准备与退休适应的心理照护措施
      - 个性特点与心理变化的健康指导措施
      - 兴趣爱好与生活质量提升的措施
      - 增强人际关系的心理照护措施
      - 职业性质、性别与文化适应的心理照护措施

老年人退休适应心理护理知识导图

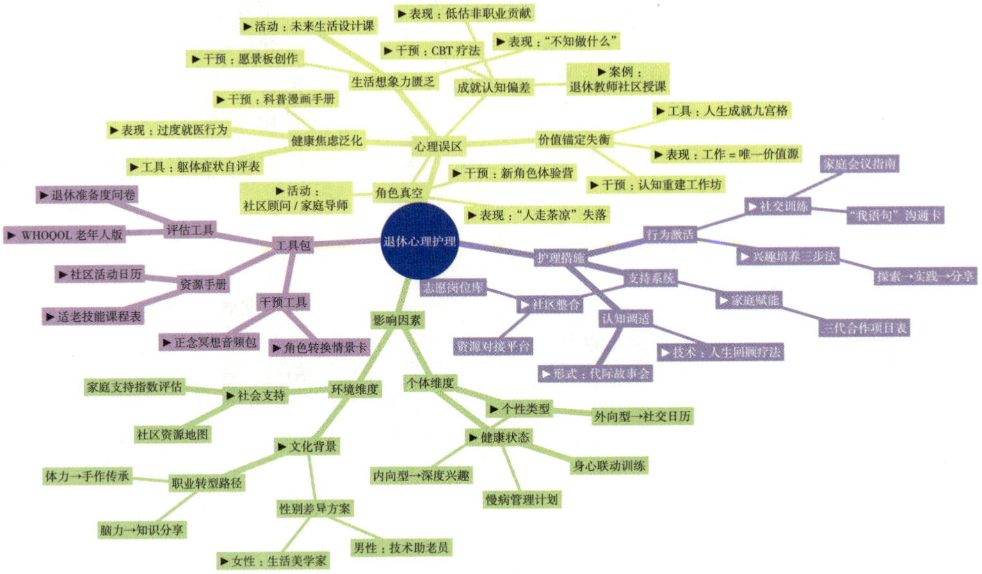

图 3-1-1　老年人退休适应心理护理知识导图

技能提升

老年人退休后心理照护情境模拟

1. 理论依据

老年人退休后的心理变化是多重的，主要体现在失落感、孤独感、焦虑、抑郁等。心理学研究表明，退休包括角色的转变，意味着社会支持系统的减少，自我认同的减弱。这些心理问题如果不能得到及时的察觉、预防及照护，将会严重影响老年人的生活质量。所以，重视照护人员心理照护能力的提高，帮助老年人平稳过渡到退休后的生活，是非常重要的。心理照护的理论依据包括以下几方面。

（1）个体发展阶段理论：强调人生阶段的变化，退休是一个重要的转折点，影响个体的心理状态。

（2）社会支持理论：强调社交网络在提高老年人心理健康中的重要性。

（3）认知行为理论：关注老年人的认知模式及其对情感的影响，帮助他们重新构建积极的思维方式。

2. 模拟练习

（1）情景设定：地点设定社区老年活动中心，照护人员需要通过角色扮演的方式来体验、应对老年人在退休后可能面临的心理问题。

（2）角色设定：

照护人员：负责与老年人沟通，评估他们的心理状态，并提供心理支持。

老年人 A（张先生）：刚退休的老年人，面临失落感，感到孤独，难以适应新的生活方式。

老年人 B（李太太）：退休后感到焦虑，担心健康问题，对未来感到无助。

观察员：负责记录角色扮演过程中的表现，提供反馈。

（3）模拟过程：

第一阶段：照护人员与老年人进行初步交流。照护人员通过开放性问题，引导老年人表达他们的感受。

第二阶段：在照护过程中，照护人员尝试识别老年人的心理问题，并运用倾听、共情等技巧提供支持。

第三阶段：角色扮演结束后，参与者交换角色，观察如何应对不同的心理问题。

3. 讨论与总结

在角色扮演结束后，所有参与者聚集在一起进行讨论，分享各自的体验和观察并进行总结。

【练习题】

A1 型题

扫码查看练习题答案

1. 下列哪项不属于退休后的心理误区？（　　）

A. 价值锚定失衡　　B. 成就认知偏差　　C. 社会角色强化

D. 健康焦虑泛化　　E. 情绪感受淡化

2. 退休后心理问题的核心表现不包括以下哪项？（　　）

A. 情感障碍　　B. 行为失调　　C. 躯体化反应

D. 经济收入下降　　E. 以上内容都不是

3. 退休后常见心理问题的躯体化反应主要表现为？（　　）

A. 情绪低落　　B. 失眠、头痛　　C. 社交回避

D. 自我否定　　E. 食欲减退

4. 影响退休后常见心理问题的关键因素不包括？（多选）（　　）

A. 思想准备不足　　B. 家庭经济状况　　C. 兴趣爱好缺乏

D. 人际关系疏离　　E. 家庭关系和谐

5. 针对“角色真空期不适应”的照护措施是？（　　）

A. 提供健康知识讲座　　B. 组织退休适应计划　　C. 开展兴趣小组活动

D. 强化职业心理辅导　　E. 建立新的人际关系

6.“健康焦虑泛化”的照护措施应重点关注？（　　）

A. 兴趣培养　　B. 科学健康宣教　　C. 社交活动组织

D. 职业心理辅导　　E. 身体素质提升

A2 型题

1. 退休后心理问题的影响因素包括？（多选）（　　）

A. 思想准备不足　　B. 个性内向敏感　　C. 兴趣爱好丰富

D. 职业性质高危　　E. 人际关系良好

2.“兴趣培养与活动组织”的操作步骤可能包括？（多选）（　　）

A. 评估老年人兴趣倾向　　B. 制订每日健康食谱　　C. 组织书画、舞蹈活动

D. 提供心理咨询服务　　E. 进入老年大学学习

3. 下列属于退休后心理误区的是？（多选）（　　）

A. 晚年生活想象力匮乏　　B. 健康焦虑泛化　　C. 情感障碍

D. 行为失调　　E. 自我认知偏差

4. 增强人际关系的照护措施包括？（多选）（　　）

A. 建立社区社交小组　　B. 鼓励家庭定期聚会　　C. 提供职业心理辅导

D. 开展健康体检活动　　E. 远离当前的社交圈

任务二　老年人婚姻家庭的心理照护

任务目标

素质目标

1. 培养对老年人婚姻选择的理解与尊重，树立“婚姻自主权无关年龄”的职业伦理观。

2. 增强同理心，能包容老年人因丧偶、再婚引发的复杂情感（如愧疚、焦虑）。

3. 形成倡导社会包容的意识，主动消除对老年婚姻的偏见与污名化。

知识目标

1. 掌握老年人婚姻家庭问题的心理表现。

2. 理解老年婚姻家庭问题心理照护的核心原则。

3. 熟悉常用干预技巧：认知重建、系统脱敏、信任建立。

能力目标

1. 能够正确运用量表评估老年人婚姻心理状态。

2. 能够为出现婚姻问题的老年人设计针对性方案并开展心理照护。

3. 能够协调家庭会议、链接社区法律／心理咨询资源，构建针对老年人婚姻问题的多维支持体系。

案例导入

张爷爷，75 岁，退休后一直和老伴一同参加社区组织的娱乐活动。但老伴去世半年以来，张爷爷感觉不知所措，待在家中，心情不好，胃口不佳，和朋友的联系也逐渐减少。张爷爷的女儿看他这样很着急，就来探望，劝他参加社区的老年人活动，但张爷爷都不愿去。

近来张爷爷出现夜里不能入睡的情况，夜里醒来在脑海中不断回想过去与妻子共同的美好时光，顿觉孤独，忧郁消沉。他终于意识到了自己心理问题，因而决定向心理咨询师寻求帮助。心理咨询师经过评估后，认为目前张爷爷的主要问题还是丧偶悲痛、孤独的心理，并提出心理疏导社会支持的建议。

任务描述

1. 照护员分析张爷爷出现心理问题的原因，包括丧偶带来的情感影响、社会支持缺失等方面。

2. 结合上述案例，照护员为张爷爷制订一份心理综合照护方案，包括情感支持、参加社交活动以及心理咨询服务，直至他走出阴影、提高生存质量。

新知初探

爱情和婚姻并不仅仅是年轻人的话题，老年人同样需要情感的慰藉。近年来，老年人离婚和再婚的现象逐渐增多，这反映了他们对婚姻和家庭的特殊需求。对于老年人而言，婚姻不仅是寻找生活的伴侣，更是寻求心理和精神上的支持。

扫码查看
课件

首先，婚姻对心身健康起着积极的作用。美满婚姻关系能给人带来心情的愉悦，降低高血压、心脏病和抑郁症等各种健康疾病，有利于保持平和、乐观的心态，家庭和谐还能减少心理压力，提高身体免疫力，从而促进身心健康。从心理层面分析，稳定的婚姻关系能够保持积极的情绪状态，降低焦虑、抑郁患病率，夫妻间亲密接触会促进催产素水平升高，提高心理承受能力。从生理层面讲，婚姻对心理压力激素（例如皮质醇）水平起到调节作用，可发挥免疫保护效应，延缓衰老过程。从行为层面来看，夫妻相互督促、相互鼓励，可以共同建立健康的行为习惯，例如规律的运动习惯、健康的饮食习惯及按时依从性服用相关药物，以降低发生慢性病的风险。

其次，对于空巢老年人而言，婚姻关系具有特别的意义。因家庭规模缩小，许多老年人独居，成为空巢老年人。此时配偶是老年人最为重要的生活和精神支持者，老两口能够相依为伴、互相照顾，为子女在老年赡养和养老方面减轻了负担。良好的婚姻关系可以显著减少孤独感和心理负担。在生活支持方面，配偶能够在日常生活中提供实质性的生活照护帮助，如打扫卫生、照护健康等，减少子女的照顾负担。在精神支持方面，良好的婚姻关系能够有效缓解孤独感，提高生活满意度。研究显示，与配偶共同生活的老年人孤独感远比单身老年人低。同时，夫妻共同参加活动，增加社会联络感，减轻社会隔离程度。

再次，突发疾病监护与安全也是老年夫妻相依的另一重要方面。很多心脑血管病发作时，都是在安静时段，而老两口相互守护可以及时进行救护。在生活中互帮互爱亦能避免事故发生。在应对突发疾病方面，配偶的陪伴可以在紧急情况下及时发现突发状况，并实施紧急救护，更有利于提高突发疾病的急救效率。同时，夫妻日常相互协助可以有效避免意外事件发生（跌倒和烫伤），还可以对慢性病实现共管共治。配偶的存在给予老年个体心理健康安全感，降低突发疾病焦虑和恐惧感。

老年婚姻关系不仅是提供老年生活物资赡养的基础，也是一种心理、情感的依靠。良好的婚姻关系能够促进老年人身心健康，缓解孤独感，建立社会联系，提高老年人生命监护能力，因此婚姻对老年人生活起着重要作用。

扫码查看
微课

一、老年人主要婚姻问题

从结婚、生子、育儿、再到子女长大成人，大多数伴侣共同经历了漫长岁月，到晚年后建立了稳固的感情。但是也会有一部分老年夫妻在进入晚年后无法适应，出现摩擦，甚至选择离婚。老年夫妻关系出现问题的原因有哪些呢？如何解决？对于这个问题值得社会关注。

（一）老年人婚姻常见冲突及其特点（图 3-2-1）

1. 生活模式与角色适应问题

（1）长期分居导致的习惯固化：因工作长期分居使夫妻双方逐渐形成独立的生活习惯，退休后共同生活时，因作息、社交偏好等差异引发冲突。除此之外，退休后角色转换与家庭权力重构，可能导致权力争夺和矛盾升级。

（2）闲暇时间管理与外部诱惑：退休后闲暇时间增多，社交活动中的情感变动（例如第三者介入）可能引发夫妻关系紧张。数字代沟与网络交友的普及，加剧了老年夫妻间的猜疑与不满。例如，一方沉迷网络社交，忽视家庭责任。

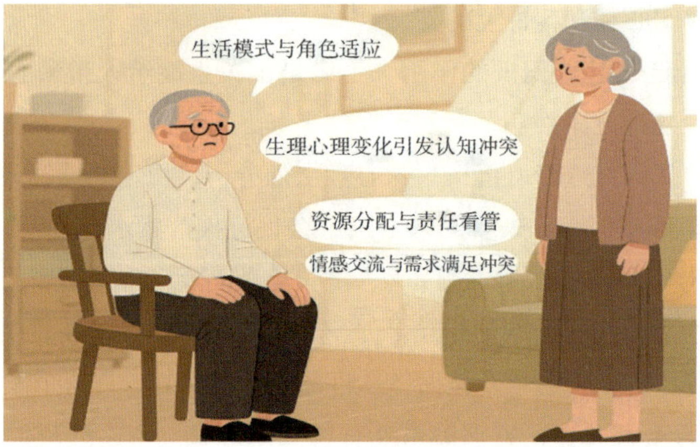

图 3-2-1 老年夫妻关系适应问题

2. 生理与心理变化引发的认知冲突

（1）生理变化的误解与情感疏远：老年人记忆力减退、行动迟缓等生理变化可能被误读为"蓄意行为"，导致其与照护人员或家人矛盾升级。例如，一方因听力下降不能及时回应，被误解为冷漠。另外，老年夫妻间的性需求差异（男性性欲通常强于女性）和性观念冲突（部分女性受传统观念束缚）易导致情感疏远。

（2）退休初期的心理适应问题：一方退休后因角色丧失产生焦虑、易怒等情绪，被另一方误解为"性格变坏"，引发争执。加之，老年夫妻双方缺乏对老年期心理变化的科学认知，导致夫妻间的情感支持不足。

3. 婚姻基础与情感储蓄的脆弱性

（1）责任型婚姻的解体：责任型婚姻中，情感建设往往被忽视，年轻时因为要照顾孩子和处理家庭事务，夫妻双方忽视了情感交流，彼此之间没有太多的情感联结，导致在孩子离家后，双方面临尴尬的沉默和缺乏共同话题，很难共同面对老后生活，这种情感上的枯竭可能会导致感情上的疏远进而离婚。

（2）家庭事务与代际关系分歧：在现代家庭中，对家务的分配意见往往存在很大分歧，有的一方认为家务应该均等完成，有的则认为家务应该由女性来完成，双方在对待家务的态度上，不仅反映了个体长期以来的性别观念，也暴露了双方在家庭责任认知上的冲突。由于长期地争吵很有可能导致感情的淡漠和信任的丧失。老年夫妻的分歧还体现在对于子女以及隔代的教育、就业和婚姻等问题上。例如，在孙辈的教育方式方面，一方注重传统的方式，另一方主张先进的教育理念，这种分歧可能使双方在教育问题上产生激烈的争论，进一步削弱夫妻感情。

4. 经济压力与财产纠纷

（1）经济压力引发的矛盾：老年期夫妻双方的收入减少，会产生消费观的分歧。一方主张节俭，另一方想要过舒适的生活，从而引发争执与矛盾。例如，购买家庭日常所用东西时，一方倾向于选择价格低廉但质量较低的东西，一方则愿意花更多的钱买高质量的东西以求得生活品质提高。由于经济收入不足引发的物资保障不足，使夫妻陷入为生活中的琐事争吵不休。这些争执不仅影响情感交流，还可能导致生活质量的下降。

（2）财产纠纷的激化：重组家庭经常会涉及上一段婚姻的财产问题。如果一方在财产分配方面遇到不公平会激化冲突，进而影响夫妻间的信任度，影响家庭和谐局面。而在涉及子女财产分配时，重组家庭夫妻双方各自为有血缘关系的子女考虑而加剧矛盾。

（二）老年人婚姻问题的心理照护原则

1. 尊重与理解原则

尊重老年夫妻的个体差异和生活习惯，理解其生理与心理变化，避免主观臆断和指责。强调夫妻间的平等沟通，避免一方主导或压制另一方。

2. 情感联结原则

注重情感储蓄的积累，帮助老年夫妻双方重建情感联结，增强婚姻的维系动力。通过共同活动和情感表达训练，提高老年夫妻间的亲密感和信任感。

3. 适应性原则

帮助老年夫妻适应老年期的生活模式与角色转变，增强其应对变化的能力。通过认知调整和行为训练，缓解因生理、心理变化引发的冲突。

4. 系统性原则

系统性原则指的是从整体视角看待老年人的婚姻状况，将其婚姻问题放在个人生理、心理状态，以及家庭、社会关系等多维度构成的系统中综合考量。通过整合个人、家庭、社会资源，提供全面的心理照护方案，促进老年婚姻关系的和谐。

（三）老年人婚姻问题的心理照护措施

1. 生活模式与角色适应问题的心理措施

（1）习惯冲突调适：首先，老年夫妻双方应结合具体事项，共同制订日常计划，例如作息时间、一日三餐、家庭活动等。其次，为彼此调整自身作息时间，逐渐适应对方的生活节奏。再次，可以通过角色互换的方式，体验对方的日常生活，增强理解与尊重。另外，安排定期的“交流时间”，分享各自的感受与困扰。老年夫妻的共同感与默契程度将因此而得到加强。

（2）角色转换支持：有些老年人在退休后无法实现角色良好转换，这时可引导老年夫妻之间探讨退休后的新角色及相应责任问题，帮助彼此尽快确定新的生活定位。如果有必要照护人员也可以参与到上面的探讨中，为老年人更好地了解自我、认识新角色、重拾自信提供新思路和专业支持。在帮助老年人确定了自己的新角色后，接下来就需要引导老年夫妻双方明确各自的家务、财务、社会活动等责任范围和权力，充分理解双方合理化意见。为保障双方权责，可与老年夫妻约定每月进行一次角色和分工的回顾与调整会议，确保双方都能适应新的生活方式。

（3）闲暇时间管理：对于老年人而言，其生活的大部分时间处于闲暇状态，如何高质量度过成为摆在每个老年人面前的重要问题。作为照护人员可鼓励老年夫妻共同参加兴趣班、社区活动等，增进互动与沟通，减少外部诱惑对个人时间的侵占。为增进老年人社会参与度以及夫妻间关系亲密度，还可以帮助其制订家庭社交活动的计划和设定每周的“亲密时间”，从而充实老年人生活内容，让“二人世界”丰富多彩。

2. 生理与心理变化引发的认知冲突的心理措施

（1）生理变化的心理调适：按照身心交互理论，个体的生理和心理状态彼此影响，相辅相成。因此，面对老年人生理功能下降而引发的一系列认识失调，可通过心理咨询和互助训练的方式加以解决。具体措施是为老年人提供个体或夫妻心理咨询，帮助他们正确认识和接受老年阶段的生理变化。通过日常生活中的适度锻炼、健康饮食等互助活动，鼓励夫妻彼此支持，增进感情，同时增强身体素质。

（2）性需求差异与性观念冲突的干预：性对于中国人来说仍然是一个相对保守的话题，对于中国老年人来说，更是讳莫如深，谈“性”色变。为提高老年人婚姻生活质量，作为照护人员可以为老年夫妻提供性教育课程，从科学的角度帮助他们理解性需求差异的生理基础及心理因素，消除误解和焦虑。同时为“老年人亲密行为”正名，鼓励夫妻通过非性方式表达情感，如拥抱、牵手、共度时光等，增强亲密感和情感连接。并且提议老年夫妻以自组织的形式开展定期性需求和观念对话，促进彼此理解与包容，避免误解和冲突。

（3）退休初期的心理适应支持：在老年人退休初期情绪状态波动较大而影响婚姻质量时，可考虑从以下几个方面着手加以应对。①进行情绪管理训练。为老年人提供情绪管理培训，学习情绪控制及应对焦虑、易怒等情绪的方法，例如，放松训练、正念冥想等，帮助缓解情绪波动。②开展心理教育。为老年夫妻双方提供关于退休初期心理变化的教育，帮助退休老年人及配偶理解退休期情绪变化特点，建立有效的沟通方式。③建立支持网络。鼓励老年人参与支持小组或社区活动，分享彼此的经历和挑战，增强社会支持感，减少孤独感。

3. 婚姻基础与情感储蓄的脆弱性的心理措施

（1）责任型婚姻的情感重建：责任型婚姻的情感重建可考虑从如下两方面进行：第一，情感储蓄计划。①共同活动设计：鼓励老年夫妻共同参与一些活动，增进互动与沟通，创造共同的美好回忆。②定期情感检查：设定每月或每季度的情感检查时间，老年夫妻可以分享彼此的感受、期望和对婚姻的想法，及时发现并解决潜在问题。③情感投资记录：创建一个“情感储蓄账本”，记录双方为婚姻投入的时间、精力和情感，通过可视化的方式增进双方对婚姻的重视与投入感。第二，婚姻重塑疗法。①专业辅导：邀请婚姻咨询师进行定期的婚姻重塑课程，帮助老年夫妻审视彼此的期望和需求，重新定义婚姻的意义和目标。②共同目标设定：老年夫妻共同制订短期和长期的生活目标，如家庭旅行计划、职业发展目标等，增强合作感和共同努力的动力。③情感表达训练：通过情感表达训练，帮助老年夫妻学习如何更有效地表达爱意与关心，增强情感连接。

（2）家庭事务与代际关系分歧的调解：虽说“清官难断家务事”，相信通过科学程序和方法，任何家务事将迎刃而解。现提供以下几点家庭分歧解决策略，供照护人员参考使用。①定期家庭会议：规定特定的时间召开家庭会议，家庭日常事务如家务分配、家庭财务决定等，由各家庭成员参加讨论，共同制订决策并且对这些决策负责，减少因家务分配不均而产生的纷争。②任务轮换机制：建立家务分工的轮换机制，让每个家庭成员都有机会尝试不同的角色，增强彼此的理解与尊重。③建立反馈机制：在家庭会议中设定反馈环节，鼓励家庭成员分享对家务分工的感受，及时调整不合理的分配。④代际沟通培训：为老年夫妻及其子女提供代际沟通培训，教授有效的沟通技巧，帮助彼此理解不同代际的价值观和生活方式。⑤角色扮演与模拟：通过角色扮演的方式，帮助老年夫妻和子女理解彼此的观点，增强同理心和沟通能力。⑥共同家庭活动：鼓励家庭成员共同参与活动，例如，家庭聚会、游戏之夜等，增进情感交流与联系，减少代际间的隔阂。

4. 经济压力与财产纠纷的心理措施

（1）经济压力矛盾的缓解：老年夫妻在经济困难的时期，要养成互相倾诉交流的习惯，交流各自的压力和烦恼，互为情感支持，相互加强信任和理解，缓解压力带来的矛盾。接下来需要老年夫妻双方需携手克服经济困难，共同寻求解决办法，强化夫妻间合作和共同作战的意识。

（2）财产纠纷的调解：面对夫妻产生财产纠纷产生的问题时，作为照护人员应引导老年人多换位思考，注重配偶心理感受，拉近双方距离，用平和的态度、理解的心态解决出现的问题。

除此之外，老年夫妻应主动增加情感投入，如花更多的时间参与家庭事务，夫妻共同参加活动、培养共同爱好，共同设定非物质的目标，促进夫妻之间互相的情感交流，提高双方对情感的认知。值得注意的是，照护人员需要明确职责范围，防止卷入老年人家庭财产纠纷。

（四）老年人婚姻问题的心理照护技巧

1. 积极倾听与共情

通过积极倾听，了解老年夫妻双方的真实感受和需求，避免误解和冲突升级。配合运用共情技巧，帮助老年夫妻理解对方的立场和情绪，增强情感联结。

2. 认知重构

帮助老年夫妻正确认识老年期的生理与心理变化，避免将正常变化误读为“故意为之”。通过认知行为疗法进一步调整老年夫妻对冲突的消极认知，增强其应对能力。

3. 情感表达训练

沟通是提升人际关系的重要途径。因老年人缺乏情感表达而影响婚姻关系时，可鼓励老年人通过语言和非语言方式（如拥抱、牵手）与对方积极沟通，表达情感，增强亲密感。照护人员可以为老年人提供情感表达技巧培训，帮助其学会用建设性方式处理冲突。

4. 角色扮演与模拟训练

通过角色扮演，可以帮助老年夫妻体验对方的感受，增强理解和包容。为提高老年人应对婚姻问题的能力，照护人员可以为其模拟婚姻冲突场景，训练夫妻老年人在问题压力下的沟通与应对能力。

扫码查看
拓展阅读

二、老年人丧偶的适应与心理照护

（一）老年丧偶的适应问题

随着社会的进步以及医疗技术的提高，人们的平均寿命有逐年增长的趋势。即便如此，现实生活中，还是有很多老年人遭受丧偶之痛。伴侣是老年人生活的支持，两个人的相处生活给予了对方无限的关爱和回忆。伴侣的离世，意味着老年人失去了情感和生活的双重支持，老年人往往会产生孤独、忧郁、焦虑等负面情绪。

对于丧偶的老年人需及时给予心理方面的照护，使他们能逐步适应失去伴侣后的生活，减轻苦痛，重新建立心理平衡。

扫码查看
拓展阅读

（二）老年丧偶后的心理变化（3-2-2）

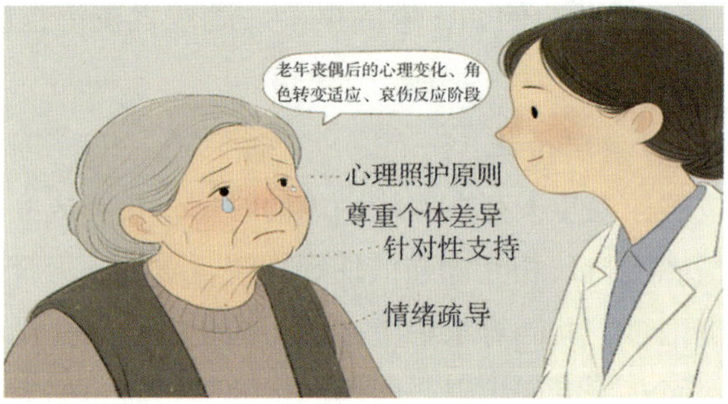

图 3-2-2　老年丧偶后的心理变化

老年人丧偶是生命中的重大创伤事件，其心理反应并非简单的线性阶段，而可能呈现波动性、反复性。

1. 老年丧偶后心理变化的动态过程（表 3-2-1）

老年人丧偶后，心理通常经历以下四个主要阶段。

第一个阶段为急性应激期。主要阶段表现为麻木和否认现实，许多人可能会把死者的遗物留置身边，认为死者没有离去，行为会出现退缩和生理上会出现失眠、心悸等症状。该阶段大脑会启动“心理冻结”机制，通过回避的方法规避强烈情绪的发生，属于较为短暂的自我防御。

第二个阶段是哀伤沉浸期。这一阶段的特点是极度思念和反复回忆，会出现责怪医生、子女或自责。情绪极度波动，会表现为哭泣甚至绝望。这主要是由于依恋关系的中止引起了分离焦虑，而愤怒则是对于失控感的自我防御，自责是幸存者内疚心理，常出现“先离开的人本该是我”的想法。

第三个阶段进入社会重构期。老年人开始尝试适应独居生活，可能会尝试做家务、社交，但经常又会出现退缩行为。这阶段会面临间歇性意义感危机，会思考“我为什么活着”。此时重建自我身份，出现由“夫妻二人”转向“孑然一身”的认知变化。

第四个阶段是长期整合期。在这一阶段，老年人的反应会出现分化，有的人能重新获得活着的意义，而另一部分人则会发展成慢性哀伤，持续的抑郁与躯体化表现。这一时期的个体心理状态受到个人韧性、社会支持、经济资源等多因素的影响。未能解决的哀伤可能发展为复杂性哀伤障碍，这需要临床干预。

表 3-2-1　老年丧偶后心理变化的动态过程

阶段	典型表现	心理学解释
急性应激期	麻木、否认现实（如保留配偶物品、感觉“TA还在”）、行为退缩；可能出现生理症状（失眠、心悸）	大脑启动“心理冻结”机制，通过否认避免强烈情绪冲击，属于短期自我保护反应
哀伤沉浸期	强烈思念、频繁回忆、自责或迁怒他人（如责怪医生/子女）、情绪剧烈波动（哭泣、绝望）	依恋关系断裂引发分离焦虑，愤怒是对失控感的防御；自责可能源于“幸存者内疚”（认为“本该我先走”）
社会重构期	尝试适应独居（如学习家务）、社交试探（参加活动又退缩）、意义感危机（“我为什么活着？”）	需重建自我身份（从“夫妻”到“独身”），面临社会角色断裂；孤独感源于“丧失共享记忆的见证者”（Neimeyer 理论）
长期整合期	两极分化：部分人重获生活意义，部分人陷入慢性哀伤（持续抑郁、躯体化症状）	受个体韧性、社会支持、经济资源等多因素影响；未解决的哀伤可能转化为复杂性哀伤障碍（需临床干预）

2. 易被忽视的关键问题

（1）周年反应：忌日、结婚纪念日等时间节点可能触发强烈情绪回溯，甚至出现短暂退行（例如，哭泣增多或回避社交）。

（2）丧失象征物焦虑：对处理配偶遗物的矛盾心理。保留可能阻碍哀伤进程，丢弃又引发二次丧失感。建议分阶段整理，保留少量有意义的物品。

（3）社会比较带来的压力：看到其他夫妻互动时产生“为什么只剩我”的痛苦，或回避原有社交圈，导致社会支持网络进一步萎缩。

（三）老年丧偶后心理照护原则

1. 尊重个体差异

首先要理解每位老年人的哀伤反应不同，避免用统一标准衡量其恢复进程。其次要尊重文化背景与个人信仰，避免强行干预其哀伤表达方式。

2. 循序渐进

根据心理变化阶段（急性应激期、哀伤沉浸期、社会重构期、长期整合期）提供针对性支持。在照护过程中避免过早要求老年人“放下”或“振作”。

3. 情感优先

优先关注老年人的情感需求，而非急于解决实际问题（如遗物处理）。同时，允许老年人表达痛苦、愤怒等负面情绪，避免压抑。

4. 社会支持网络建设

帮助老年人重建或维持社会联系，避免孤立。而且要鼓励家属、朋友、社区共同参与支持。

5. 预防复杂性哀伤

识别高危信号（如持续抑郁、自杀意念），及时提供专业干预。关注周年反应、丧失象征物焦虑等易被忽视的问题。

（四）老年丧偶后心理照护措施

1. 急性应激期

（1）情感支持：在该阶段应该允许老年人表达麻木、否认或混乱情绪，避免使用“你要坚强”“别哭了”等无效安慰语言。配合采用“无声陪伴”策略，例如，安静地坐在老年人身边，或通过轻拍肩膀传递支持。在简单沟通时可以使用共情语言：“我知道这对你很难”“你不需要马上接受现实”。

（2）生理调节：为老年人提供安静、舒适的睡眠环境，必要时使用助眠药物（需医生指导）。建议睡前进行放松练习（如深呼吸、冥想）。在饮食方面，提供易消化的食物，避免老年人因情绪低落而忽视营养摄入。鼓励少量多餐，必要时补充维生素和矿物质。鼓励老年人每日进行轻度运动（如散步、太极），缓解心悸、乏力等生理症状。

（3）环境调整：允许老年人保留逝者物品（如照片、衣物），避免短期内强行清理。为老年人提供一个安静、私密的空间，允许其独处或表达情绪。

2. 哀伤沉浸期

（1）情绪疏导：鼓励老年人通过日记、录音、绘画等方式表达思念与自责。使用“空椅子技术”：引导老年人与逝者进行象征性对话，释放未表达的情感。还可以帮助老年人识别复杂情绪（如愤怒、内疚、孤独），并理解其所反映的正确含义。

（2）认知重建：针对“幸存者内疚”的错误信念，引导老年人思考：“如果角色互换，你会希望TA如何生活？”通过回忆积极事件，平衡对逝者的理想化认知。还可以引导老年人思考逝者的精神遗产（例如，价值观、技能、思想等），并思考如何将其延续下去。

（3）社会支持：社会支持系统是个体应对创伤事件的重要支撑。可组织亲友定期探望，避免老年人陷入孤立。鼓励亲友分享与逝者的美好回忆，帮助老年人感受到逝者的“社会存在”。必要时还可以提供哀伤辅导或心理咨询，帮助老年人逐步适应丧失。

3. 社会重构期

（1）生活技能支持：本阶段可以协助老年人学习独立生活的能力（如做饭、理财、购物），提高老年人独立自我效能。提供辅助支持（如助餐、助医），缓解生活压力。从长远来看，还可以帮助老年人制订每日生活计划，避免因无所事事而陷入消极情绪。

（2）意义感重建：鼓励参与低压力社交活动（如社区老年大学、兴趣小组）。引导老年人尝试新爱好（如园艺、绘画、书法），丰富生活内容。积极鼓励老年人将逝者的价值观、技能传递给下一代（如教孙辈做饭、讲述家族故事）。

（3）身份转换：帮助老年人重新定义自我角色（如从“照顾者”转变为“被照顾者”），接纳新的生活状态。进一步引导老年人思考“我是谁”“我想要什么”，逐步建立新的自我认同。

4. 长期整合期

（1）心理健康监测：定期评估老年人情绪状态，识别复杂性哀伤障碍的早期信号。①重点关注高危信号（如持续抑郁、自杀观念）：如有异常言行及时转介到专业人员进行危机干预。②专业干预：面对长期沉浸在丧偶之痛中无法自拔的老年人，需要为其提供个体或团体哀伤辅导，帮助老年人逐步适应丧失。必要时进行药物治疗，需医生指导。

（2）积极生活引导：鼓励老年人参与志愿活动或家庭事务，重新找到生活目标。支持其建立新的社交关系，但避免强迫进入新恋情。除此之外，还需要鼓励老年人保持规律作息、健康饮食和适度运动，提高整体生活质量。

（五）老年丧偶后心理照护技巧

1. 倾听与共情

尽量使用开放式提问："你现在最想说什么？""你觉得最难熬的是什么时候？"避免大而空的无效安慰（如"你要坚强"），改用像"我知道这对你很难""我在这里陪着你"这样的共情语言。

2. 情绪疏导

鼓励老年人通过日记、绘画、录音等方式表达情感，并引导其识别情绪背后的需求（如愤怒可能源于无助感）。

3. 认知重建

帮助老年人识别非理性信念（如"如果我再细心一点，TA 就不会走"）。通过回忆积极事件，平衡对逝者的理想化认知。

4. 仪式化处理

协助老年人以健康方式纪念逝者（如写信、种树、制作纪念相册）。在忌日、结婚纪念日等时间节点提供额外支持。

5. 社会适应引导

鼓励老年人参与低压力社交活动（如社区老年大学、兴趣小组）。帮助其逐步适应独居生活，学习必要的生活技能。

三、老年再婚的适应与心理照护

扫码查看拓展阅读

老年再婚问题是复杂而又敏感的话题，受到情感、心理及社会多方面的影响因素较多。尽管传统习俗认为婚姻是年轻人的特权，但老年人同样有权利追求自己的人生伴侣。面对再婚的选择，老年人往往会感到不安、顾虑、无所适从，因再婚不仅关乎个人的情感需求，也会影响到家庭和睦和社会认同。因此，如何有效地为老年人群体提供再婚心理照护支持，帮助老年人顺利应对再婚带来的情感调整，是整个社会、家庭成员以及心理照护专业人士需要共同关注的重要课题。

（一）老年人再婚后常见的消极心理问题（图 3-2-3）

1. 自我认知类心理问题

（1）自我贬值心理：许多再婚老年女性认为再婚是对原配偶的"不忠"或自我价值的贬损，甚至将再婚等同于"掉价"行为，会产生"再婚羞耻感"及强烈的自我否定。这种心理的根源在于封建思想的残留以及社会对老年女性再婚的隐性偏见。

（2）愧疚与自责心理：再婚后的部分老年人会对已故配偶感到"背叛"的道德负疚感，或认为再婚对自己原生子女是一种亏欠，尤其是在子女明令禁止时，道德谴责则更加剧。伦理家庭道德约束（如"贞守"观）、子女舆论压力（如质问父母"不念儿女"），导致老年人追求自身幸福时背负沉重的心理负担。

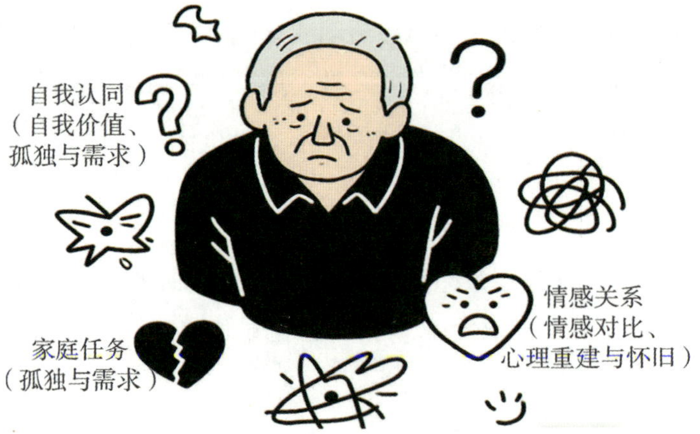

图 3-2-3 老年再婚后常见的消极心理

2. 情感互动类心理问题

（1）消极对比心理：许多老年人再婚后会出现“和你比他（她）强”或“不如过去”的心理。他们把现在伴侣的缺点放大来看，如性格差异、习惯不合等，产生“新人不如旧人”的心理落差。这种对比往往源于长期固化的婚姻模式以及对逝去配偶的怀念未能释怀，导致对现有关系的满意度逐渐降低。

（2）心理重演与怀旧心理：老年人在一些相似的生活场景（如吵架、节日聚会）中往往会触景生情，回想起前段婚姻中的痛苦经历（心理重演）。也有些老年人会过度美化前段婚姻生活，产生怀旧心理，而导致不能很好地适应再婚生活。这种新旧情感联结的冲突，本质上是未妥善处理的丧偶创伤与新旧关系适应不足共同作用的结果。

3. 家庭关系类心理问题

（1）戒备与猜疑心理：许多再婚老年人对财产问题异常敏感，怕对方占有自己的财产、贪图经济利益而隐瞒自己经济收入的情况。还有一些老年人对伴侣的再婚动机不信任，比如觉得对方就是借着婚姻“找个免费的保姆”或“找个经济提款机”。这些“不信任感”往往来源周围人们对相关负面事件的社会评价（如遗产纠纷新闻）、家庭利益纠纷及婚前缺乏对经济、子女抚养等问题的坦诚沟通。

（2）孤独与无助心理：许多离婚、丧偶老年人可能会因为价值观念（如和继子女之间价值观差异）、生活习惯（如饮食起居习惯）难以适应再婚家庭，甚至遭继子女排斥。加之老年人的社交活动圈逐渐缩小，社会支持系统不断弱化，极易导致其在感情上更易感到孤独无助。与伴侣由于缺乏共同话题使彼此的感情也会日益疏远。

4. 未来焦虑类心理问题

（1）焦虑与不安心理：老年人常担忧再婚后的生活保障问题，例如子女的赡养、疾病的照料，甚至恐惧再次经历丧偶或离婚事件。这种焦虑与其身体功能衰退、社会角色弱化（如退休后失去经济主导权）密切相关，本质上是安全感缺失的体现。

（2）依赖与失衡心理：再婚后的老年夫妻也会由于爱的对等关系失衡引发矛盾，例如，一方过于依赖一方去完成其生活照顾的需求、情感需求，而忽略了对爱和情感的理解。这种失衡往往源于功利化的再婚动机（如为寻求依靠而仓促结合），或者是老年人心理调适能力不足，难以适应新关系中的平等互动模式。

（二）老年再婚后心理照护原则

1. 尊重与接纳原则

尊重与接纳原则强调对老年人再婚选择的理解与支持。主要表现在要承认每个人的需求与选择是不同的。对于老年人来说，丧偶会使他们面临复杂的情感和社会压力。因此，心理照护应避免对再婚的道德评判，鼓励老年人表达自己的情感，尊重接纳老年人的决定。

2. 个性化干预原则

个性化干预原则即根据老年人不同的文化背景、不同个性特点以及具体心理问题来量身定制的照护方案。有的老年人需要处理好和前配偶间的感情问题，有的老年人则更关注如何处理和新配偶间的关系。个性化的干预方案可以更好地满足老年个体的实际需要，促进老年个体的心理适应能力。

3. 家庭—社会协同原则

家庭—社会协同原则，重视家庭支持和链接社会资源。家庭成员在老年人再婚过程中的态度及反应直接影响着老年人的心理状况。因此，照护工作应当链接家庭支持，鼓励家庭成员参与老年人心理照护中，给老年人以情感支持。此外，还可以利用社区、心理咨询机构等资源，建立起多维干预网。

4. 创伤修复与适应并重原则

创伤修复与适应并重原则强调在心理照护过程中，既要关注老年人因丧偶（离婚）而产生的心理创伤的疗愈，也要帮助他们建立对新婚姻的适应性认知。在该原则指导下，照护人员帮助老年人直面丧偶（离婚）造成的心理创伤，对其运用心理疏导等方式，进行创伤修复。鼓励老年人对新婚姻持有信任、向往的心态，逐步建立适应新婚姻生活的心态。

（三）老年再婚的心理照护措施

1. 自我认知类心理问题的照护措施

（1）自我价值提升计划：①每月组织一次团体辅导活动，邀请心理专家主持，围绕“再婚的意义”“如何应对社会偏见”等主题展开讨论。通过分享再婚成功案例（如“再婚后生活更幸福”），帮助参与者建立自信，减少“再婚羞耻感”。②引导老年人书写“我的人生成就”，列举个人优点与贡献（如“我培养了优秀的子女”“我曾为社会作出贡献”）。通过回顾人生经历，增强自我认同，减轻贬低自身的倾向性。

（2）家庭伦理调解：①组织子女与父母面对面交流，澄清“再婚≠抛弃家庭”。减少子女的道德绑架与舆论压力。②协助老年人对已故配偶进行“情感告别仪式”（如写信、墓前倾诉、制作纪念相册）。通过仪式化行为释放“背叛感”，明确再婚不否定过去的情感价值。

2. 情感互动类心理问题的照护措施

（1）婚姻适应性训练：①组织再婚夫妻参与“非暴力沟通训练”，学习“观察—感受—需求—请求”四步沟通法。通过模拟争吵场景，学习掌握解决冲突的技巧。②使用《婚姻满意度量表》进行随访测量，并制作出随访报告，反馈婚姻关系逐步改善的情况，通过结果反馈共同改善方向。

（2）记忆重构疗法：①引导老年人记录引发痛苦回忆的场景（如争吵、节日团聚），分析其背后的情感联结。通过“场景脱敏训练”，逐步降低对痛苦回忆的敏感度。②夫妻一起养宠物或种植花草，或者社区公益活动，使夫妻获得新的情感依赖。通过愉快的体验覆盖负性记忆，淡化对前配偶的留恋。

3. 家庭关系类心理问题的照护措施

（1）透明化信任建设：可以建议婚前聘请律师拟定《财产公证协议》，明确双方经济责任与遗产分配。通过法律保障减少猜疑与戒备心理。

（2）家庭融合计划：组织继子女学习老年人兴趣爱好（如京剧、太极拳），或邀请老年人参与年轻人的活动（如音乐会、电影沙龙）。通过文化互动缩小代际差异。

4. 未来焦虑类心理问题的照护措施

（1）安全感赋能：通过角色扮演模拟“突发疾病场景”，练习求助流程（如拨打急救电话、联系子女）需要注意，危机预演需在安全环境下进行，避免引发恐慌。

（2）独立性训练计划：①开设老年生活技能课（如智能手机使用、基础医疗照护），提高自主能力。通过技能学习减少对伴侣的过度依赖。②可以制订《家庭分工表》，明确个人责任（如“甲方负责采购，乙方负责烹饪”）。通过责任划分避免关系失衡。

（四）老年再婚后心理照护技巧

1. 认知重建法

引导老年人识别和消除再婚羞耻感中的非理性信念（“再婚 = 不忠”等），通过案例分享（如“再婚成功故事”）使老年人意识到，老年人也可以再婚、有追求幸福的权利。

2. 家庭伦理疏导

组织家庭会议，邀请子女参与讨论，澄清“再婚≠抛弃家庭”，签署《再婚支持承诺书》减少道德压力。

3. 对比干预法

引导老年人罗列现任伴侣的优点与前配偶的缺点，平衡消极对比倾向；通过“优点互评表”强化正向关注。

4. 系统脱敏技术

对触发心理重演的场景（如争吵）进行渐进式暴露，辅以放松训练（如深呼吸、冥想），降低痛苦回忆的敏感度。

5. 信任建设策略

协助再婚夫妻签订婚前财产协议，明确经济责任；定期组织“坦诚对话”，公开讨论对彼此动机的担忧。

6. 代际融合活动

设计家庭共同参与的活动（如节日聚餐、短途旅行），通过非正式互动缓解继子女的排斥心理。

7. 安全感赋能法

制订“生活保障计划”（如共同储蓄、医疗预案），用具体行动缓解经济与健康焦虑；教授正念冥想技巧，帮助老年人聚焦当下。

扫码查看
拓展阅读

新知小结

- 老年人婚姻家庭的心理照护
  - 老年人主要婚姻问题
    - 老年人婚姻常见冲突及其特点
      - 生活模式与角色适应问题
      - 生理与心理变化引发的认知冲突
      - 婚姻基础与情感储蓄的脆弱性
      - 经济压力与财产纠纷
    - 老年人婚姻问题的心理照护原则
      - 尊重与理解原则
      - 情感联结原则
      - 适应性原则
      - 系统性原则
    - 老年人婚姻问题的心理照护措施
      - 生活模式与角色适应问题的心理措施
      - 生理与心理变化引发的认知冲突的心理措施
      - 婚姻基础与情感储蓄的脆弱性的心理措施
      - 经济压力与财产纠纷的心理措施
    - 老年人婚姻问题的心理照护技巧
      - 积极倾听与共情
      - 认知重构
      - 情感表达训练
      - 角色扮演与模拟训练
  - 老年人丧偶的适应与心理照护
    - 老年丧偶的适应问题
    - 老年丧偶后的心理变化
      - 老年丧偶后心理变化的动态过程
      - 易被忽视的关键问题
    - 老年丧偶后心理照护原则
      - 尊重个体差异
      - 循序渐进
      - 情感优先
      - 社会支持网络建设
      - 预防复杂性哀伤
    - 老年丧偶后心理照护措施
      - 急性应激期
      - 哀伤沉浸期
      - 社会重构期
      - 长期整合期
    - 老年丧偶后心理照护技巧
      - 倾听与共情
      - 情绪疏导
      - 认知重建
      - 仪式化处理
      - 社会适应引导
  - 老年再婚的适应与心理照护
    - 老年人再婚后常见的消极心理问题
      - 自我认知类心理问题
      - 情感互动类心理问题
      - 家庭关系类心理问题
      - 未来焦虑类心理问题
    - 老年再婚后心理照护原则
      - 尊重与接纳原则
      - 个性化干预原则
      - 家庭—社会协同原则
      - 创伤修复与适应并重原则
    - 老年再婚的心理照护措施
      - 自我认知类心理问题的照护措施
      - 情感互动类心理问题的照护措施
      - 家庭关系类心理问题的照护措施
      - 未来焦虑类心理问题的照护措施
    - 老年再婚后心理照护技巧
      - 认知重建法
      - 家庭伦理疏导
      - 对比干预法
      - 系统脱敏技术
      - 信任建设策略
      - 代际融合活动
      - 安全感赋能法

老年人婚姻心理护理知识导图

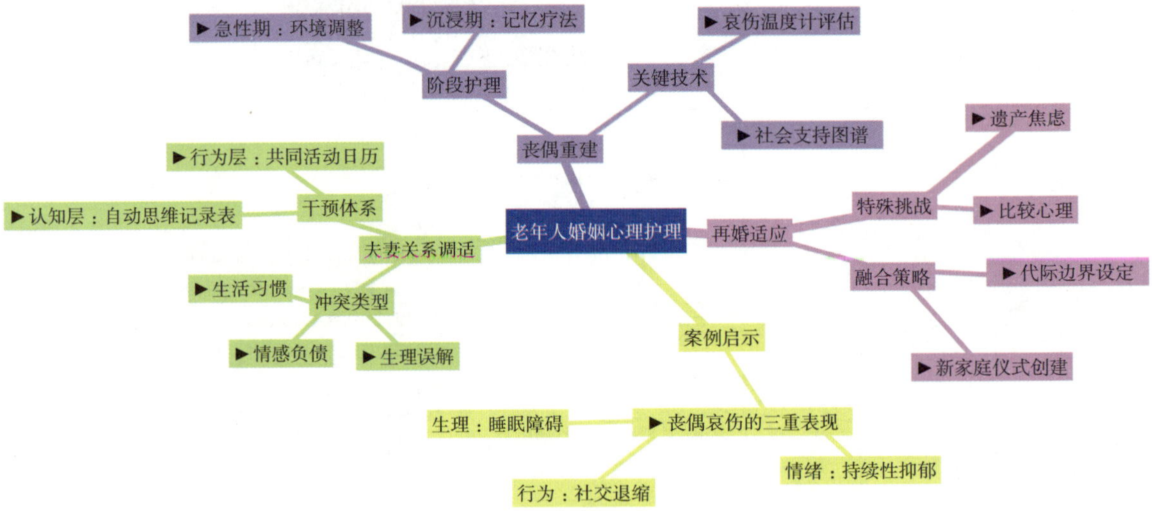

图 3-2-4　老年人婚姻心理护理知识导图

技能提升

1. 老年夫妻冲突的心理照护情景模拟

（1）理论依据：老年夫妻共同相处，难免会面临多种心理矛盾与冲突。这些矛盾的成因不仅仅因为生活习惯问题，也可能是由于沟通障碍，还可能会涉及各自的生活经历、价值观等诸多原因。心理学理论，如家庭系统理论与冲突理论，能够帮助我们理解老年夫妻之间的互动模式。

1）家庭系统理论：强调家庭成员之间的关系是相互影响的，任何一方的情绪和行为都会对其他成员产生波动。

2）冲突理论：把冲突视为人际关系的自然过程，通过良好的沟通以及解决冲突的能力，使夫妻双方能找到更好的解决冲突的办法，促进彼此的关系得到改善。

（2）模拟练习：

1）情景设定：在安静、舒适的社区心理咨询室，模拟老李和老张这对老年夫妻心理辅导场景。创设的情境是一对年龄在 60 岁以上、已婚达 40 多年的老年夫妇。早起锻炼的习惯是老李和老李夫人之间的争执点，老李习惯于早起锻炼，而老张则喜欢晚起享受悠闲的早餐。在日常生活中，早起的老李无法接受懒散的老张，而晚起的张老太也难以容忍老李的苛责，为了缓解双方的矛盾，照护人员对老年夫妇展开一次模拟情境心理照护。

2）角色扮演：

角色分配：照护人员分别扮演老李和老张，另外一名照护人员担任观察者，负责记录情境中的沟通和互动。

模拟情境：照护人员在模拟的家庭环境中进行角色扮演，设定情景是在一个早晨，老李在做饭，老张起床慢，两人就早起来问题进行辩论。

沟通技巧：护工在互动过程中应用同理心回应、表达同感、共情、非暴力沟通等技巧。如老李表达因老张赖床感到生气的场景，观察者可以帮助老李使用“我”开头表达自己的感受而不是指责别人，如：“我喜欢早起锻炼让我们更有精气神，所以希望我们一起早起锻炼。”

（3）讨论与总结：学生分组交流模拟体验与问题，分享感受。

2. 老年丧偶后心理照护情景模拟

（1）理论依据：老年丧偶后，往往有不同程度的悲伤、失落感等不良心理困扰，包括孤独、焦虑、抑郁等情绪反应。心理学研究表明，当失去亲密爱人时，老年人会经历5个悲伤的阶段，即否认、愤怒、讨价还价、抑郁和接受。因此，老年丧偶心理照护要基于以下几种心理理论予以展开。

1）依恋理论：解释丧偶后出现的分离焦虑和情感痛苦。老年人长期建立的依恋关系突然断裂，会产生强烈的不安全感和痛苦体验。

2）哀伤双程模型：强调丧亲者需要在面对丧失的痛苦（丧失导向）和重建新生活（恢复导向）之间取得平衡。

3）社会支持理论：良好的社会支持网络能有效缓冲丧偶带来的心理冲击，促进适应过程。

4）认知评估理论：个体对丧偶事件的解释和评估方式直接影响其哀伤反应的强度和持续时间。

这些理论为心理照护提供了框架，指导照护人员如何以恰当的方式支持丧偶的老年人。

（2）模拟练习：

1）情景设定：场景设定在安静的社区活动室，活动室的墙上张贴着温馨的家庭照以及美丽的自然景色等，营造轻松的氛围。活动中照护员面对李奶奶，李奶奶刚刚失去了丈夫，情绪低落，表现出明显的抑郁状态，孤独、焦虑等。

2）角色扮演：

照护人员角色：负责与李奶奶进行交流，倾听她的感受，提供情感支持，并引导她讨论自己的经历。

李奶奶角色：志愿者扮演的李奶奶将展示出丧偶后的各种情绪，如悲伤、愤怒和对未来的无助感。

观察者角色：其他参与者观察互动过程，记录照护人员的表现和照护策略的有效性。

模拟期间，照护人员积极运用倾听技巧、及时给予共情，并引导李奶奶讲述自己与先生的故事及李奶奶对未来的担忧等内容。运用开放式提问引导李奶奶说出内心的感受，告知李奶奶所有的情绪是正常的，是可以被人理解的。同时照护人员也给予李奶奶温暖的表达方式、肢体语言，尽力为李奶奶营造安全的交谈氛围，使李奶奶感受到来自他人的关怀和支持。

（3）讨论与总结：在角色扮演结束后，所有参与者聚集在一起进行讨论，分享各自的体验和观察并进行总结。

3. 再婚老年人心理照护情景模拟

（1）理论依据：再婚对于老年人来说，既是新的生活开始，在心理上也会面临诸多挑战。根据心理学理论，老年人在经历失去伴侣、孤独感、身份认同危机等多个心理问题后，可能面临重新适应新关系的难题。在老年再婚心理照护实践中，我们可以依托以下几种理论。

1）生命历程理论视角：认识到老年人再婚是其生命历程中的重要转折点，需要帮助其完成从“丧偶身份”到“再婚身份”的过渡。

2）家庭系统重构理论：再婚家庭是一个需要重新建立边界和规则的新系统。照护人员要熟悉家庭系统评估工具，促进新家庭的健康互动模式。

3）创伤后成长理论：许多再婚老年人经历过丧偶创伤，照护过程中要注重发掘其内在成长潜能，将创伤经历转化为关系建设的资源。

4）社会情绪选择理论：老年人更关注情感满足，照护应侧重情感支持而非问题解决，建立以情感联结为核心的干预策略。

（2）模拟练习：

1）情景设定：在温馨的社区活动中心，模拟团体心理辅导场景。参与者包括一位老年男性（张爷爷），刚刚再婚；另外一位老年女性（李奶奶），是张爷爷的朋友，支持他新婚生活的同时，也有对张爷爷新婚生活的顾虑；心理照护师（照护人员）负责引导讨论和提供支持。

2）角色扮演：

张爷爷：刚再婚，心中有喜悦，但对新家庭的融入感到不安，担心自己的孩子和新妻子之间的关系。

李奶奶：作为朋友，关心张爷爷的心理状态，表达对再婚的看法，包括可能的心理冲突和适应期的挑战。

照护人员：引导整个讨论，鼓励张爷爷分享内心的感受，并提供建设性的反馈，帮助他认识到这些情绪的正常性。

角色扮演过程中，照护人员可以采取提问的方式让张爷爷表达自己的感受，例如“您对再婚生活有什么期待？”“您当前的最大顾虑是什么！”既鼓励张爷爷对自己的想法进行分享，又给其他参与者分享自身认知经验的机会。

（3）讨论与总结：在角色扮演结束后，所有参与者聚集在一起进行讨论，分享各自的体验和观察并进行总结。

【练习题】

扫码查看
练习题答案

A1 型题

1. 老年人再婚时，可能面临的心理问题包括以下哪一项？（　　）

A. 对新关系的期待　　B. 对前配偶的情感遗留　　C. 完全不感兴趣
D. 对新关系的恐惧　　E. 以上都不是

2. 在心理照护中，尊重与接纳原则的核心是（　　）。

A. 强制性干预　　B. 尊重老年人的选择与感受
C. 只关注老年人的生理需求　　D. 维护照护人员的权威
E. 制订严格的行为规范

3. 以下哪种技巧最适合帮助老年人表达他们的情感？（　　）

A. 积极倾听　　B. 直接给出建议　　C. 忽略他们的情感
D. 进行强制性的心理干预　　E. 制订行为标准

4. 老年人丧偶后可能经历的常见情绪包括（　　）

A. 失落感　　B. 愤怒　　C. 焦虑　　D. 痛苦　　E. 以上都是

5. 心理照护措施中，以下哪一项最能促进老年人对再婚的适应？（　　）

A. 强调独立生活的重要性　　B. 提供情感支持与沟通渠道

C. 避免讨论过往的婚姻　　D. 制订严格的再婚时间表

E. 多与子女沟通

6. 在制订个性化照护计划时，重要的考虑因素不包括（　　）

A. 老年人的生理健康状况　　B. 老年人的心理需求和情感支持

C. 家庭成员的意见　　D. 老年人子女的经济需求

E. 以上都是

A2 型题

多选题

1. 老年人在经历夫妻关系冲突时，可能产生的心理问题有哪些？（可多选）（　　）

A. 孤独感　　B. 焦虑　　C. 否认　　D. 快乐　　E. 兴奋

2. 在心理照护中，以下哪些原则是重要的？（可多选）（　　）

A. 尊重与接纳原则　　B. 家庭—社会协同原则　　C. 强制干预原则

D. 个性化干预原则　　E. 有效性原则

A3 型题

1. 简答题

请简述老年人在经历丧偶后的心理反应，列出至少三种常见情绪或心理状态。

2. 案例分析题

假设一位老年女性在丈夫去世后感到孤独和焦虑，请列出适合的心理照护技巧和措施来帮助她适应这一变化。

任务三　老年人消费行为的心理照护

任务目标

素质目标

1. 培养关爱老年人的意识和社会责任感，主动关注老年人的消费需求和心理状态。

2. 提高沟通能力和耐心，与老年人进行有效交流，协助他们解决消费问题。

3. 树立正确的消费观念，引导老年人理性消费。

4. 增强法律意识和维权意识，维护老年人的合法消费权益。

知识目标

1. 掌握老年人消费行为的心理特征。

2. 了解影响老年人消费的因素及老年人消费行为问题的原因。

3. 掌握老年人消费行为问题的心理照护方法。

能力目标

1. 能够识别老年人消费行为问题。

2. 能够对老年人消费行为问题开展有效的心理照护。

案例导入

70 岁的李大爷很关注养生，一天在小区门口收到“免费健康讲座”的传单，便前往参加。讲座上，“专家”大肆宣扬一款高价保健品，称能预防和治疗多种老年病，现场有很多老年人现身说法。李大爷被洗脑，花几万元买下。可买后他担心女儿不同意，就把保健品藏在朋友家。

几个月后，女儿小李整理物品时发现购买发票，追问下李大爷道出实情。小李上网查询，发现产品是普通食品，根本没有宣传功效，是父亲被骗了。李大爷因上当受骗感到丢人，满心懊悔自己当初为何如此糊涂，因此茶饭不思。小李想带父亲去做心理辅导，帮他走出阴影并纠正消费观念，李大爷却觉得丢人，坚决不去，还让女儿别管，父女俩因此陷入僵局。

任务描述

1. 照护员帮助李大爷及其女儿了解老年人常见的消费心理的特点。

2. 照护员帮助李大爷及其女儿掌握老年人各种消费行为的应对方法。

扫码查看课件

新知初探

随着社会经济的持续发展和人口老龄化的加速推进，老年人群体逐渐成为消费市场中不可忽视的重要组成部分。这一群体不仅规模庞大，而且由于其独特的生理特点、心理状态和社会角色，展现出与其他年龄段显著不同的消费行为模式和偏好。他们的消费倾向直接影响到相关产业的发展方向和服务供给，如养老服务、医疗保健、休闲娱乐等领域的需求增长，推动了“银发经济”的兴起和发展。

然而，值得注意的是，老年人在消费过程中面临着诸多挑战和风险。一方面，由于身体功能下降、认知能力衰退等因素，老年人在面对复杂的产品信息时可能感到困惑，难以做出明智的选择。另一方面，一些不法分子利用老年人对新技术了解不足、渴望社交互动以及对健康问题的关注，通过虚假广告、电话诈骗等方式实施欺诈行为，严重侵害了老年人的合法权益。这些现象不仅给受害的老年个体带来了经济损失和精神伤害，也对家庭和谐与社会稳定构成了威胁。

因此，深入了解老年人消费行为背后的心理机制，识别其消费易受骗的原因，并采取针对性的心理照护措施显得尤为重要。通过对老年人消费行为及其心理特征的研究，不仅可以更好地满足这一特殊群体的实际需求，促进其生活质量的提升，还能有效预防和减少消费欺诈事件的发生，维护社会的公平正义与和谐稳定。

一、老年人的消费行为

扫码查看微课

（一）老年人的购买力

1. 老年人收入来源较多，尤其是城市老年人，如退休金、养老保险金、再就业收入、各种补贴收入、赡养费收入等是一笔相当大购买力。

2. 与在职的中青年人口相比，虽然老年人收入相对较低，但由于其子女多已成家立业，负担较轻，即使考虑到老年人对子孙的经济帮助，也会有较多的可支配收入用于个人消费。

3. 随着我国经济的持续快速增长，人民总体生活水平的提高和社会保障制度的逐步完善，老年人的收入水平也会稳定地提高。

4. 过去我国老年人大多生活节俭，重积累轻消费，习惯于攒钱，他们往往有着较充裕的储蓄，其储蓄存款将产生较大的近期或远期购买力。

5. 老年人消费需求广，购买欲望强。老年人的消费观念近年有年轻化的趋势，节衣缩食正让位于安度舒适的晚年的价值观，人均消费性支出在逐步提高，因此我国老年人实际和潜在的购买力都是巨大的。

综上所述，基数庞大、比例上升的老年人口，为数可观、日益增强的老年群体购买力，量大面广、不断强化的老年消费需求，孕育了一个庞大的老年市场，预示着老年人将成为一个重要的消费群体。

（二）老年人的主要消费领域

1. 医疗健康

（1）刚性需求层面：药品作为治疗疾病的关键，在老年人消费中不可或缺。此外，慢性病管理所需的长期投入、定期体检以监测健康状况，以及康复器械辅助身体恢复等，共同构成了这一领域的刚性需求，且需求较为稳定。

（2）延伸需求方面：保健品在一定程度上满足了老年人对健康保养的追求；中医理疗凭借其独特的治疗理念与方法，深受老年人青睐；而健康咨询服务则为他们提供了获取专业健康知识与建议的途径，进一步丰富了该领域的消费内容。

2. 日常生活

在老年人的日常消费中，食品、日用品以及水电燃气等基础生活物资的支出占据了较大比重，这些是维持日常生活运转的必需品，消费需求具有持续性和稳定性。

基于便利性考量，老年人更倾向于选择社区便利店、菜市场等距离较近的购买渠道。这些场所不仅能够满足他们即时购物的需求，还便于他们与熟悉的摊主交流，增添生活乐趣。

3. 文化与娱乐

广场舞作为老年人喜闻乐见的健身娱乐活动，与之相关的装备购买成为一项特色消费。此外，“夕阳红”旅行团为老年人提供了外出旅游、开阔眼界的机会，老年大学课程则满足了他们继续学习、充实精神生活的愿望，在文化娱乐消费中占据重要地位。

随着互联网的普及，短视频、直播等线上娱乐形式在老年人中的渗透率逐渐提高。这些新型娱乐方式以其丰富的内容和便捷的观看体验，为老年人的闲暇时光增添了更多乐趣，也成了文化娱乐消费的新增长点。

4. 智能科技

健康监测手环能够实时监测老年人的心率、血压等健康指标，智能音箱为他们提供便捷的语音交互服务，简易操作的智能手机则方便他们与家人朋友联系以及获取信息。这些智能科技产品在满足老年人健康管理和生活便捷需求方面发挥着重要作用。

适老化改造的家居设备，如防滑扶手为老年人行走提供安全保障，智能马桶提高了生活舒适度，这些产品的出现旨在改善老年人的居家生活环境，提高生活质量，成为智能科技在老年消费领域的重要应用方向。

5. 养老服务

随着老龄化程度的加深，居家养老服务（如家政服务、送餐上门）、机构养老服务以及医养结合服务的需求呈现出不断增长的态势。居家养老服务为老年人提供了熟悉环境中的生活照料；机构养老服务则为部分老年人提供了专业的养老设施与服务；医养结合服务将医疗与养老有机融合，满足了老年人在健康照护和生活照料方面的双重需求。

（三）影响老年人消费的因素

1. 经济能力

老年人的经济来源主要依赖退休金、过往储蓄以及部分子女的资助。然而，由于不同地区经济发展水平的差异，特别是城乡之间在退休金待遇、社会保障等方面存在较大差距，导致老年人的收入水平参差不齐，这对他们的消费能力和消费选择产生了显著影响。

2. 健康状态

随着年龄的增长，老年人身体功能逐渐衰退，各类疾病的发生率增加，这使得医疗支出在他们的消费结构中占据了较大比重。同时，身体功能的下降也限制了他们参与一些对体力要求较高的消费活动，如长途旅行等，从而影响了消费方向和范围。

3. 社会角色转变

退休标志着老年人社会角色的重大转变，他们从忙碌的工作状态中解脱出来，拥有了大量的闲暇时间。在这一转变过程中，消费重心也从满足工作需求逐渐转向家庭生活的改善以及休闲娱乐活动的参与，更加注重生活品质和情感体验。

4. 代际差异

“年轻老年人”（60~70 岁）由于相对年轻，接受新事物的能力较强，且受到现代社会观念的影响，在消费观念上更为开放，愿意尝试新的消费方式和产品。与之相比，“高龄老年人”（80 岁以上）受传统观念影响较深，消费观念相对保守，更倾向于选择熟悉、传统的消费方式和产品。

二、老年人的消费心理

（一）老年人消费行为的心理特征

老年人在长期的消费中形成了一种比较稳定的消费心理和行为习惯。然而，随着时代的快速发展，新的消费模式和产品不断涌现，这给习惯了传统消费的老年人带来了挑战。当他们尝试接触这些新事物时，内心常充满不安与疑惑。若此时遭遇别有用心之人的诱导，便极易陷入消费陷阱。

1. 补偿性消费的心理

随着老年人生活水平的提高、消费观念的转变及子女成人独立后经济负担的减轻，加上老年人在退休后有了更多的时间和相对稳定的经济收入，老年人会有一种想要补偿自己过去未能实现的愿望的心理。他们在美容美发、穿着打扮、旅游观光等方面表现出强烈的消费兴趣。这种补偿性消费动机不仅体现了老年人对美好生活的追求，也反映了他们对自我价值实现的渴望。这种补偿心理促使他们在消费时更愿意尝试新的事物，追求更高品质的生活体验，不再像年轻时那样过于节俭。并且通过消费，老年人可以在一定程度上满足自己的心理需求，提高生活质量和幸福感。

2. 求实求廉的心理

老年人在长期的生活实践中，养成了勤俭节约的生活习惯，使得他们在消费过程中往往更加注重商品的实用性和性价比，追求商品的质量可靠、经久耐用，而对于商品的外观、包装等附加价值相对不太在意。他们对于各种商品的性能和用途有着较为清晰的认识。在购买物品时，会仔细比较不同品牌、不同价格的产品，选择最适合自己需求且价格合理的商品。对于一些华而不实的产品，老年人通常会持谨慎态度，不会轻易跟风购买。

此外，老年人对于价格较为敏感，他们喜欢购买打折、促销的商品，并且在购买过程中会努力争取更多的优惠和赠品。这种求实求廉的心理，一方面是由于他们长期形成的消费观念，另一方面也是因为他们的收入相对固定，对生活成本较为关注。

3. 理性消费的心理

老年人经历了漫长的人生历程，积累了丰富的生活经验和消费经验。他们的消费观念相对成熟，消费行为更为理智。多数老年人的购买动机和行为属于理智型，在面对复杂的消费信息和选择时，他们往往会表现出谨慎的态度。在做出消费决策之前，老年人会花费较多的时间和精力收集信息、咨询他人意见，对各种可能的风险进行评估，这种谨慎的消费决策方式，虽然有助于降低消费风险，但也可能导致他们错过一些消费机会，或者在消费过程中过于犹豫不决。

4. 品牌怀旧的心理

老年人往往对过去的生活有着深厚的情感依恋，他们喜欢回忆过去的美好时光，对具有怀旧元素的商品和服务有着特殊的偏好。尤其对老字号品牌有着较高的忠诚度。他们认为这些品牌代表着质量和信誉。一些老字号品牌或者在长期消费过程中建立起信任的品牌，就像老朋友一般，更容易获得老年人的青睐。这种心理在一定程度上影响了老年人的消费决策，使他们在面对众多商品选择时，更倾向于选择熟悉的品牌。

5. 注重健康与养生的心理

随着年龄的增长，老年人对健康的关注度不断提高。他们渴望延年益寿，保持身体健康，因此，在消费选择上，健康食品和保健品成为他们的首选。老年人愿意为那些能够改善身体健康、提高生活质量的商品和服务支付更多的费用。同时，老年人在消费时也会受到周围环境和他人的影响，产生从众心理。当他们看到身边的同龄人购买了某种产品并且评价较好时，往往会心动并跟风购买。这种情况在老年群体中较为常见，尤其是在一些集体活动或者社交场合中，更容易被激发。

6. 追求便利和舒适的心理

随着年龄的增长，老年人的身体功能逐渐下降，行动可能不如年轻时方便。因此他们在日常生活中更加注重购买商品的舒适性和便利性。如，在选购家电产品时，老年人更倾向于那些具有大屏幕、大字体、大按键、语音控制等功能的设备，以便更好地满足他们的使用需求。在消费过程中，他们更倾向于选择方便快捷的购物方式和消费场所。同时，一些提供上门服务的商家也更容易吸引老年人，如上门理发、上门维修等服务，能够满足老年人对便利性的需求。

7. 满足情感需求的心理

老年人在退休后，社交圈子相对缩小，子女们也都成家立业，情感需求更为突出。他们渴望得到家人、朋友和社会的关爱与尊重。这种情感需求在一定程度上会影响他们的消费行为。如，一些老年人会为了给孙辈购买礼物而不惜花费较多的金钱，因为他们希望通过这种方式表达对孙辈的关爱，同时也能从孙辈的喜悦中获得情感满足。此外，一些老年人会参加各种老年活动，如旅游、老年大学、老年合唱团等，一方面充实自己的生活，另一方面满足社交和情感交流的需求。

在购买商品的过程中，老年人往往更容易受到销售人员热情周到服务和深切情感关怀的影响。销售人员亲切的笑容、耐心地讲解以及细致入微的关怀，都能深深触动老年人的心弦。这种温暖而贴心的服务，让老年人在购物过程中感受到被尊重和重视，从而更容易产生积极的购买意愿，并最终促成购买行为的发生。

（二）老年人消费容易受骗的原因

老年人作为一个特殊的消费群体，其消费行为不仅受到生理功能退化的影响，还深受心理因素的制约。老年人是一个相对脆弱的消费群体，在消费过程中容易成为不法分子的诈骗目标。深入分析老年人消费容易受骗的原因，对于加强老年人消费权益保护、促进老年人心理健康具有重要意义。

1. 认知能力下降

随着年龄的增长，老年人的认知能力会出现一定程度的衰退，“理性大脑”老化。理智脑退化是一个复杂而普遍的现象，可能与大脑中的神经元数量和连接逐渐减少有关，这是自然老化的结果。“理性大脑”的功能减退，使得老年人的记忆力、判断力和逻辑思维能力不如年轻时敏锐，他们在面对复杂的消费情境时，难以准确地分析和判断，容易上当受骗。如，在一些保健品推销活动中，推销人员会使用大量的专业术语和复杂的促销手段，老年人可能会被这些表面现象所迷惑，无法清晰地认识到产品的真实价值和潜在风险，从而做出错误的消费决策。

因此，当老年人被骗时，家人要尽量少些指责和埋怨，多些理解和宽容，他们被骗是有客观原因的，因为他们大脑中负责这块功能的大脑已经老化。同样的，被骗的老年人也不要太过内疚和自责。

2. 信息滞后，缺乏辨别能力

随着科技的飞速发展和社会信息的爆炸式增长，老年人相对年轻人来说，获取信息的渠道较为狭窄，往往难以跟上时代的步伐，导致信息滞后。他们可能对新兴的消费方式和商品缺乏了解，难以辨别真伪。一些不法分子利用老年人的这一弱点，通过虚假宣传、夸大其词等手段诱骗老年人购买假冒伪劣产品。

另一方面，随着直播电商的快速发展，中老年群体逐渐成为新兴消费力量。老年人群体对于网络购物、金融理财等这些新兴的消费领域，往往了解得相对较少。他们可能习惯了传统的购物方式和理财模式，对于互联网带来的便捷与风险并存的新事物，缺乏足够的认知和经验。因此，当他们在网络上遇到各种看似诱人的优惠信息、高回报的投资项目时，往往难以准确判断其真实性和合法性。特别是在面对网络诈骗、非法集资等精心设计的陷阱时，老年人由于防范意识薄弱，辨识能力有限，很容易就落入不法分子的圈套。这不仅可能导致他们的财产受损，还可能给他们的心理和生活带来严重的负面影响。

3. 情感需求容易被利用

扫码查看
拓展阅读

老年人有着强烈的情感需求和健康需求。随着退休、子女离巢等，老年人可能会感到孤独和失落，他们渴望得到家人的关怀和陪伴。然而，由于子女工作繁忙等原因，老年人往往难以得到足够的家庭关怀。一些不法分子利用老年人的这种心理需求，通过冒充亲人、朋友等方式骗取老年人的信任，进而实施诈骗行为。另外，一些商家通过热情地问候、关心和陪伴等方式，取得老年人的信任，进而诱导他们消费。

4. 社会支持不足

老年人在消费过程中，非常需要家人和社会的关心与支持。他们随着年龄的增长，可能在认知、判断以及信息获取等方面逐渐表现出一定的局限性，这使得他们在面对复杂多变的消费市场时显得比较脆弱。然而，由于子女们工作繁忙，缺乏陪伴，同时，社会关爱体系的建设也尚不完善，针对老年人的消费保护、权益维护等方面的服务还存在诸多空白。

在这种背景下，老年人在进行消费决策时往往缺乏有效的社会支持。他们可能面对琳琅满目的商品和服务感到无所适从，不知道如何做出最合适的选择。而一些子女对他们的消费行为关注不够，没有及时地向老年人传达正确的消费观念，更没有教会他们如何识别消费陷阱、防范诈骗的手段。

因此，当老年人在消费过程中遇到问题时，往往感到孤立无援，不知道该如何应对。这不仅可能让他们遭受经济损失，更可能对他们的心理健康造成不良影响，让他们感到被忽视、被遗忘。

5. 认知偏差与思维定式

老年人在长期的生活经历中，形成了一定的认知模式和思维定式。这些认知偏差和思维定式在一定程度上影响了他们对消费信息的判断和决策。如，一些老年人过于相信熟人的推荐，认为熟人不会欺骗自己，因此在购买商品或服务时，往往不会对其质量和价格进行仔细考察。

此外，一些老年人存在“贪小便宜”的心理。老年人在消费时更倾向于那些看似“划算”“实惠”的消费方式。而这种“划算”“实惠”往往就是“贪小便宜”心理的体现。这种心理可能源于他们多年生活经验的积累，以及在特定社会历史背景下形成的消费观念。老年人经历过物资相对匮乏的年代，那时，每一分钱都显得尤为珍贵，节省成了他们生活的主旋律。这种习惯在潜移默化中塑造了他们对待消费的态度，即使到了物质相对丰富的今天，这种“贪小便宜”的心理依然难以完全消除。然而，这种“贪小便宜”的心理有时也可能让老年人陷入消费陷阱。

6. 对健康的渴望导致盲目消费

随着年龄的增长，老年人对健康的关注度不断提高。保持身体健康、延年益寿成了他们晚年生活的重要追求。为了实现这一目标，老年人愿意投入更多的时间和精力，去尝试各种养生方法，学习健康知识，甚至不惜付出高昂的代价来购买有助于健康的产品和服务。

老年人这种对健康的强烈渴望，却也为一些不法分子提供了可乘之机。他们深谙老年人的心理需求，利用老年人对健康的迫切追求，通过一系列夸大其词、虚假宣传的手段，诱骗老年人购买高价保健品或假冒伪劣产品。这些不法分子往往将自己的产品吹嘘得神乎其神，让老年人信以为真。

7. 维权意识薄弱

老年人在消费过程中，当遇到商品质量问题、服务不到位或是遭遇欺诈等情况时，他们的维权意识往往相对较弱。这是多方面的因素导致的现象。一方面，老年人可能认为维权是一件麻烦事，他们担心一旦开始维权，会牵扯进一系列纠纷之中，影响自己原本平静的生活。另一方面，他们也可能对维权过程感到陌生和恐惧，认为这个过程复杂难懂，耗时耗力，自己年事已高，无力应对。

这种心理在一定程度上被一些不法商家所利用，肆无忌惮地进行各种欺诈行为。他们可能销售假冒伪劣商品，提供劣质服务，甚至在交易过程中设置陷阱，骗取老年人的钱财。而老年人往往选择了忍气吞声，不敢或不愿站出来维护自己的合法权益。这种现状不仅损害了老年人的经济利益，更对他们的身心健康造成了严重的影响。

（三）老年人消费相关的心理照护

扫码查看拓展阅读

在物质丰富的今天，老年群体的消费市场日益壮大，他们的消费行为也愈发受到关注。针对老年人消费行为的心理特征和容易受骗的原因，我们需要从多个方面入手，加强老年人消费行为的心理照护，促进老年人的心理健康和消费权益保护。

1. 提高老年人的认知能力

（1）开展认知训练活动：组织老年人参加认知训练活动，如记忆训练、逻辑思维训练等。这些训练活动可以通过游戏、竞赛等形式进行，增加趣味性和吸引力。通过定期的认知训练，帮助老年人延缓认知能力的衰退，提高他们的判断力和分析能力，使他们在面对复杂的消费情境时能够更加清晰地思考和决策。

（2）鼓励老年人学习新知识：鼓励老年人学习新知识，尤其是与消费相关的知识，如互联网知识、金融知识等。社区可以开设老年学习班，提供相应的课程和教材，帮助老年人掌握基本的网络操作技能，了解金融市场的基本规则。通过学习新知识，老年人能够更好地适应社会发展的变化，提高自己的消费能力。

2. 加强信息教育和宣传

针对老年人信息滞后的问题，我们需要加强信息教育和宣传，提高老年人的信息素养和辨别能力。通过举办讲座、发放宣传资料等方式，向老年人普及新兴消费方式和商品知识，讲座内容可以涵盖商品选购技巧、消费维权知识、防诈骗知识等方面，通过生动形象的案例分析和实际操作演示，帮助老年人提高消费辨别能力和自我保护意识，帮助他们了解市场动态和商品价格信息。同时，我们还可以引导老年人关注正规媒体和渠道的信息发布，避免受到虚假广告和诈骗信息的误导。

3. 提供情感支持和陪伴

针对老年人心里孤单的问题，家庭和社会需要提供情感支持和陪伴，满足他们的心理需求。

（1）家庭成员的关心与陪伴是基石：家人作为老年人最亲近的人，应该承担起更多的关怀责任。他们应该多关心老年人的生活状况，不仅仅是物质上的满足，更要关注他们的精神世界。经常与老年人沟通交流，耐心倾听他们内心的想法和感受，让他们感受到家人的温暖和关爱。

（2）社交活动是重要的补充：同时，我们还应该积极鼓励老年人走出家门，参加各种社交活动。这些活动可以是社区组织的文艺演出、健康讲座，也可以是老年人自发的兴趣爱好小组，如书法班、舞蹈队等。通过参加这些活动，老年人可以结交新朋友，扩大自己的社交圈子，感受到集体的温暖和力量。同时，这些活动也能丰富老年人的精神生活，激发他们的生活热情，让他们的晚年生活更加多姿多彩。

4. 建立家庭和社会支持体系

为了更有效地进行老年人消费行为的心理照护，我们需要建立家庭和社会支持体系，为老年人提供全方位的关怀和支持。家庭成员应该承担起照顾老年人的责任和义务，关注他们的生活状况和心理需求，提供必要的帮助和支持。

同时，社会各界也应该关注老年人的消费权益保护和心理健康问题，加强相关法律法规的制定和执行力度，为老年人提供安全、便捷、优质的消费环境和服务。政府可以出台相关政策法规，规范老年消费市场的秩序和行为准则；企业可以加强自律和诚信经营意识，为老年人提供优质的产品和服务；社会组织可以开展志愿服务和公益活动，为老年人提供精神慰藉和生活帮助等。

5. 培养理性消费观念，引导适应新兴消费方式

针对老年人容易上当受骗的问题，我们需要培养他们的理性消费观念，引导他们树立正确的消费观和价值观。通过教育引导和心理辅导等方式，帮助老年人认识到自己的消费需求和经济状况，避免冲动购买。同时，我们还可以引导老年人关注商品的质量和实用性，避免被虚假广告和夸大宣传所迷惑。家庭成员可以与老年人共同制订消费计划，明确消费预算和购物清单，帮助老年人合理安排消费支出，避免过度消费和浪费。

针对老年人对新兴消费方式不熟悉的问题，我们需要引导他们适应新兴消费方式，提高他们的消费便利性和安全性。通过教育引导和技术支持等方式，帮助老年人了解电子商务和移动支付等新兴消费方式的特点和优势，掌握相关的操作技巧和安全知识。同时，我们还可以为老年人提供便捷的消费渠道和服务平台，满足他们的消费需求和购物体验。

6. 关注老年人健康消费心理

针对老年人对健康的渴望导致盲目消费的问题，我们需要关注老年人的健康消费心理，引导他们理性消费和科学养生。可以通过教育引导和心理辅导等方式，帮助老年人认识到健康消费的重要性和必要性，避免盲目跟风。

同时，我们还可以为老年人提供科学的健康咨询和养生建议，帮助他们了解健康饮食、适量运动、心理调节等方面的知识，提高他们的健康素养和生活质量。社区可以邀请医疗专家和营养

师为老年人举办健康讲座和义诊活动，提供个性化的健康咨询和养生建议，帮助他们建立科学的健康生活方式和消费观念。

7. 增强老年人的维权意识

（1）开展维权知识培训：举办老年人维权知识培训活动，邀请法律专家、消费维权人士为老年人讲解维权的法律法规、程序和方法。培训内容可以包括如何收集证据、如何投诉、如何申请仲裁等。通过维权知识培训，让老年人了解自己的合法权益，掌握正确的维权途径和方法，增强他们的维权意识和能力。

（2）建立老年维权服务机制：社会应建立健全老年维权服务机制，设立专门的老年维权热线、维权服务中心等，为老年人提供及时、便捷的维权服务。当老年人在消费过程中遇到问题时，能够及时得到专业的帮助和指导。同时，相关部门要加强对老年消费市场的监管，严厉打击侵害老年人合法权益的行为，为老年人创造一个安全、放心的消费环境。

新知小结

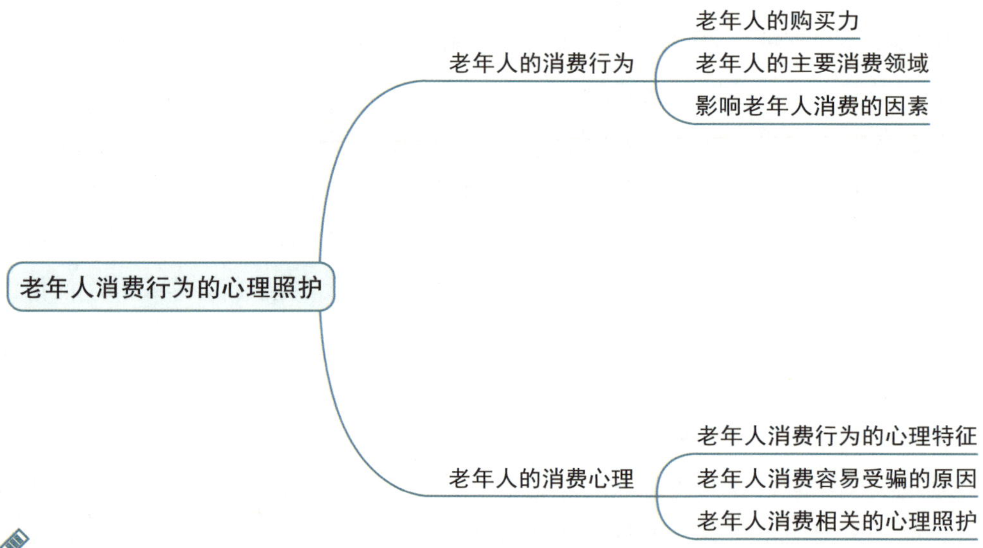

技能提升

老年人消费心理照护实训

1. 理论依据

在长期消费实践中，老年人逐渐塑造出稳定的消费心理与行为习惯，常见的消费心理类型呈现出多元特征。他们可能怀有补偿性消费心理，过去因经济或环境所限未能满足的消费需求，如今有条件便想通过消费加以弥补；秉持求实求廉心理，消费时高度关注商品实用性与性价比，对价格敏感，钟情物美价廉之物；拥有理性消费心理，不轻易被广告、促销左右，依据自身实际需求和对商品的认知谨慎抉择；存在品牌怀旧心理，对曾用过且印象良好的老品牌饱含深情，信赖其质量口碑，消费时多倾向于熟悉的老品牌；具备注重健康与养生心理，随着年龄增长愈发关注自身健康，消费优先考量养生保健类产品与服务；展现追求便利和舒适心理，购物时格外看重环境是否舒适、流程是否便捷，期望轻松实现消费需求；还有满足情感需求心理，借由购买礼物赠送亲友等消费行为，增进人际关系，获取情感满足。

2. 模拟练习

（1）情景设定：在某小区门口，一位销售人员正向几位老年人热情宣传一款保健床垫，声称该床垫具有神奇功效，不仅能抗癌，还能抵抗各类疾病。听了销售人员的介绍后，在场的几位老年人都产生了强烈的购买欲望。这时，小区的照护员小张路过，了解情况后，决定介入引导老年人客观评估产品功能与自身需求，避免盲目购买。

（2）角色扮演：学生分成小组，每组针对案例中老年人的消费心理进行分析，讨论应采取的心理照护措施和引导策略。分组模拟练习，一名同学扮演销售人员，一名同学扮演照护员小张，其余同学扮演老年人，模拟结束后角色互换。

3. 讨论与总结

学生分组交流模拟体验与问题，分享感受。

任务检查

“老年人消费行为的心理照护”任务检查表，见表 3-3-1。

表 3-3-1　“老年人消费行为的心理照护”任务检查表

序号	检查项目	自我检查	自我点评	组内互查	教师点评
1	老年人的购买力	是□否□		是□否□	
2	老年人的主要消费领域	是□否□		是□否□	
3	影响老年人消费的因素	是□否□		是□否□	
4	老年人消费行为的心理特征	是□否□		是□否□	
5	老年人消费容易受骗的原因	是□否□		是□否□	
6	老年人消费相关的心理照护	是□否□		是□否□	
7	老年人消费心理照护实训	是□否□		是□否□	

【练习题】

扫码查看练习题答案

A1 型题

1. 随着年龄的增长，老年人 ____ 老化，会导致老年人认知能力会出现一定程度的衰退。（　　）

A. 本能脑　　B. 情绪脑　　C. 理智脑　　D. 小脑　　E. 胼胝体

2. 以下哪个方面是老年人在购买商品时不会考虑的？（　　）

A. 时尚元素　　B. 价格　　C. 品牌知名度　　D. 实用性　　E. 舒适度

3. 老年人消费容易受骗的原因是？（　　）

A. 老年人认知能力下降　　B. 老年人维权意识薄弱

C. 商家利用老年人的情感需求　　D. 老年人社会支持不足

E. 以上都是

4. 老年人的消费心理有哪些？（　　）

A. 补偿性消费的心理　　B. 求实求廉的心理

C. 注重健康与养生的心理　　D. 追求便利和舒适的心理

E. 以上都是

5. 如何减少老年人消费受骗现象？（　　）

A. 提高老年人的认知　　B. 家人多陪伴支持

C. 社区定期举办宣传讲座　　D. 社会建立健全相关法律法规

E. 以上都是

A2 型题

1. 王奶奶退休多年，每月有固定的养老金。她最近迷上了网购，经常在网上购买各种生活用品和保健品。对于王奶奶的行为，以下哪项描述最符合其消费心理？（　　）

A. 追求时尚，喜欢尝试新鲜事物　　B. 注重实用，追求性价比

C. 受子女影响，跟随潮流　　D. 渴望社交，通过网购增加与人交流的机会

E. 迷恋网络

2. 张爷爷和老伴平时生活节俭，但对孙子的教育投入毫不吝啬。他们经常为孙子报名参加各种兴趣班和补习班。张爷爷和老伴的消费行为反映了哪种心理？（　　）

A. 满足情感需求的心理，愿意为后代投资

B. 补偿心理，希望弥补自己年轻时的遗憾

C. 从众心理，跟随其他家庭的做法

D. 求异心理，追求与众不同的教育方式

E. 理性消费的心理

3. 李阿姨退休前是一名教师，退休后她开始关注养生和健康饮食。她经常参加各种健康讲座和购买保健品。对于李阿姨的行为，以下哪项解释最为合理？（　　）

A. 追求长寿，对健康和生命质量有高要求

B. 受广告影响，盲目购买保健品

C. 无聊消遣，通过参加讲座打发时间

D. 跟风心理，跟随周围老年人的做法

E. 补偿心理，希望弥补自己年轻时的遗憾

4. 赵伯伯和老伴喜欢旅游，他们经常选择跟团游，但总是对行程安排和酒店住宿有较高要求。赵伯伯和老伴的消费行为体现了哪种心理？（　　）

A. 求新求异心理，喜欢尝试不同的旅游方式

B. 追求舒适心理，追求高品质的旅游体验

C. 从众心理，跟随旅游团的安排

D. 怀旧心理，喜欢游览具有历史意义的地方

E. 补偿心理，希望弥补自己年轻时的遗憾

5. 张大爷最近通过电视购物购买了一款声称能“包治百病”的保健品，花费了大量积蓄。然而，家人发现这款保健品并没有宣传中的效果，甚至可能含有对身体有害的成分。面对这种情况，以下哪项措施是家人应该采取的？（　　）

A. 立即停止服用该保健品，并带张大爷去医院进行全面检查，确保身体健康

B. 不要责备张大爷，向张大爷耐心解释说明

C. 和张大爷一起尝试联系电视购物平台，要求退货并索赔

D. 和张大爷一起向社区或相关机构举报该电视购物平台

E. 以上都对

任务四　老年人离家养老的心理照护

任务目标

素质目标

1. 具备尊老爱老、耐心细致的职业素养，能够真诚地对待每一位离家养老的老年人，展现出同情心和责任感。

2. 提高自我情绪管理能力，保持积极稳定的心态，为老年人提供情感支持和心理慰藉。

3. 增强团队合作意识，能够与其他养老服务人员有效沟通，共同为老年人创造和谐的养老环境。

知识目标

1. 掌握老年人离家养老的发展现状和主要类型，了解不同养老模式下老年人的心理需求与变化。

2. 熟悉老年人离家养老过程中可能出现的常见心理问题，如孤独感、失落感、焦虑等，并知晓其成因和影响。

3. 了解老年人离家养老的心理照护方法和心理照护工作者的素质要求，为提供专业化的心理照护服务奠定基础。

能力目标

1. 能够模拟养老院环境，运用所学心理照护技巧与老年人互动，提高实践操作能力。

2. 能够熟练掌握养老院老年人的心理照护流程，包括建立信任关系、开展心理评估、实施照护措施等。

3. 能够对自己的实训表现进行反思和总结，不断完善和提高心理照护技能。

案例导入

李奶奶的老伴不久前去世，虽然有三个孩子，但他们都在外地忙于工作，无法时常陪伴她。尽管孩子们建议请个保姆，李奶奶却坚决拒绝，认为自己能照顾好自己，过得也挺好。然而，随

着时间的推移，她开始感到孤独，情绪低落，生活变得不规律，常常不愿意出门，甚至连之前心爱的花卉也因疏于照料而凋零。孩子们看到她的状况越来越糟糕，决定带她去参观一家养老院。起初，李奶奶对养老院的想法十分抵触，甚至愤怒地质问孩子们为何要把她送走。但当她走进养老院，看到干净的环境、丰富的活动和开心的老年人们，心中渐渐涌起了一丝向往。她还遇到了一位老朋友，朋友告诉她养老院的种种好处，包括有趣的生活、减轻孩子的负担等，李奶奶最终心悦诚服，决定搬进养老院。

任务描述

1. 照护员试分析李奶奶参观养老院前后的心理行为变化及其原因。

2. 照护员引导老年人参观熟悉养老院，应该注意哪些方面？可采取哪些方式让老年人适应离家养老？

新知初探

扫码查看课件

一、老年人离家养老基础认知

离家养老是指老年人因身体功能衰退、家庭照料资源不足或主动追求适老化生活，选择离开原有居所，在专业养老机构、社区养老设施或异地养老社区等社会化场所中，通过第三方服务支持实现长期生活照护的行为模式。离家养老的老年人脱离了传统家庭物理空间，进入具备适老化改造的公共居住环境；日常生活支持从家庭供给转为专业机构 / 人员承担；老年人的社会角色面临重构，伴随居住场景变化产生的社会身份、家庭权力关系及自我认知调整。

（一）老年人离家养老的发展现状

离家养老作为社会化养老的重要模式，其在我国的兴起与人口结构、社会经济转型及文化观念变迁紧密交织。

1. 人口结构剧变催生刚性需求

截至 2024 年末，我国 60 岁及以上人口已超 3.1 亿，占总人口 22%，高龄、失能、独居老年人比例攀升，传统“多代同堂”家庭模式因独生子女政策及人口流动加速而难以为继，家庭照料能力严重不足。其中农村地区老龄化程度显著高于城市（农村老年人口占比达 25% 以上），青壮年外流导致“空巢化”加剧，亟须社会化养老填补服务空白。尤其是失能老年人数量已超 4 000 万，居家照护对医疗照护、康复支持的专业性要求极高，普通家庭难以满足。医养结合型养老机构通过整合医疗资源，成为此类群体的重要选择。

2. 社会经济转型推动模式分化

城市高收入群体追求“品质养老”，倾向高端养老社区或旅居养老，享受个性化服务与社交资源（例如“银龄书院”、智慧养老产品）。农村及低收入群体依赖普惠型养老服务，依托县域养老服务中心及互助养老模式（例如“时间银行”“长者饭堂”），以低成本解决基础需求。

扫码查看微课

3. 人文环境变迁重塑养老观念

有调查显示，51.5% 的城市老年人认为养老“与年龄无关，取决于健康状态”，传统“养儿防老”观念弱化，更注重生活自主权与尊严。其中20世纪60年代出生的“新老年人”受教育水平高、社会参与意愿强，倾向于选择能提供再就业、志愿服务平台的养老社区，实现“老有所为”。而“80”后独生子女一代面临“421（4老年人、2子女、1孙辈）家庭”压力，经济与时间成本倒逼家庭接受社会化养老分担责任。同时，机构养老的社会舆论逐步去污名化，机构养老从“无奈选择”转向“主动规划”，尤其是智慧养老院、社区嵌入式服务等新模式提升了公众信任度。

4. 政策与服务体系完善拓展适用场景

近年，国家推动“县—乡—村”三级设施联动，县级综合养老服务平台、乡镇区域养老服务中心及社区嵌入式机构形成覆盖网络，三级养老服务网络建设使离家养老可“就近就便”实现。政策鼓励银发经济与文旅、健康等产业融合，催生旅居养老、康养小镇等新业态，产业升级满足多样化需求。同时，智慧养老技术（例如健康监测机器人、远程医疗）的应用，降低了居家养老风险，推动部分家庭转向“离家＋智慧化”混合养老模式。另外，“老年人能力评估师”等职业规范化，专业人才、持证人员的增加，提高了服务精准度，增强了行业专业性，减少了家庭对服务质量的担忧。

（二）老年人离家养老的主要类型

1. 机构养老

主要指养老院、照护院等专业养老机构，老年人入住专业养老机构，由专业人员提供生活照料、医疗照护等服务。这种类型的适用人群主要包括生活自理能力较差、需要长期医疗照护或家庭无法提供照料的老年人。

2. 社区养老

主要指日间照料中心、社区养老驿站等社区配套服机构，老年人白天在社区机构接受照料，晚上回家居住，或由社区提供上门服务。这种类型的适用人群主要指希望保持一定独立性但需要部分生活支持的老年人。

3. 医养结合型养老

针对慢性病或术后康复期的老年人，养老机构与医疗机构合作，为其提供医疗、康复与养老一体化服务。

4. 异地养老

一些经济条件较好、追求更高生活质量的老年人，越来越多地选择短期或长期移居气候适宜、成本较低的地区，进行旅居养老、候鸟式养老。

5. 高端社区养老

指为少数经济条件优越、注重生活品质的老年人提供的，高品质居住环境、丰富的社交活动及个性化服务，类似“老年大学＋度假村”模式。

二、老年人离家养老的一般心理照护

（一）老年人离家养老常见心理问题

除了老年人群体普遍存在的记忆力、判断力衰退、反应迟钝、重复提问或定向障碍等认知功能减退等问题，离家养老的老年人还有可能在以下几方面存在突出表现。

1. 孤独感与失落感

因为脱离原有社交圈，缺乏家庭成员的日常陪伴。离家养老的老年人可能出现情绪低落、沉默寡言，甚至“被遗弃感”等心理感受。

2. 身份认同危机

离家养老的老年人从家庭核心角色转变为“被照顾者”，他们会感到失去对生活的掌控感，从而导致他们自我价值感降低，抗拒接受帮助。

3. 适应障碍

初到养老院等离家养老的机构，老年人会出现对新环境、新规则（例如作息时间、饭菜质量）等的不适应现象，容易导致焦虑、失眠、易怒或退缩行为。

4. 死亡焦虑

在离家养老的环境中，老年人会更多地目睹同龄人健康状况恶化、死亡等场景，这会引发老年人对疾病和死亡的恐惧，表现出过度关注自己的身体症状，或回避健康话题等现象。

扫码查看拓展阅读

（二）老年人离家养老的心理照护策略

通过对离家养老的老年人进行系统性的心理照护，可帮助老年人重建生活意义感，实现从“生存”到“生活”的转变。

1. 环境适应支持

环境适应支持旨在帮助老年人更好地适应新居住环境，减轻因环境变化带来的焦虑和不安。首先，为老年人提供舒适的居住环境，确保老年人的居住空间舒适、安全，减少对生活的排斥感；其次，采用渐进式过渡的方式，入住前带老年人多次参观新环境，使其逐步适应；再次，允许老年人携带熟悉的物品、照片、家具等，可以通过个性化的布置熟悉，来增强老年人的归属感；第四，一方面保留老年人原有的良好生活习惯（如晨练、阅读时间）等，另一方面帮助老年人制订、建立更合理的日常生活作息规律，建立“生活仪式感”，使他们能够在新的环境中形成稳定的生活习惯，增强安全感；最后，提供适应性训练，帮助老年人熟悉新环境的设施和服务，例如使用紧急呼叫系统、了解餐饮安排等。

2. 情感联结维护

情感联结维护是通过建立和强化老年人与家人、朋友之间的情感联系来缓解孤独感和焦虑。例如定期与家人视频通话、电话聊天、定期探访和沟通等，强化家庭纽带，保持情感联系，增进亲情，从而避免仅依赖财物等物质支持，制订明确的探访计划（如每周日、家庭日），还减少不确定性带来的焦虑；在养老院内组织社交活动，帮助老年人结交新朋友，形成新的社交网络，增强归属感；还可以组织儿童到养老机构开展活动，通过跨代互动，激发老年人的情感活力；最后，专业的心理疏导为老年人提供情感支持和倾诉机会，允许老年人表达情感和需求，也可以减少老年人的孤独感。

3. 社会角色重建

社会角色重建是帮助老年人重新找到自我价值和社会认同感的重要环节。鼓励老年人参与社区 / 机构的日常事务管理决策，如活动策划、餐饮选择等，这样的赋权参与，可以有效增强他们的自主感和责任感；支持老年人发展个人兴趣和爱好，根据兴趣特长进行分组，组织相关的活动，重建社交网络，让他们在新环境中找到成就感和满足感；设立“长者导师”岗位，鼓励有手工、光荣历史或其他专长的老年人，向其他人传授经验或讲说故事；鼓励老年人参与志愿服务或社区活动，让他们重新感受到社会角色，增强自我价值感。

4. 认知与情绪干预

认知与情绪干预旨在通过心理干预技术改善老年人的认知能力与情绪状况。可以开展认知训练活动，例如记忆游戏、智力游戏等，能够帮助老年人保持精神活力，提高认知水平；教授情绪管理技巧，能够帮助老年人识别和调节负面情绪，增强应对压力的能力；设置心理教育课程，能够帮助老年人了解自身心理健康状态变化的原因，增强心理素质和应对能力。日常还可以采用“怀旧疗法”，通过老照片、音乐、物品等引导老年人回忆，增强自我认同；组织“生命故事分享会”，互动中肯定老年人的人生价值；条件允许的情况下，还可以采用“宠物辅助治疗”，引入温顺动物进行陪伴，降低老年人的孤独感。

5. 专业心理支持

专业心理支持是为老年人提供专业的心理咨询和治疗服务，以应对心理健康问题。首先应对老年人定期进行心理健康评估，了解老年人的心理状态和需求，筛查早期心理问题，并建档管理，以便及时制订个性化的心理照护方案；提供专业的心理咨询服务，帮助老年人解决焦虑、抑郁等心理困扰，促进其心理健康水平提升；针对丧偶、疾病适应等主题开展团体心理辅导；针对突发的心理危机情况，提供及时的干预和支持，避免问题加重，确保老年人的心理安全；对重症老年人提供死亡教育、临终关怀，协助完成遗愿清单。

总之，老年人离家养老的心理照护需多维度介入，家庭层面要避免“情感断联”，需持续传递关爱而非仅物质支持；机构层面需设计人性化服务，避免机械化流程加剧无助感；社会层面通过公共宣传减少对机构养老的污名化，增强社会接纳度。

三、养老院老年人的心理照护

（一）心理照护工作者的素质要求

养老院中的心理照护工作者既包括专职的心理咨询师、治疗师，也包括照护员。其中照护员是与老年人接触最频繁的人，在老年人的生活中扮演着至关重要的角色，他们不仅是老年人的照顾者，更是心灵的陪伴者，他们的心理照护能力直接关系到老年人的生活质量和心理健康。在养老院的各项工作过程中，心理照护工作者都不仅是在照顾他人，更是在成就自我，实现个人的价值和使命。

1. 心理照护的认知基石——正确的老年观与服务理念

树立正确的老年观和服务理念是开展心理照护的基础。老年人是社会的宝贵财富，他们身上承载着丰富的知识与经验，是社会文化的传递者和稳定社会的基石。需要认识到，老年人并不是社会的负担，而是值得尊重和关爱的人。首先，应认识到每位老年人都有其独特的生活经历和价值，尊重老年人的独立性和选择权，使他们在养老院中依然能够感受到自我价值的实现；其次，应以积极、温暖的态度与老年人沟通，关注他们的需求和情感，努力为他们创造一个安全、温馨的生活环境；最后，通过组织相关活动，帮助老年人分享和传承他们的经验与智慧，从而促进他们的自信心和社交能力。

2. 情感联结的三维支柱——充满爱心、耐心和孝心

老年人对亲情的渴望是最为强烈的，对老年人的关心与爱护不仅体现在日常生活中，更应体现在情感支持上，要能感知老年人的孤独和需求，给予他们情感上的温暖；老年人由于身体功能下降，常常需要更多的时间和耐心来适应生活的变化，应耐心倾听老年人的诉说，尊重他们的生活习惯和

节奏，给予他们充足的时间去适应；还应从心底接纳老年人，理解他们的经历与感受，像对待自己的父母一样照顾他们，这种换位思维有助于建立与老年人之间的信任关系，提升双方的情感连接。

3. 超越物质回报的价值追求——全情投入的职业精神

照护工作不仅仅是职业，更是一种责任和使命。心理照护工作者应全身心投入到工作中，做到以下几点：首先需要认识到自己的工作是为老年人提供幸福、舒适的生活，因此应以奉献精神为荣，通过积极参与各项照护工作，努力改善老年人的生活质量；其次应真心关心老年人的生活和情感状态，通过建立良好的沟通与互动，帮助老年人减轻心理负担，增强他们的幸福感；最后，在照护过程中，也应不断反思和提升自我，通过专业学习和实践积累经验，进一步提高自己的心理照护能力。

4. 人文关怀的具象表达——平等尊重的实践智慧

每位老年人都是独特的个体，应尊重他们的个性与选择，做到以下几点：首先，无论老年人背景如何，都应对他们一视同仁，给予平等的关怀与尊重，关注每位老年人的需求，帮助他们建立自信与自尊；其次，应通过倾听老年人的心声，理解他们的情感与需求，在日常照护中尊重他们的选择，使他们感受到被重视和理解；最后，随着照护时间的增加，心理照护工作者与老年人之间会产生一种特殊的代际亲情，这种亲情是相互尊重与关爱的体现，有助于增强老年人的归属感与幸福感。

5. 从标准化到精准化的跨越——个性化照护能力

不同的老年人在性格、兴趣和需求上存在差异，应根据这些差异采取个性化的照护方式。首先，需定期观察老年人的情绪变化与生活状态，及时评估他们的心理需求，从而制订合适的照护计划；其次，针对性格外向的老年人，心理照护工作者可以充当倾听者，与他们进行深入的交流，而对于性格内向的老年人，则可以通过组织适当的活动促进他们的参与感；最后，在实施照护方案时，需要灵活调整方法，根据老年人的反馈和需求变化，及时优化照护策略，以达到最佳效果。

6. 激活老年生命力的引擎——活动组织与激励能力

适当的文体活动对老年人的身心健康至关重要。首先应通过沟通与激励，帮助老年人树立积极的健康观，激励他们参与到适合的活动中去，让老年人意识到锻炼对身心健康的重要性；其次，在养老院中，可以根据老年人的身体状况和兴趣，组织适合的文体活动，如太极、健身操等，让老年人在活动中锻炼身体、释放压力；最后，通过激励和鼓励，营造一个积极、开放的活动氛围，让老年人感受到参与活动的乐趣与价值，增强他们的自信心。

7. 应对老龄社会的必修课——持续不断的专业成长

作为心理照护工作者，不仅要具备扎实的照护知识，还应不断提高自身的专业素养。首先应深入学习与老年人相关的心理学知识，了解老年人身心发展的特点，以便更好地服务于他们；除了基本的照护技能外，还应学习有关老年常见病的预防与照护、老年膳食与营养等相关知识，以满足老年人日益增长的需求；最后，应注重自身的人文修养，培养对老年人的同理心和人文关怀，使其在照护工作中更具温情与关爱。

（二）养老院老年人的心理照护技巧

在养老院中，通过有效的心理照护技巧来提高老年人的生活质量，可以促进老年人的身心健康。只有在良好的心理照护下，老年人才能在养老院中享受快乐、充实的生活，能够在晚年生活中找到自己的价值，感受到来自社会的关爱与温暖。

1. 保持积极的生活态度

积极的生活态度是老年人心理健康的关键。心理学家曾经指出，生活的感觉往往取决于个人的态度。在日常照护中，可以通过以下方式帮助老年人保持积极态度。

（1）鼓励主动安排生活：鼓励老年人参与到日常生活的安排中，例如，让他们自己选择饮食、活动和交友。在日常生活中，老年人若能感受到自主权，会更有动力参与生活，提升他们的幸福感。

（2）建立正向引导：在与老年人互动时，通过积极、乐观的语言来引导他们的情绪。例如，当老年人抱怨时，可以引导他们从积极的角度看待事物，帮助他们发现生活的美好，比如用一种幽默的方式引导老年人看到生活中的小确幸。

（3）分享积极故事：定期组织分享会，邀请老年人分享他们的生活经历和积极的故事。这不仅能让老年人感受到他们的经历被重视，还能激励他们保持积极的生活态度。

2. 鼓励学习与探索

随着年龄的增长，许多老年人可能会感到无聊和空虚，因此，鼓励老年人“活到老，学到老”至关重要。

（1）激发好奇心：通过组织学习活动，启发老年人的好奇心，鼓励他们学习新知识；开设各种兴趣班，如书法、绘画、手工艺等，让老年人有机会接触新事物，充实他们的生活。

（2）提供心理知识教育：帮助老年人了解他们在生理和心理上可能发生的变化，以及相应的适应方法，例如组织心理健康讲座，让老年人意识到心理健康的重要性，从而主动寻求帮助。

（3）鼓励自我学习：为老年人提供一些适合的阅读材料和学习资源，鼓励他们通过自学来满足自己的好奇心和求知欲；也可以在生活中不断与老年人分享新知识，以激发他们的学习兴趣。

3. 老有所用，老有所乐

老年人希望在生活中找到自己的价值，通过以下方式可以让他们感受到“老有所用”的快乐。

（1）分配适当的任务：根据老年人的兴趣和能力，分配一些适合他们的轻松工作，如花园维护、图书管理等，让老年人参与到养老院的日常管理中，不仅能增强他们的责任感，还能让他们感受到被需要。

（2）提供多样化的活动：组织丰富多彩的活动，如音乐会、文艺演出、运动会等，让老年人有机会展示自己的才华。同时，也鼓励他们参与到这些活动的策划和组织中，从而进一步感受到自己的价值。

（3）支持个人兴趣：鼓励老年人发展个人兴趣爱好，如绘画、摄影等。通过这些活动，老年人可以表达自己的情感，陶冶情操，丰富他们的晚年生活。

4. 维持良好的人际关系

良好的人际关系对老年人的心理健康至关重要，通过以下方式可以促进老年人之间的交流与互动。

（1）鼓励互动：在养老院中，应创造机会促进老年人之间的交流与互动，例如组织小组活动，如棋牌比赛、读书会等，让老年人有机会相互了解，增进友谊。

（2）建立家庭关系：鼓励老年人与家属保持密切联系，定期组织探访活动。心理照护工作者应主动与老年人的家属沟通，了解老年人的家庭状况和情感需求，帮助他们在家庭和养老院之间建立良好的联系。

（3）营造和谐氛围：通过积极的言语和行动，营造一个和谐的生活氛围；通过开展团体活动，增强老年人之间的凝聚力，帮助他们形成良好的人际关系。

5. 通过日常行动建立融洽关系

良好的关系是心理照护取得成效的关键，通过以下方式可以与老年人建立融洽的关系。

（1）倾听与理解：在日常照护中，应倾听老年人的需求与想法，尊重他们的意见。通过细心观察老年人的情绪变化，及时给予关怀和支持。

（2）亲近的举止：应通过嘘寒问暖、拉手、盖被等小动作来拉近与老年人之间的距离。这样可以让老年人感受到温暖和关心，增强他们的安全感。

（3）保持积极情绪：在与老年人互动时，要保持健康乐观的态度。微笑服务，积极回应老年人的需求，树立可亲可信的形象，让老年人愿意主动倾诉自己的烦恼。

6. 与家属密切配合

老年人的家庭背景对他们的心理状态有重要影响，心理照护工作者应与老年人的家属建立良好的沟通。

（1）定期更新家属动态：定期与老年人的家属联系，更新老年人的生活状况和心理状态。让家属了解老年人的需求，鼓励他们多来看望老年人，减少孤独感。

（2）动员周围关怀：对于丧偶或无子女的老年人，照护人员应动员周围的朋友、邻居共同关心体贴老年人，帮助他们消除孤独感，提供更多的情感支持。

（3）鼓励家属参与活动：鼓励家属参与到养老院的活动中，与老年人共同参与，从而增强家庭的凝聚力。

7. 营造良好的生活与心理环境

养老院的环境会直接影响老年人的心理状态，应努力创造良好的生活与心理环境。

（1）优化生活环境：提供一个安静、舒适、清洁的居住环境，尽量减少噪声和干扰，为老年人提供一个放松的空间。

（2）组织丰富的活动：定期组织适合老年人的活动，如书画展、下棋比赛、合唱等，让老年人有机会展示自己的才华，感受到生活的乐趣。

（3）多方面关注心理健康：加强老年人的心理健康教育，组织心理健康讲座，帮助他们学习自我调节的方法，增强心理韧性。

8. 因人而异选择心理照护方法

老年人性格、身体状况各异，应因人而异采取适合的心理照护方法。

（1）观察个体差异：应细心观察老年人的情绪波动，了解他们的性格特点，选择合适的沟通方式。

（2）运用多种心理照护方法：对于情绪较敏感的老年人，应尽量使用鼓励性、安慰性语言，避免使用指令性或伤害性语言，通过解释、支持等方式帮助他们舒缓情绪。

（3）提供个性化的支持：根据老年人的兴趣和需求，提供个性化的心理支持。例如，对于喜欢音乐的老年人，可以通过音乐疗法帮助他们放松；对于内向的老年人，可以提供更多的倾听与陪伴。

新知小结

扫码查看
拓展阅读

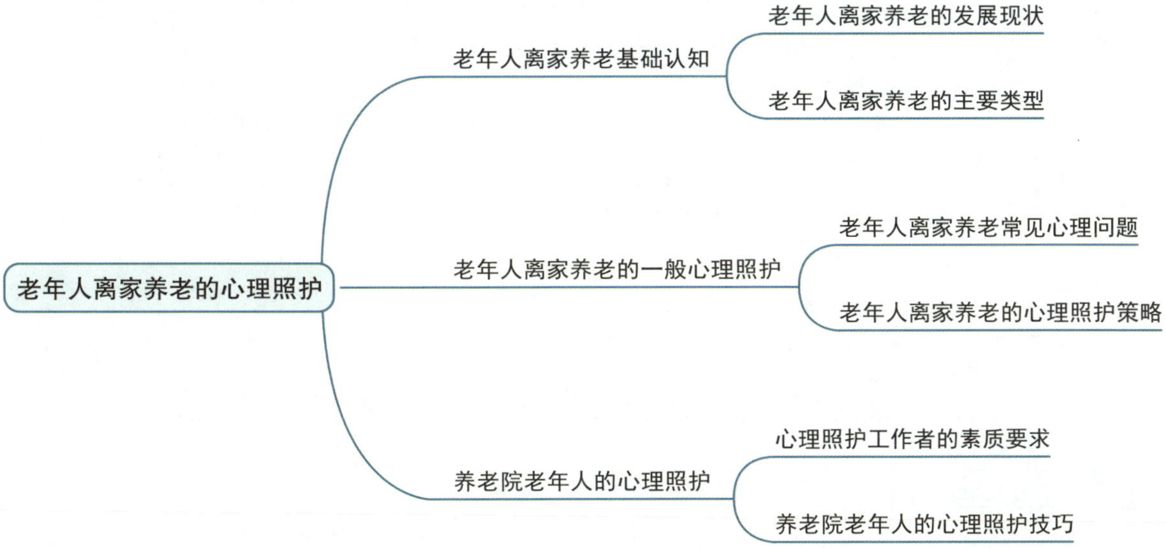

技能提升

养老院老年人的心理照护技巧实训，见表 3-4-1。

表 3-4-1　养老院老年人的心理照护技巧实训

序号	照护技巧	理论依据	实训操作
1	保持积极的生活态度	积极的生活态度能够提升老年人的自我价值感和生活满意度，有助于他们更好地应对老年生活中的挑战	引导学生与老年人进行互动，鼓励他们主动安排日常生活，如制订每日活动计划。同时，通过正向话语引导老年人分享积极的生活故事和经验
2	鼓励学习与探索	终身学习理念有助于老年人保持思维活跃，增强自我适应能力，延缓认知功能的衰退	组织小组讨论，激发老年人的好奇心，向他们介绍心理健康知识，并鼓励他们通过读书、看报等方式自我学习
3	老有所用，老有所乐	让老年人在活动中找到乐趣和成就感，能够提升他们的生活质量和社会参与度	根据老年人的兴趣和能力，为他们分配适当的任务，如园艺、手工艺等，同时提供多样化的娱乐活动
4	维持良好的人际关系	良好的人际关系是心理健康的重要组成部分，有助于老年人减轻孤独感，增强归属感	开展团队建设活动，促进老年人之间的互动，同时鼓励他们与家人保持联系，营造和谐的社交氛围
5	通过日常行动建立融洽关系	真诚的关怀和理解能够拉近人与人之间的距离，为心理照护奠定良好的基础	教导学生如何倾听老年人的心声，理解他们的需求，并通过亲近的举止和积极的情绪表达来建立信任关系

续表

序号	照护技巧	理论依据	实训操作
6	与家属密切配合	家属的支持和参与对于老年人的心理健康至关重要，能够增强他们的社会支持网络	组织家属座谈会，定期更新老年人的生活状况，动员家属给予更多关怀，并鼓励他们参与到养老院的活动中来
7	营造良好的生活与心理环境	舒适的生活环境和多样化的活动能够满足老年人的不同需求，提升他们的整体幸福感	带领学生评估并改善养老院的生活环境，如增加绿化、优化室内布置等，同时组织丰富多彩的文体活动
8	因人而异选择心理照护方法	每位老年人都是独一无二的，因此心理照护需要量身定制，以满足他们各自的需求	指导学生观察并记录每位老年人的个性特点和心理需求，根据个体差异运用不同的心理照护方法，并提供个性化的支持

任务检查

“老年人离家养老的心理照护”任务检查表，见表 3-4-2。

表 3-4-2 “老年人离家养老的心理照护”任务检查表

序号	检查项目	自我检查	自我点评	组内互查	教师点评
1	老年人离家养老的发展观	是□否□		是□否□	
2	老年人离家养老的主要类型	是□否□		是□否□	
3	老年人离家养老常见心理问题	是□否□		是□否□	
4	老年人离家养老的心理照护方法	是□否□		是□否□	
5	心理照护工作者的素质要求	是□否□		是□否□	
6	养老院老年人的心理照护技巧	是□否□		是□否□	
7	养老院老年人的心理照护技巧实训	是□否□		是□否□	

扫码查看练习题答案

【练习题】

A1 型题

1. 老年人离家养老常见的心理问题是以下哪一项？（　　）

A. 社交焦虑　B. 失眠　C. 孤独感

D. 食欲不振　E. 记忆力下降

2. 在老年人心理照护中，适当的心理照护方法不包括以下哪一项？（　　）

A. 倾听与沟通　B. 心理辅导　C. 物理治疗

D. 社交活动引导　E. 情绪支持

3. 老年人离家养老的发展现状中，以下哪一项是最常见的趋势？（　　）

A. 增加家庭养老比例　B. 养老院数量减少　C. 社区养老服务兴起

D. 传统养老方式复兴　E. 增加老年人居住在自己家的比例

4. 在养老院中，哪种技巧最有助于缓解老年人的孤独感？（　　）

A. 定期检查身体　B. 鼓励参加小组活动　C. 增加个人空间

D. 提供独处时间　E. 强调生活规律

5. 心理照护工作者的素质要求中，最重要的能力是什么？（　　）

A. 医学知识　B. 沟通能力　C. 管理能力

D. 体力　E. 财务管理

A2 型题

1. 赵爷爷最近搬进了一家养老院，但他常常感到孤独和无聊，情绪低落。他的家人很担心，想要帮助他走出这种状态。以下哪个方案最能帮助赵爷爷改善心理状态？（　　）

A. 提供更多的个人空间　B. 鼓励他参加院内的活动　C. 定期安排家人探望

D. 每天给他安排单独的时间　E. 让他多看一些电视

2. 李奶奶在养老院中生活了一段时间，但她对新环境始终无法适应，常常感到焦虑。她的照护员发现这一情况后，应该采取什么措施来帮助她？（　　）

A. 让她回家住　B. 提供心理辅导和倾诉机会

C. 给她制订严格的生活计划　D. 鼓励她独自待在房间里

E. 让她参加更多的体育活动

3. 王叔叔在养老院中总是显得很沉默，不愿意与其他老年人交流。照护人员观察到这一点后，应该采取什么措施来促进他的社交？（　　）

A. 强迫他参加活动

B. 让他保持安静

C. 通过安排小组活动来鼓励他参与

D. 给他更多的个人时间

E. 直接告诉他要多说话

4. 刘爷爷在养老院生活后，发现自己的饮食习惯变差，常常不吃饭。照护员决定采取什么措施来解决这个问题？（　　）

A. 强制他吃饭　B. 了解他的饮食偏好并进行调整

C. 让他自己解决饮食问题　D. 每天让他单独进餐

E. 只提供他喜欢的食物

5. 张奶奶在养老院中结识了一些新朋友，但她还是时常感到孤独。照护员应该如何帮助她？（　　）

A. 让她回家住　B. 鼓励她定期与朋友聚会

C. 提供一对一的陪伴　D. 让她多看电视

E. 让她独处一段时间

项目四 老年人常见问题的心理护理

项目目标

素质目标

1. 具备积极乐观的心态和良好的情绪管理能力。
2. 具备良好的沟通能力和同理心。
3. 具备良好的职业道德和人文关怀精神。

知识目标

1. 了解老年人心理问题产生的生理、心理及社会原因。
2. 熟悉老年人不同心理问题的护理措施。
3. 掌握老年人常见心理问题的类型、表现及影响因素

能力目标

1. 能够运用专业工具和方法，精准评估老年人的心理状态，识别潜在风险。
2. 能够根据老年人个体情况，制订并实施个性化心理照护计划，进行有效干预。
3. 能够与老年人建立良好沟通，并与家属、社区、专业机构协作，构建全方位支持系统。

项目总览

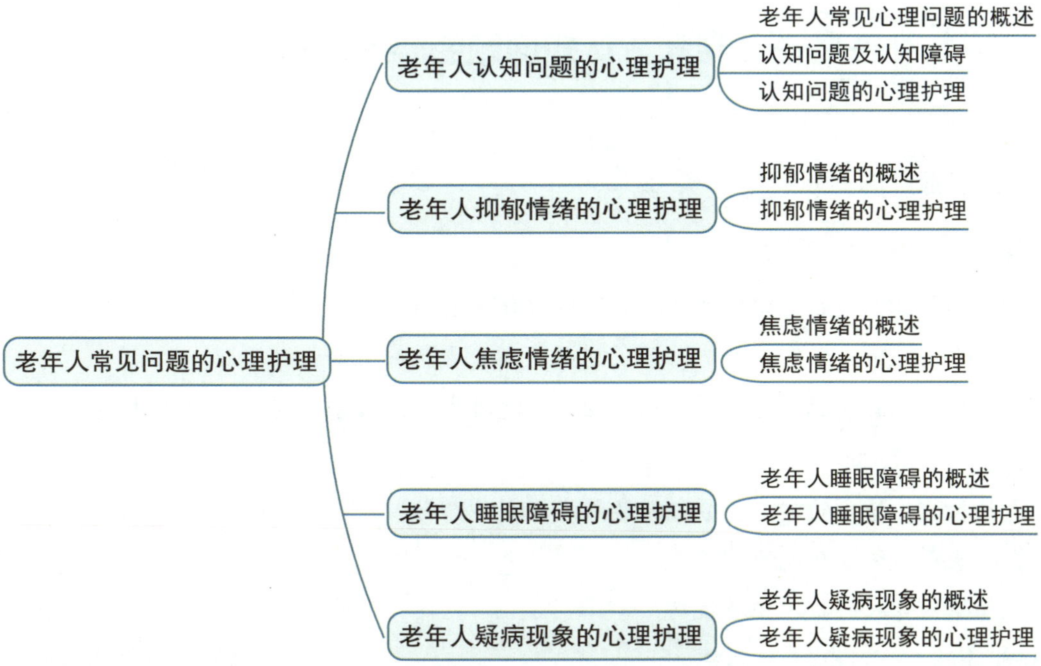

赛证对接

老年人常见问题的心理护理竞赛与证书对照表，见表 4-1-1。

表 4-1-1　老年人常见问题的心理护理

内容	竞赛	证书	岗位
老年人常见问题的心理护理	全国职业院校技能大赛（养老服务技能赛项）	养老照护员（中级 / 高级）、心理咨询师（三级）	养老照护员、健康照护师、社区助老员、老年评估师、社会工作者、失智老年照护师、健康管理师
	各省市养老服务技能竞赛	职业资格证书	
	养老照护员（中级 / 高级）	养老照护员（中级 / 高级）	
	心理咨询师（三级）	心理咨询师（三级）	
	老年照护职业技能等级证书（中级 / 高级）	老年照护职业技能等级证书（中级 / 高级）	
	失智老年人照护职业技能等级证书（中级 / 高级）	失智老年人照护职业技能等级证书（中级 / 高级）	

任务一　老年人认知问题的心理护理

任务目标

素质目标

1. 培养对老年人认知问题的理解能力，能够从老年人的角度出发，提供温暖和支持。
2. 具备耐心倾听和细致观察的能力，能够发现老年人在认知上的细微变化。
3. 树立强烈的责任感和职业道德感，确保在心理护理过程中尊重其隐私、维护其尊严。

知识目标

1. 掌握老年人认知障碍的定义、分期及临床表现。
2. 熟悉影响老年人认知功能的因素。
3. 了解认知障碍老人的心理护理技巧。

能力目标

1. 能够识别出老年人常见的心理行为障碍。
2. 能够识别认知症及类型。
3. 能够为认知症老年人开展心理护理服务。

案例导入

王爷爷，75岁，小学退休教师。原本性格开朗，积极参加社区活动。近来，家人发现他经常忘记关闭厨房用火，险些发生安全事故，说话越来越少、不愿意出门。起初，家人认为他是因为年纪大了，好忘事，直至有次出门回家，忘记自己居住的楼层。后在家人的劝说和引领下，前往健康管理机构进行咨询。

任务描述

1. 照护员帮助王爷爷及其儿子了解老年人认知变化的原因和过程。
2. 照护员帮助王爷爷及其儿子掌握认知障碍老年人的心理护理方法。
3. 照护员指导王爷爷及其儿子进行认知功能锻炼。

新知初探

扫码查看课件

根据联合国的统计标准，如果一个国家或地区60岁以上的人口比例达到10%以上，或65岁以上的人口比例达到7%以上，那么这个国家或地区就属于人口老龄化国家或地区。我国第七次全国人口普查数据显示，截至2020年，60岁及以上人口为2.64亿人，占总人口的18.70%；

其中 65 岁及以上人口为 1.91 亿人，占总人口的 13.50%。这意味着，在我国，平均每 5~6 个人中，就有一位是老年人。

研究表明，心理问题对老年人的健康和生活质量具有显著影响。患有心理问题的老年人，其致残率明显高于心理健康状况良好的同龄人群。这主要是因为心理问题不仅会直接削弱老年人的身体功能和认知能力，还会导致老人缺乏积极的生活态度和健康行为，从而进一步加剧身体功能的衰退。此外，心理问题还会影响老年人对慢性疾病的自我管理能力，增加并发症风险，最终导致更高的致残率。

与此同时，老年人的心理健康状况与其整体生活质量密切相关。心理健康的老年人通常能够更好地适应老年期的生活变化，保持积极的社会参与和情感联系，从而享受更高的生活满意度。相反，心理问题会显著降低老年人的生活质量，使其在情感、社交、身体功能等多个方面受到限制，甚至引发孤独感、无助感等负面情绪，形成恶性循环。因此，关注老年人的心理健康不仅是提高其生活质量的关键，也是降低致残率、促进健康老龄化的重要途径。

近年来，随着人口老龄化趋势的加速发展，老年心理问题逐渐成为社会关注的焦点。老年人的心理健康问题不仅是心理学研究的重要内容，更是一个亟待解决的社会问题。根据最新统计数据，我国 60 岁及以上人口比例已接近 20%，65 岁及以上人口比例也持续上升，老龄化程度进一步加深。这一趋势表明，老年心理健康问题的干预和支持将变得更加紧迫和重要。

一、老年人常见心理问题的概述

心理问题是指个体在情绪、认知、行为或社会功能等方面出现的暂时性或持续性的困扰或异常状态。这些问题由生理、心理、社会或环境等多种因素引起，通常表现为情绪低落、焦虑、认知障碍、行为异常等。心理问题的严重程度可以从轻微的情绪波动到严重的心理障碍不等，但尚未达到心理疾病的诊断标准。心理问题如果得不到及时干预，会进一步发展为心理障碍或心理疾病。心理问题可发生在任何年龄段，但在老年人中尤为突出，这与老年期的生理变化、心理适应以及社会环境密切相关。

（一）老年人常见的心理问题

1. 认知问题

认知问题是老年人常见的心理问题之一，主要表现为记忆力减退、注意力下降、思维迟缓、语言能力减弱等。认知问题不仅影响老年人的日常生活能力，还会引发情绪问题和行为异常。

2. 抑郁情绪

抑郁是老年人中最常见的情绪问题之一，但其症状常被忽视或误认为是正常衰老的表现。老年人抑郁的主要症状包括持续的情绪低落、兴趣丧失、疲劳感、食欲改变、睡眠问题、自责或无价值感等。如果不及时干预，抑郁问题会引起生活质量严重下降，甚至增加自杀风险。

3. 焦虑情绪

焦虑是老年人常见的心理问题，常表现为过度担忧、紧张不安、恐惧或躯体症状（如心悸、出汗、头晕等）。焦虑不仅影响老年人的心理健康，还可能导致慢性疾病的恶化，形成恶性循环。

4. 睡眠问题

睡眠问题是老年人心理问题的常见表现之一，包括入睡困难、睡眠浅、早醒等。长期睡眠不足会加重老年人的认知功能衰退和情绪问题，影响其整体健康。

5. 疑病现象

疑病是指老年人过度关注自身健康，对轻微的躯体症状产生不必要的担忧，甚至怀疑自己患有严重疾病。疑病常与焦虑、抑郁等心理问题共存，导致老年人频繁就医、过度检查或滥用药物。

6. 孤独问题

孤独是老年人常见的心理问题，尤其在社会支持不足或丧偶的情况下更为突出。孤独感不仅是一种情绪体验，还会引发抑郁、焦虑等心理问题，甚至影响身体健康。

（二）老年人心理健康的影响因素

1. 生理因素

生理因素是引发老年人心理变化的最直接因素，其中衰老是核心驱动力。

（1）感觉器官退化：随着年龄增长，老年人的感觉器官逐渐退化，表现为视力下降、听力减退、嗅觉和味觉敏感度降低等。这些变化使老年人对环境的感知能力下降，反应迟钝，容易产生孤独感和寂寞感。

（2）患病率增高：老年人各系统生理功能逐渐衰退，免疫力下降，易患多种疾病。慢性疾病的频繁发作不仅导致机体内环境紊乱，还会引发心理障碍。如疾病发作时的疼痛和不适会使老年人产生濒死感，进而引发焦虑、抑郁等强烈心理变化。

（3）遗传因素：遗传因素在老年人心理问题中也起到一定作用。研究表明，某些心理障碍具有家族聚集性，遗传相关度与发病率呈正相关。如果父母或同卵双生子中有一人患有某种心理疾病，另一人患病的风险也会显著增加。

2. 心理因素

心理社会因素是影响老年人心理健康的重要外部条件，涉及社会角色、家庭关系、经济状况等多个方面。

（1）社会角色转变：老年人离退休后，社会角色发生显著变化，从家庭和社会的主导地位退居幕后。这种角色转变导致老年人产生无用感、自卑感，甚至引发身份认同危机。同时，经济收入的减少和社会关系的弱化也会加剧老人的心理波动。

（2）家庭关系变化：老年人的婚姻状况以及与子女之间的代沟问题，对其心理健康有重要影响。如丧偶导致老年人长期处于悲伤和孤独中，而与子女的关系紧张会导致焦虑和抑郁情绪的产生。

3. 环境因素

环境因素包括居住环境、社区资源和文化背景等，对老年人心理健康有重要影响。

（1）居住环境：居住环境的安全性、舒适性和便利性直接影响老年人的心理健康。独居或居住在缺乏无障碍设施的社区会增加老年人的孤独感和焦虑情绪。

（2）社区资源：社区是否提供充足的医疗、娱乐和社交资源，会影响老年人的生活质量和社会参与度。如社区活动中心的缺乏限制了老年人的社交机会，进而影响其心理健康。

（3）文化背景：不同文化对老年人的角色定位和心理健康的重视程度不同。在一些传统文化中，老年人被视为家庭的权威，而在现代社会中，老年人有时会面临角色边缘化，这种文化冲突容易引发心理问题。

（4）社会环境：社会环境的变化可能使老年人处于心理应激状态，增加心理问题的风险。缺乏社交活动的老年人更容易感到孤独，而社会对老年人的忽视会加剧其无助感。

4. 生活方式因素

生活方式是影响老年人心理健康的可调节因素，包括身体活动、饮食习惯和社交活动等。

（1）身体活动：适度的运动可以改善情绪和认知功能，降低抑郁和焦虑的风险。

（2）饮食习惯：不良的饮食习惯会增加老年人慢性疾病风险，间接影响心理健康。均衡的饮食有助于维持身体和心理健康。

（3）社交活动：积极参与社交活动有助于缓解孤独感，提高生活满意度。如参加兴趣小组或社区活动可以为老年人提供情感支持和社会归属感。

二、认知问题及认知障碍

（一）认知问题及认知障碍的定义

1. 认知问题

认知问题是指个体在认知功能，如记忆、注意力、语言、执行功能等方面出现的异常或衰退。认知问题的严重程度可以从轻度的认知功能下降如健忘、注意力不集中到严重的认知障碍如痴呆症不等。

2. 认知障碍

认知障碍是一个广义的概念，它是指个体在认知功能出现显著下降或异常，如记忆、注意力、语言、执行功能、视空间能力等方面，且这种下降或异常已经影响到日常生活能力和社会功能。很多原因均可导致老年人出现认知功能下降，但由抑郁症、药物副作用引起的认知障碍是可逆的，由神经退行性疾病引起认知障碍是不可逆的。

认知障碍的发病率在全球范围内呈上升趋势，尤其是在老年人群中。根据中国第七次全国人口普查数据和中国老年健康研究报告，女性认知障碍的发病率普遍高于男性，85 岁以上的老年人发病率显著增加。

（二）认知问题的常见表现

1. 记忆力减退

近期记忆较快速遗忘，比如刚吃完早餐便忘记进食内容，反复询问子女何时回家。早期远期记忆相对保留，可清晰回忆童年往事，但随着病情进展，连结婚日期、子女姓名等远期记忆也逐渐模糊甚至消失。

2. 语言功能问题

语言功能问题表现为口语和文字的理解与表达问题，老人常因找词困难导致说话断断续续或内容空洞，描述事物时因无法想起具体名称而停顿。复述能力逐渐衰退，早期尚能重复简单句子，后期连短句也难以复述。语言理解力从无法执行复杂指令（如“先关窗再拿杯子”）发展为难以听懂日常对话。口语表达词汇量减少，可能出现用词错误，例如将“勺子”说成“筷子”，交谈时逻辑混乱且难以维持话题，严重时完全丧失语言能力，仅能发出无意义音节。

3. 计算力下降

老人数学能力下降，轻者日常购物时反复算错金额或混淆价格标签，例如支付 100 元购买

30元商品后无法计算应找回多少零钱。重度认知障碍老人丧失基本计算能力，例如无法完成“3+5”等简单算术，甚至对数字概念完全模糊。

4. 失认与失用

失认即老人识别熟悉面孔困难，例如长期共同生活的家人站在面前却误认为陌生人，部分老人会出现“镜子症”，即对镜中自己的影像感到困惑并试图对话。失用表现为动作执行障碍，例如老人可自动完成晨起刷牙动作，但当他人明确要求其刷牙时却不知所措；或无法完成连续动作，如划燃火柴后不知道如何点燃香烟。

5. 视空间功能受损

轻者表现为方向感混乱，例如在居住多年的小区内迷路，回家时反复走错楼道。空间关系理解障碍导致老人分不清衣物正反面，将上衣当成裤子套在腿上，或无法描述茶杯与茶壶的位置关系。后期出现工具使用困难，例如手握筷子却反复掉落食物，但手部肌力与协调能力正常。

6. 注意力易分散

老人难以集中精力完成单一任务，例如阅读报纸时因窗外声响频繁分神，或看电视不到五分钟便忘记剧情内容。多任务处理能力严重受损，例如接电话时忘记关火导致烧焦食物，日常生活中常因注意力涣散引发意外。

7. 执行功能问题

表现为计划与组织能力崩溃，例如无法独立安排一日三餐，打开冰箱后面对食材却不知如何烹饪。决策困难体现在面对简单选择时犹豫不决，例如挑选外套需家属反复建议。物品管理混乱，例如将脏衣服塞进书柜，或将遥控器放入冰箱。

8. 情绪和行为改变

情绪波动显著，例如因找不到钥匙突然暴怒摔物，或整日呆坐毫无表情。行为异常包括无目的徘徊（如深夜在客厅来回走动）、反复整理抽屉内杂物。人格改变表现为敏感多疑，例如坚信配偶偷藏其存折，或拒绝洗澡并激烈反抗照护人员。

（三）认知障碍分级

根据功能受损程度把认知障碍分为轻度、中度与重度三级，能帮助家属和照护人员更好地理解老人状态，选择合适的照护方法。具体表现如下。

1. 轻度认知障碍

核心特征为局限于记忆力或单一认知功能的减退，尚未达到痴呆诊断标准。临床表现为老人常主动抱怨自己记不住新信息；日常生活基础活动（如穿衣、进食）能独立完成，但在处理复杂事务（如管理账单、操作智能设备）时出现轻微困难，部分老人伴随轻度焦虑情绪，但无显著精神行为异常。

2. 中度认知障碍

核心特征为多个认知领域（记忆、语言及视空间能力）同时受损，已显著影响独立生活能力。临床表现为无法自主回忆近期重要事件，如家人来访细节。出现定向力障碍导致外出易迷路；语言表达时频繁出现找词困难或语句重复；需依赖他人协助完成做饭、就医等复杂日常任务；情绪上多表现为淡漠或激越行为，例如长时间呆坐或反复整理物品；部分老人可能出现被盗窃妄想或幻视幻听症状。

3. 重度认知障碍

核心特征为全面性认知功能丧失，并伴随基本生理功能退化，生活完全依赖他人照料。临床表现为丧失时间、地点及人物定向能力，甚至无法辨认长期共同生活的亲属，远期记忆严重缺损导致遗忘个人重要经历；无法自主完成进食、如厕等基础活动，晚期常合并吞咽困难与二便失禁，精神行为症状突出表现为攻击性言行、昼夜节律紊乱。

（四）认知障碍的影响因素

1. 生理因素

年龄是认知障碍最重要的风险因素之一。随着年龄增长，脑功能逐渐衰退，认知障碍的发病率显著上升。65 岁以上老年人中，轻度认知障碍的发病率为 15%~20%，而 85 岁以上老年人的痴呆症发病率可高达 30%~50%。此外，遗传因素也在认知障碍中起到重要作用，阿尔茨海默病具有家族聚集性。慢性疾病（如高血压、糖尿病、高胆固醇、心脏病）通过影响脑血管健康或代谢功能间接损害认知能力。脑部疾病或损伤（如脑卒中、脑外伤、帕金森病）则会直接损害脑组织，导致认知功能下降。长期使用某些药物（如镇静剂、抗胆碱能药物）或接触毒物（如酒精、重金属）也能引起认知功能的损害。

2. 心理因素

心理因素在认知障碍的发生和发展中扮演重要角色。抑郁和焦虑不仅是认知障碍的常见表现，也是其风险因素。长期的情绪问题会引起脑功能改变，增加认知障碍的风险。神经质、内向性的人格特质能使个体更容易出现认知障碍。此外，消极的应对方式（如逃避、自责）会加剧认知功能的衰退，而积极的应对方式（如寻求支持、解决问题）则有助于保护认知功能。

3. 社会因素

社会因素对认知障碍的影响不容忽视。社会支持的缺乏增加认知障碍的风险，而良好的社会支持网络可以增强个体的心理韧性，延缓认知衰退。经济困难限制了个体获取医疗资源和社会参与的机会，增加认知障碍的风险。教育水平也与认知障碍密切相关，高教育水平通过增强认知储备（Cognitive Reserve），可以延缓认知衰退。另外，退休、丧偶等重大生活事件导致的社会角色丧失，使个体产生无用感或孤独感，进而增加认知障碍的风险。

4. 生活方式因素

生活方式是影响认知功能的重要可调节因素。适度的运动（如散步、太极拳）可以改善脑血流和神经可塑性，降低认知障碍的风险，均衡的饮食（如地中海饮食）有助于保护认知健康。积极参与社交活动有助于缓解孤独感，提高认知功能，社交活动可以刺激大脑，增强认知储备。此外，长期睡眠不足或睡眠障碍也会损害认知功能，增加认知障碍的风险。

三、认知问题的心理护理

（一）认知问题的预防护理

老年人认知问题的预防护理需要从多个层面入手，结合三级预防策略，全面降低认知障碍的发生风险、延缓其发展并减轻其影响。

1. 一级预防：降低认知障碍的发生风险

一级预防旨在通过健康的生活方式和环境优化，降低认知障碍的发生风险，主要针对尚未出现认知功能下降的老年人。具体措施包括鼓励老年人采用均衡饮食（如地中海饮食）、适量运动（每周 150 分钟中等强度有氧运动）、充足睡眠（每天 7~8 小时）和戒烟限酒，以维持脑健康；通过记忆游戏、阅读、拼图等活动保持大脑活跃，增强认知储备；控制高血压、糖尿病、高胆固醇等慢性疾病，定期体检，预防脑卒中和代谢性疾病；鼓励老年人积极参与社交活动、家庭互动和终身学习，增强社会支持网络，减少孤独感；确保居住环境安全、舒适，并增加认知刺激（如书籍、音乐），帮助老年人保持认知活跃。一级预防的目标是通过综合干预，降低认知障碍的发生风险，维持老年人的认知健康。

扫码查看
拓展阅读

2. 二级预防：早期筛查与干预，延缓认知功能衰退

二级预防旨在通过早期筛查和针对性干预（图 4-1-1），延缓认知功能的衰退，主要针对轻度认知障碍（MCI）或早期认知功能下降的老年人。具体措施包括使用标准化工具（如 MMSE、MoCA）定期评估老年人的认知功能，早期发现认知功能下降的迹象；针对记忆、注意力、语言和执行功能进行强化训练，延缓认知衰退；早期治疗可能影响认知功能的疾病（如甲状腺功能异常、维生素缺乏），并优化慢性疾病的管理；提供情绪管理和心理疏导，缓解焦虑、抑郁等情绪问题，增强老年人的心理韧性；通过优化居住环境和增加认知刺激，帮助老年人适应认知功能的变化。二级预防的目标是通过早期发现和干预，延缓认知功能衰退，防止轻度认知障碍发展为痴呆症。

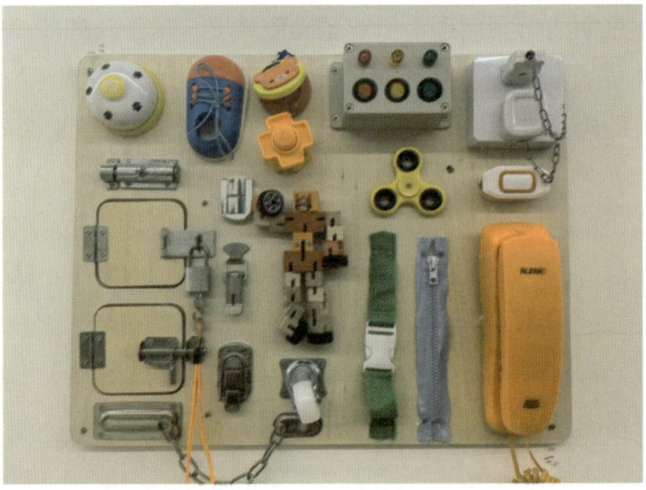

图 4-1-1　认知功能训练板

3. 三级预防：综合护理，减轻认知障碍的影响

三级预防旨在通过综合护理和支持，减轻认知障碍的严重程度及其对老年人生活质量的影响，主要针对已确诊痴呆症或其他严重认知障碍的老年人。具体措施包括通过强化训练和辅助工具（如记事本、日历），帮助老年人维持日常生活能力；针对异常行为（如攻击性行为、徘徊）进行干预，通过转移注意力、提供安全感等方式缓解行为问题；提供专业心理治疗（如认知行为疗法、支持性心理治疗），改善老年人的情绪和行为问题；向家属提供护理技巧培训，帮助其更好地照顾老年人，减轻家庭负担；确保居住环境安全、熟悉，并增加适当的认知刺激，帮助老年人适应认知障碍的影响。三级预防的目标是通过综合护理和支持，减轻认知障碍的严重程度，改善老年人的生活质量，延缓病情恶化。

（二）认知问题的心理护理原则

1. 尊重与理解

尊重老年人的个体差异，理解其行为背后的原因，避免指责和歧视。

2. 沟通与交流

使用简单易懂的语言，耐心倾听，给予积极回应，鼓励表达。

3. 安全与舒适

营造安全、舒适的生活环境，避免刺激和压力。

4. 参与活动

鼓励老年人参与力所能及的活动，保持社会交往，增强自信心。

5. 个体化与持续性

根据老年人的具体情况制订个性化的心理护理方案，并持续进行评估和调整。

（三）认知问题的心理护理方法

1. 营造熟悉的生活环境

为认知障碍老年人营造熟悉、安全、舒适的生活环境至关重要。对于居家老人，应尽量避免改变家庭生活环境的布置，减少照护人员的变换。对于入住机构的老人，尽可能带去一些熟悉的常用的家具、生活用品等，为其创造熟悉的生活环境。此外，使用提示性标识帮助老年人识别方向和时间，避免环境中的噪声和混乱，减少刺激，都能有效缓解老年人的焦虑情绪，增强安全感。

2. 使用正确的沟通技巧

与认知障碍老年人沟通需要耐心和技巧。使用简单、直接的语言，语速缓慢，语气温和，避免使用复杂句式和专业术语。耐心倾听，给予积极回应，避免打断和争论，即使老年人表达不清也要认真倾听，并尝试理解其意图。使用非语言沟通方式，如眼神交流、肢体接触等，也能传递关怀和支持。坚持“YES”文化，不否定，不反驳，杜绝较真和呵斥，维护老人的自尊心，是建立良好沟通关系的基础。

3. 识别和疏导不良情绪

认知障碍老年人容易出现焦虑、抑郁等情绪问题，需要及时识别和疏导。照护者应细心观察老年人的情绪变化，及时给予安慰和支持，引导老年人表达情绪，避免压抑和积累。可以通过陪伴、倾听、肢体接触等方式给予情感支持，也可以使用放松训练、音乐治疗等方法缓解焦虑和抑郁情绪。此外，阿尔茨海默病引起认知障碍的老年人会出现日落综合征，需及时了解其情绪变化，采取针对性措施。

4. 维持和改善认知功能

认知功能用进废退，进行认知训练可以帮助老年人维持和改善认知功能。在日常生活中，可以有意识地增加信息刺激量，帮助老人认识目前生活中的真实人物和事件。对一些轻度认知障碍的老人可以进行时间、方位认知训练，如在日常生活中反复向老人讲述日期、时间、地点、天气等，使其逐渐形成时间概念和方位概念。寻找老人感兴趣的话题，用老人经历过的重大事件或重要事件，诱导启发其用语言表达，也能有效锻炼语言能力和记忆力。此外，带老年人散步、购物，完成一些力所能及的劳动任务，也能充分发掘和利用大脑潜能，延缓认知功能衰退。

扫码查看
拓展阅读

5. 制订个性化的干预措施

针对认知障碍老年人的异常行为，需要分析原因，制订个性化的干预措施。可以使用正向强化、转移注意力等方法，减少异常行为的发生。例如，当老年人出现焦躁不安的情绪时，可以尝试播放舒缓的音乐，或者带其到户外散步，转移注意力。避免使用惩罚和强制手段，尊重老年人的尊严，是行为干预的基本原则。

6. 寻求有效的社会支持

鼓励家庭成员参与老年人的心理护理，提供情感支持，是改善老年人心理状态的重要因素。利用社区资源，为老年人提供社交活动和心理支持，增强社会参与感。鼓励老年人与家人交往，从思想上、情感上尽可能沟通，不仅能减少孤独感，也有利于锻炼老人的沟通交流能力。此外，寻求专业心理咨询师的帮助，进行心理治疗和干预，也是重要的社会支持手段。

7. 数字化技术的应用

近年来，虚拟现实（VR）、增强现实（AR）和混合现实（MR）技术发展迅速，正逐步应用于养老服务与管理领域。已有研究证明，针对阿尔茨海默病老人，虚拟现实 VR 和增强现实 AR 技术可以通过触发记忆和积极情绪来提供慰藉，即便是对那些病情已是晚期往往极少回应的老人也可以使用。

（四）认知训练

认知训练是指通过一系列有针对性的活动和练习，刺激和锻炼老年人的认知功能，以延缓认知衰退、改善生活质量。

1. 认知训练的原则

（1）个体化：根据老年人的认知水平、兴趣爱好和身体状况制订个性化的训练方案。

（2）循序渐进：从简单到复杂，逐步增加训练难度和强度。

（3）趣味性：选择老年人感兴趣的活动和材料，提高训练的趣味性和参与度。

（4）持续性：坚持长期训练，才能获得良好的效果。

2. 认知训练的方法

（1）记忆力训练：

1）回忆练习：让老年人回忆近期发生的事情、看过的图片或听过的故事（记忆相册）。

2）记忆策略训练：教授老年人使用记忆策略，如分类记忆、联想记忆、位置记忆等（如电话：66324100，想象成 6 个 63 岁的老人爬 2 座山去看望 4 个 100 岁的老和尚）。

3）记忆游戏：玩一些记忆类游戏，如拼图、卡片配对游戏等。

扫码查看微课

（2）注意力训练：

1）选择性注意训练：让老年人从干扰信息中识别目标信息，例如从一堆字母中找出指定的字母。

2）持续性注意训练：鼓励老年人长时间保持注意力集中，例如听一段录音并回答问题。

3）分配性注意训练：让老年人同时处理多项任务，例如一边听音乐一边完成拼图。

（3）语言能力训练：

1）命名练习：让老年人命名图片中的物品、颜色、形状等。

2）阅读理解训练：老年人阅读短文并回答问题。

3）语言表达训练：鼓励老年人进行日常对话、讲故事或描述图片。

4）词语联想游戏：玩一些词语联想游戏，例如词语接龙、词语分类等。

（4）执行功能训练：

1）计划和组织训练：让老年人制订简单的计划并执行，例如制订购物清单并完成购物。

2）问题解决训练：让老年人解决一些简单的问题，例如迷宫游戏、拼图游戏等。

3）规则转换训练：让老年人根据不同的规则完成任务，例如根据颜色或形状分类物品。

（5）视空间能力训练：

1）空间定位训练：让老年人识别物体的位置和方向，例如地图导航、拼图游戏等。

2）视觉搜索训练：让老年人从复杂的画面中寻找目标物体，例如找不同游戏、视觉搜索任务等。

3）视觉记忆训练：让老年人记住图片或物体的细节，例如图片回忆、物品描述等。

除以上训练方法外，音乐疗法、运动疗法均可以应用于认知功能训练的多个方面，通过科学、系统的照护，可以有效改善认知障碍老年人的认知功能、情绪状态和社会参与度。

3. 认知训练的注意事项

（1）安全第一：选择安全的训练环境和材料，避免老年人发生意外。

（2）尊重个体差异：根据老年人的认知水平和身体状况调整训练难度和强度。

（3）保持耐心和鼓励：认知训练是一个长期的过程，需要耐心和鼓励，避免给老年人造成压力。

（4）与日常生活相结合：将认知训练融入老年人的日常生活中，例如在购物时进行记忆训练，在做饭时进行注意力训练等。

新知小结

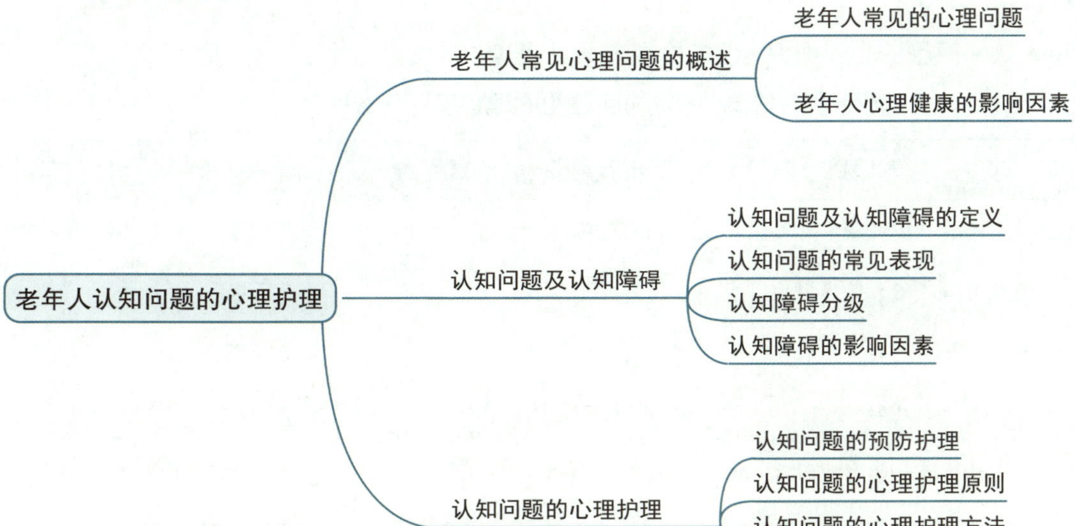

技能提升

记忆强化训练——生活场景分类

1. 理论依据

（1）加工层次理论：记忆效果与信息加工深度相关，对信息进行语义分类、联想等深层加工能提升记忆留存。

（2）认知储备理论：结构化记忆策略（如分类、联想）能帮助老年人利用既有知识网络补偿衰退的机械记忆能力。

2. 操作过程

（1）热身与情绪调动：播放轻音乐，引导老人闭眼回忆昨日三餐内容，并分享 1~2 个细节。

（2）分类记忆策略教学：演示材料有 20 张日常物品图片卡（如苹果、牙刷、雨伞、钥匙）。

1）分类法：引导老人将物品按功能分组（如“食物”“洗漱用品”“工具”）。

2）联想法：鼓励为每组命名故事（如“清晨洗漱时需要牙刷和毛巾”）。

（3）实景模拟训练：

1）物品分类复述：展示 10 种商品（如牛奶、鸡蛋、白菜、肥皂），要求老人先分类（食品 / 日用品），再复述。可增加干扰项（如混入“灯泡”），训练抗干扰能力。

2）物品位置复原：在桌面上摆放 6 件物品（眼镜、药瓶、遥控器等），给予 1 分钟观察时间后遮盖，要求老人复现摆放位置。

（4）家庭作业与日常迁移：布置“每日 3 件事记录本”，即睡前记录当天 3 件小事（如“上午浇花”“收到女儿电话”）。建议家属在生活场景中应用分类法（如整理衣柜时按季节分类衣物）。

任务检查

“老年人认知问题的心理护理”任务检查表，见表 4-1-1。

表 4-1-1 “老年人认知问题的心理护理”任务检查表

序号	检查项目	自我检查	自我点评	组内互查	教师点评
1	老年人心理问题常见类型	是□否□		是□否□	
2	老年人心理行为健康影响因素	是□否□		是□否□	
3	认知问题的常见表现	是□否□		是□否□	
4	认知障碍分级	是□否□		是□否□	
5	认知障碍的影响因素	是□否□		是□否□	
6	认知问题的预防护理	是□否□		是□否□	
7	认知问题的心理护理原则	是□否□		是□否□	

续表

序号	检查项目	自我检查	自我点评	组内互查	教师点评
8	认知问题的心理护理方法	是□否□		是□否□	
9	认知训练	是□否□		是□否□	
10	生活场景分类记忆强化训练	是□否□		是□否□	

【练习题】

扫码查看练习题答案

A1 型题

1. 认知功能训练的主要目的是（　　）。

A. 提高老年人的运动能力　　B. 延缓认知功能衰退，改善生活质量

C. 增加老年人的食欲　　D. 改善老年人的睡眠质量

E. 提高老年人的听力

2. 注意力训练中，以下哪种活动最适合？（　　）

A. 长时间看电视　　B. 从一堆字母中找出指定的字母

C. 听音乐但不做任何反应　　D. 随意散步

E. 闭目养神

3. 认知障碍老年人出现攻击性行为时，以下哪项措施最合适？（　　）

A. 使用惩罚手段　　B. 分析行为原因，使用正向强化或转移注意力

C. 强制限制老年人的行动　　D. 忽视老年人的行为

E. 大声呵斥

4. 以下哪项是心理护理中“个体化与持续性”原则的体现？（　　）

A. 对所有老年人采用相同的护理方案　　B. 根据老年人的具体情况制订个性化护理方案

C. 忽视老年人的个体差异　　D. 短期护理，无须长期关注

E. 随意调整护理计划

5. 以下哪项是心理护理中“社会支持”的重要内容？（　　）

A. 限制老年人的社交活动　　B. 鼓励老年人与家人和亲友交往

C. 让老年人独自生活　　D. 忽视老年人的孤独感

E. 减少老年人的社会参与

A2 型题

1. 李爷爷，患有阿尔茨海默病，在傍晚时分出现焦虑、坐立不安的症状。以下哪项措施最合适？（　　）

A. 增加环境光线，播放舒缓音乐　　B. 让老年人独自待在房间

C. 强制老年人入睡　　D. 忽视老年人的情绪变化

E. 大声呵斥以制止其行为

2. 一位认知障碍老年人在与家人沟通时经常重复同样的问题，家人感到不耐烦。以下哪项做法最合适？（　　）

A. 直接告诉老年人“你已经问过了”　　B. 耐心回答，避免表现出不耐烦

C. 忽视老年人的问题　　D. 批评老年人的记忆力

E. 减少与老年人的沟通

3. 一位认知障碍老年人在听到某首音乐时情绪明显好转，开始哼唱。以下哪项措施最合适？（　　）

A. 禁止老年人听音乐

B. 忽视老年人的反应

C. 利用音乐疗法，定期播放老年人喜欢的音乐

D. 批评老年人的行为

E. 减少音乐播放次数

4. 一位认知障碍老年人在参加集体活动时表现出退缩行为，不愿参与。以下哪项措施最合适？（　　）

A. 强制老年人参与活动　　B. 鼓励老年人尝试，但不强求

C. 忽视老年人的行为　　D. 批评老年人的态度

E. 取消集体活动

5. 一位患有阿尔茨海默病的老年人在傍晚时分出现焦虑、坐立不安的症状。以下哪项措施最合适？（　　）

A. 让老年人独自待在房间　　B. 增加环境光线，播放舒缓音乐

C. 强制老年人入睡　　D. 忽视老年人的情绪变化

E. 大声呵斥以制止其行为

任务二　老年人抑郁情绪的心理护理

任务目标

素质目标

1. 培养对抑郁情绪老年人的敏感心、同理心和尊重，理解其心理需求的特殊性。

2. 树立主动关爱抑郁情绪老年人的职业意识，关注老年人的生理、心理、社会及精神层面的整体健康。

3. 发展耐心、倾听能力和情绪稳定性，适应与情绪低落的老年人长期互动。

知识目标

1. 掌握老年人抑郁情绪的常见表现和心理护理方法。

2. 熟悉抑郁情绪老年人的识别和健康指导方法。

3. 了解抑郁情绪的各种影响因素。

能力目标

1. 能够对抑郁情绪老年人进行心理诊断。
2. 能够为抑郁情绪老年人实施有效的心理护理。
3. 能够向家属普及老年抑郁知识，指导家庭支持技巧。

案例导入

李爷爷，75 岁，是一位退休教师，既往有冠心病病史。近 3 个月来，他频繁感到心慌、乏力，多次前往心内科就诊，但各项检查均未发现明显的器质性病变。尽管身体检查结果正常，李爷爷的症状却持续加重，且伴有显著的情绪变化。精神检查发现，李爷爷每日晨起时情绪最为低落，常自责"拖累子女"，认为自己成为家庭的负担。这种消极情绪贯穿整个上午，直到下午才稍有缓解。此外，李爷爷之前的兴趣爱好明显下降，终止了坚持多年的晨练和书法练习，这些曾经让他感到充实和愉悦的活动如今已无法激起他的兴趣。睡眠方面，他出现早醒症状，每日凌晨 4 点左右醒来后便无法再次入睡，导致白天精神萎靡，注意力难以集中。体重方面，李爷爷在 3 个月内下降了 4.5 公斤，食欲明显减退，进食量减少，且对食物失去兴趣。

任务描述

1. 照护员帮助李爷爷分析情绪低落的原因。
2. 照护员对李爷爷实施心理疏导，帮助他积极面对生活。

新知初探

一、抑郁情绪的概述

扫码查看课件

在精神医学与心理学领域，"抑郁"是一个涵盖情绪、认知、生理等多维度表现的概念。从短暂的抑郁情绪到符合诊断标准的抑郁障碍，其对人的危害程度不同，但均会对人的生活产生消极影响。

（一）抑郁情绪、抑郁障碍和抑郁症的定义

1. 抑郁情绪

抑郁情绪是一种常见的情绪体验，指个体在一段时间内持续感到情绪低落、兴趣减退、精力不足或对生活失去希望的心理状态。可能是对压力、挫折或生活事件的正常反应，但若长期持续或严重影响生活，则可能发展为抑郁障碍，甚至抑郁症。

2. 抑郁障碍

抑郁障碍是包含多种抑郁相关疾病的临床大类，涵盖抑郁症、恶劣心境等亚型。

3. 抑郁症

抑郁症（Major Depressive Disorder，MDD）是一种以显著而持久的心境低落为核心特征的情感障碍，伴有兴趣减退、认知功能损害和躯体症状，严重损害社会功能。抑郁症需满足严格的诊断标准（如持续2周以上的情绪低落、兴趣丧失等症状，并导致社会功能损害）。在普通人群中全球患病率约4.4%（WHO，2023），女性发病率是男性的1.5~2倍。在老年人群中60岁以上患病率达7%~15%（中国老年心理健康蓝皮书，2022），社区隐匿性抑郁比例高达30%。

抑郁症的诊断标准（DSM-5核心要点）为以下核心症状至少具备1项：①持续情绪低落或空虚感；②显著兴趣/愉悦感丧失（快感缺失）。以下附加症状中总症状≥5项，持续≥2周：①体重/食欲显著变化（±5%月波动）；②失眠或嗜睡（早醒型失眠具有特异性）；③精神运动性激越或迟滞；④疲劳或能量丧失；⑤无价值感/过度自责；⑥注意力下降/犹豫不决；⑥反复出现自杀意念或行为。

三者呈递进关系，抑郁是基础表现，抑郁障碍是疾病分类，抑郁症是其中最严重且常见的类型。三者之间的区分要点见表4-2-1。

表4-2-1　抑郁、抑郁障碍和抑郁症的区别

术语	定义	诊断标准	症状持续时间	严重程度	治疗方式	备注
抑郁	一种情绪状态，表现为情绪低落、兴趣减退等，可能是短暂的或持续性的	无明确诊断标准，属于症状描述	数天至数周（可自行缓解）	轻度至中度，不影响社会功能	心理调节、生活方式调整	常见于日常生活，不一定达到疾病程度
抑郁障碍	以抑郁症状为核心表现的一类精神疾病，包括多种亚型（如抑郁症、恶劣心境等）	根据DSM-5或ICD-11标准，需满足特定症状数量、持续时间及功能损害	持续至少2周（如抑郁症）	中度至重度，显著影响社会功能	药物治疗、心理治疗、社会支持	大类概念，包含抑郁症及其他亚型（如持续性抑郁障碍、季节性抑郁障碍等）
抑郁症	特指“重性抑郁障碍”（Major Depressive Disorder，MDD），是抑郁障碍中最常见的亚型	DSM-5标准：至少5项症状（如情绪低落、兴趣丧失、疲劳等），持续≥2周，且导致社会功能损害	持续≥2周，常反复发作	重度，显著影响工作、社交及日常生活	抗抑郁药物（如SSRIs）、认知行为疗法（CBT）	需专业精神科医生诊断，可能共病焦虑、躯体疾病等

老年抑郁症（Late-Life Depression，LLD）是指发生在60岁及以上老年人群中的一种以显著而持久的心境低落为核心特征的情感障碍。与普通抑郁症相比，老年人抑郁症具有以下特点：①年龄特异性，主要发生于60岁及以上人群，与年龄相关的生理、心理和社会因素密切相关；②临床表现的异质性，情绪低落可能不如年轻患者明显，更多表现为情感淡漠或焦虑躯体化，认知功能损害（如记忆减退、执行功能障碍）更为突出，易被误诊为痴呆；③病因复杂性，其中包

括生物医学因素如神经递质失衡、脑结构改变（如海马萎缩），社会心理因素如丧失事件（如丧偶、退休）、社会支持系统减弱。

扫码查看微课

（二）抑郁情绪的常见表现

典型抑郁发作表现为情绪低落、思维迟缓及言语活动减少等。老年人抑郁情绪的常见表现具有显著的年龄特异性，常与生理衰老、慢性疾病及社会心理因素交织，需结合老年群体特点综合评估。

1. 情绪低落

情绪低落是抑郁情绪的主要表现，如情感低落，持续性情绪低落或空虚感，常描述为“心里难受”“活着没劲”，但外显行为可能较隐匿；晨重暮轻，情绪早晨最差，下午至傍晚缓解（与皮质醇节律异常相关）；兴趣丧失，对社交、娱乐等活动失去兴趣，社交退缩（如拒绝参加亲友聚会）；焦虑躯体化，焦虑情绪突出，常伴随疑病观念（如反复担心患癌症、心脏病），主诉头痛、胸闷、胃肠不适等躯体症状，掩盖抑郁本质。

2. 思维迟缓

抑郁症多思维联想缓慢，反应迟钝，比较明显的表现为记忆力下降，主观记忆衰退显著（如“记不住事”），但客观测试可能正常（需与痴呆鉴别），痴呆多为不可逆的，而抑郁情绪则可随着情感症状的改善有所改善，预后较好；执行功能受损，变现为计划、决策能力下降（如购物时反复犹豫），日常活动耗时增加；难以集中注意力（如阅读时频繁走神），影响交谈质量。抑郁症也可表现为假性痴呆，认知测试波动大，抗抑郁治疗后可逆（与阿尔茨海默病早期表现重叠）。

3. 自杀观念和行为

严重抑郁发作的抑郁症患者常伴有消极自杀观念和行为。一般老年抑郁症患者的自杀意念隐蔽且计划周密，老年男性自杀成功率显著高于普通人群。特别是抑郁与躯体疾病共存的情况下（如癌症、心脑血管病）时风险倍增。因此老年人家属需加强关注，严加防范，尤其是预警信号的出现，如突然安排后事、立遗嘱、赠送贵重物品等。

4. 意志活动减退

老年人可表现为行为迟缓，生活懒散（如不愿洗澡、换衣），严重时连吃、喝等生理需要和个人卫生等都不在乎，甚至发展为不语、不动、不食的抑郁性木僵；社会退缩，闭门独居，疏远亲友，日常生活能力下降（如疏于个人卫生）；动力缺失，对生活失去热情，拒绝参与集体活动（如社区聚会、兴趣班）。

5. 躯体症状

躯体症状主要有睡眠障碍、乏力、食欲不振、体重下降、便秘、身体部位疼痛等。睡眠障碍主要表现为早醒型失眠，一般比平时早醒 2~3 小时，醒后不能再入睡（凌晨 3~4 点醒后无法入睡）、夜间频繁觉醒；食欲改变主要是指食欲减退（3 个月内体重下降≥ 5%）或食欲亢进，体重波动明显；疲劳与乏力，出现持续性疲劳感（即使休息后仍感精力未恢复），日常活动需额外努力；疼痛综合征，主要为非特异性疼痛（如头痛、背痛），检查无器质性病变，与情绪波动相关；此外还有隐匿性抑郁，情绪低落不明显，以躯体化症状为主（如慢性疼痛、胃肠道不适），易被误诊为躯体疾病。

6. 老年特异性表现

老年人抑郁症常有共病特征：①与躯体疾病共病，脑梗死后抑郁发生率 35%~50%，糖尿病共病抑郁风险增加 2 倍；②与神经退行性疾病交互：阿尔茨海默病早期抑郁检出率 40%，帕金森病抑郁发生率 30%~40%，③混合焦虑抑郁：躯体性焦虑常掩盖抑郁症状，形成“焦虑—抑郁混合状态”，需联合抗焦虑治疗。

抑郁常与老年期痴呆混淆，其二者有以下区别：抑郁症认知损害可逆，且以主观记忆减退为主；痴呆为不可逆的进行性衰退；与躯体疾病的区别，抑郁躯体症状与情绪波动相关，且无明确器质性病变证据。

老年抑郁症临床表现复杂，需关注情绪、认知、躯体及行为的多维异常，尤其警惕自杀风险及共病特征。早期识别并结合药物、心理及社会支持干预，可显著改善预后。

扫码查看
拓展阅读

（三）抑郁情绪的影响因素

1. 生物因素

（1）遗传因素：研究表明遗传倾向在抑郁发病中起重要作用，一级亲属患病率是普通人群的 2~10 倍。晚发型抑郁虽遗传关联较弱，但特定基因（如 APOE 基因）可能通过影响脑功能退化或与阿尔茨海默病等神经退行性疾病的关联间接增加风险。

（2）生理因素：老年人生理功能减退，特别是脑功能的退化与抑郁症的发生存在密切关系，老年期常见的脑萎缩（如海马体、前额叶皮质体积缩小）、白质病变及局部脑血流下降，可能导致情绪调节和认知功能异常。MRI 显示抑郁老人常伴壳核体积缩小和皮质下白质病变。

神经生化改变也与老年人抑郁症相关，随年龄增长，去甲肾上腺素（NE）、5- 羟色胺（5-HT）、多巴胺（DA）等递质水平下降，与情绪调节功能衰退直接相关。例如，蓝斑核神经元减少导致 NE 合成不足，5-HT 受体结合减少影响情绪稳定性。胆碱能系统的异常如乙酰胆碱（Ach）与肾上腺素能系统失衡也可能诱发抑郁状态。

此外，肠道菌群失调例如衰老伴随的肠道菌群变化，也可能通过肠 - 脑轴影响神经递质（如 5-HT）合成，同时促炎因子释放加重神经炎症，与抑郁呈正相关。

（3）躯体疾病与药物影响：慢性疾病如高血压、糖尿病、神经系统疾病等通过疼痛、活动受限等机制增加抑郁风险，患有相关慢性病的老年患者容易情绪低落甚至有轻生的念头。长期使用降压药、利尿剂等可能干扰神经递质代谢，部分药物直接具有致抑郁作用。

（4）内分泌系统紊乱：相关研究表明，老年人内分泌系统的紊乱也与抑郁症相关联，包括促肾上腺皮质激素（ACTH）系统亢进（皮质醇分泌异常）、生长激素（GH）对刺激反应降低、甲状腺功能异常（TSH 水平下降）等，均可能通过神经内分泌通路影响情绪。

2. 心理因素

（1）人格特征：老年期抑郁症患者病前人格特征较为明显，常见固执己见、依赖性强、心胸狭窄、办事认真等特点。在衰老进程中，人格还会发生变化，表现出孤僻、依赖、固执等。研究对比老年抑郁症患者和正常老年人发现，前者具有更突出的回避和依赖特质。这些人格特点可能使老年人在面对生活变化时更易陷入心理困境，为抑郁症的发生埋下隐患。

（2）应激因素：老年阶段会不断遭遇不良生活事件，像丧偶、亲朋好友离世、家庭矛盾以及意外事件等，极易引发老年人的悲观情绪。同时，离退休或劳动能力丧失、经济来源减少、生活窘迫以及家庭中地位和角色的改变，都会加重他们孤独、寂寞、无助、无望的感觉，成为心理沮丧和抑郁的根源。由于身体老化，老年人的心理防御和适应能力下降，遇到负性生活事件时，难以恢复心理的平衡与稳定。若缺乏社会支持，心理平衡更难维持，进而增加了患老年抑郁症的可能性。

3. 社会因素

（1）社会关系的改变：常见的情况包括退休后社会生活范围变窄，与同事交往中断，同龄群体减少；邻里关系疏离，人与人之间隔阂增大；生活居住环境改变；子女长大成人独立生活，不再依赖自己，或子女因工作或异地生活导致情感陪伴缺失，丧偶或独居比例高；身体条件变差、疾病缠身、能力下降等。这些因素导致老年人自觉社会价值感降低，缺乏情感支持，产生被社会遗弃的失落感，从而增加了患抑郁症的风险。

（2）社会支持不足：基层医疗心理健康服务覆盖率不足30%，老年人的心理问题难以得到及时的识别和干预。

二、抑郁情绪的心理护理

（一）老年人抑郁情绪的识别

1. 关注老年人情绪变化

（1）情绪持续性低落：情绪低落是老年抑郁症的核心症状之一。正常情况下，人们因生活事件产生的情绪低落往往短暂，在事情解决或一段时间后会自行缓解。但老年抑郁症患者的情绪低落具有持续性，可能连续数周甚至数月都处于消沉状态。例如，一位原本开朗健谈的老人，突然变得整日唉声叹气，对以往感兴趣的下棋、钓鱼等活动都提不起劲，持续超过两周，就需要警惕抑郁症的可能。

（2）情绪的昼夜变化：很多老年抑郁患者存在情绪的昼夜节律差异，典型表现为“晨重夜轻”。清晨醒来，他们便陷入极度低落、绝望的情绪中，感觉浑身乏力，对一天的生活充满悲观预期；而到了傍晚，情绪会稍有好转。这种特殊的情绪变化规律，可作为早期识别的重要线索。比如，家属若发现老人每天清晨起床后就愁眉不展，到晚上情绪相对轻松些，就应考虑是否存在抑郁情绪。

（3）伴随焦虑情绪：焦虑常与老年抑郁症相伴出现。老人可能表现出莫名的紧张、坐立不安，频繁踱步，对生活中的小事过度担忧，像反复担心自己或家人会突发疾病，不断确认门窗是否关好、电器是否关闭等。若这些焦虑症状持续存在且较为严重，同时伴有情绪低落，极有可能是抑郁症的早期表现。

2. 留意认知改变

（1）记忆力减退：老年抑郁症患者的记忆力减退具有一定特点。他们往往对近期发生的事情遗忘明显，刚说过的话、做过的事很快就记不起来，例如忘记自己是否吃过药、把刚放下的眼镜找不到了。与正常衰老导致的记忆力下降不同，这种遗忘在短期内较为迅速且对日常生活影响较大，严重干扰老人的自理能力和生活质量。

（2）注意力分散：在日常活动中，如看电视、看书、与人交谈时，老年抑郁症患者很难集中注意力。他们容易被外界细微干扰吸引，思绪游离，无法专注于当前事务。比如，在看喜欢的电视剧时，频繁走神，不知道剧情发展；与人聊天时，常常答非所问，这都是认知功能受影响的表现，可能是抑郁症的早期迹象。

（3）思维迟缓：思维迟缓也是老年抑郁症的一个重要认知改变。老年人思考问题的速度明显减慢，反应迟钝，说话语速变慢，回答问题需要更长时间，且内容简单、缺乏条理。原本能轻松应对的日常事务，如算账、处理简单家务等，现在变得困难重重，这反映出他们思维能力的下降，可能是抑郁症在作祟。

3. 观察异常行为

（1）社交活动减少：社交退缩是老年抑郁症常见的行为表现。原本热衷参加社区活动、与朋友聚会的老人，突然开始拒绝各类社交邀请，不愿出门，甚至连与家人的交流也逐渐变少，整天独自待在家里。例如，以前每周都参加老年合唱团排练的李大爷，近几个月以各种理由推脱，不再参与任何社交活动，这种行为变化很可能与抑郁情绪有关。

（2）日常活动变化：老年抑郁症患者的日常活动量会大幅降低，变得慵懒、不爱动弹。原本规律的晨练、散步等活动被完全放弃，生活变得毫无规律。部分老人还会出现睡眠障碍，要么入睡困难，要么早醒，且睡眠质量差。同时，饮食也可能发生改变，有的食欲减退，食量明显减少；有的则暴饮暴食，通过食物来缓解内心压力。这些日常活动和生活习惯的显著变化，都是早期识别抑郁症的关键指标。

（3）强迫行为与刻板动作：部分老年抑郁症患者会出现强迫行为，如反复洗手、检查门锁、反复整理物品等，尽管他们明知这些行为没有必要，但无法控制自己。还有些老人会表现出刻板动作，像不停地搓手、来回踱步、无意识地摇头等。这些行为是老年人在心理压力下的一种不自觉应对方式，若频繁出现，也提示可能存在抑郁症风险。

扫码查看
拓展阅读

4. 借助专业工具筛查

（1）老年抑郁量表（GDS）：GDS 是常用的筛查工具，它包含多个问题，从情绪、认知、行为等多方面评估老人的心理状态。例如，量表中会询问老人是否经常感到悲伤或情绪低落、对未来是否有希望、是否觉得生活空虚等。根据老人对这些问题的回答进行计分，得分越高，患抑郁症的可能性越大。一般来说，得分在 5 分及以上，就需要进一步评估。

（2）其他评估方法：除了 GDS 量表，还可结合临床访谈，由专业医生或心理工作者与老人深入交流，了解其情绪、生活经历、心理状态等方面的详细情况，综合判断是否存在抑郁症。同时，也可借助一些神经心理测试，如简易精神状态检查表（MMSE），评估老人的认知功能，辅助抑郁症的筛查诊断。通过多种专业方法结合，能更准确地实现老年抑郁症的早期识别与筛查。

扫码查看
拓展阅读

（二）老年人抑郁情绪的心理护理方法

抑郁对老年人的生活质量影响巨大，照护员需要尽早识别并提供针对性的心理护理，使老年人恢复积极向上的情绪状态，具体可从以下几个方面实施。

1. 与老年人建立信任关系

照护员或家属要以温和、耐心的态度与老年抑郁患者交流，认真倾听他们的诉说，让老年人感受到被尊重和理解，从而建立起信任的基础。例如，每天安排固定的时间陪老人聊天，鼓励他们表达内心的感受和想法。在与老年人交流时，适当给予非语言支持，如轻拍背部、眼神接触等，给予积极的回应，如点头、微笑等，让老年人知道自己的话被认真对待。

2. 鼓励老年人情感表达

创造一个安全、开放的环境，让老年人能够自由地表达自己的情感，包括悲伤、愤怒、焦虑等。不要对老年人的情感表达进行批评或指责，而是给予支持和安慰。比如，当老年人表达对疾病的担忧时，要给予理解，并耐心解释治疗方案和预后情况。可以通过一些方式引导老年人表达情感，如让老年人回忆过去的美好时光，讲述自己的人生经历等，在回忆中帮助老年人找到积极的情感体验，同时也增进照护员或家属对老年人的了解。

3. 对老年人进行认知行为干预

帮助老年人认识和改变负面的思维模式和行为习惯。当老年人出现消极想法时，引导他们进行理性思考，分析这些想法是否合理，并用积极的思维方式取代消极的思维方式。例如，老年人认为自己"没用了"，可以引导他们回忆自己曾经对家庭、社会作出的贡献，让他们认识到自己的价值。鼓励老年人参与一些简单的活动，如散步、下棋、绘画等，通过活动改变老年人的行为模式，增加他们的积极体验，提高自我效能感。

4. 给予老年人适当的社交支持

鼓励老年人与家人、朋友、邻居交流互动，也可以组织老年人参加一些社区活动或老年俱乐部，扩大他们的社交圈子。社交活动可以让老年人感受到他人的关心和支持，减少孤独感和抑郁情绪。例如，定期组织老年人参加社区的文艺活动、志愿者活动等。对于行动不便的老年人，可以通过电话、视频等方式让他们与外界保持联系，让他们感受到自己并未被社会遗忘。

5. 为老年人提供生活关怀

关注老年人的日常生活需求，确保他们的生活环境舒适、安全。帮助老年人整理房间、保持个人卫生，为他们提供营养均衡的饮食。生活的舒适和便利可以让老年人心情愉悦，减轻抑郁情绪。协助老年人建立规律的生活作息，保证充足的睡眠。规律的生活有助于稳定老年人的情绪，提高身体的免疫力。

6. 进行积极的心理暗示

经常给予老年人积极的心理暗示，如"您今天看起来精神好多了""您的状态越来越好了"等，让老年人感受到自己的努力和改变得到了认可，增强他们战胜疾病的信心。可以让老年人观看一些积极向上的电影、书籍等，通过这些作品中的正能量对老年人进行心理暗示，激发他们对生活的热情。

7. 及时识别老年人抑郁症状

密切留意老年人情绪、行为、生理状态的变化，以便及时察觉抑郁症状。情绪层面，若老人频繁情绪低落，无故哭泣，对日常事务失去兴趣，原本热衷的活动也提不起劲，或易怒烦躁，与过往性格大相径庭，需高度警惕。比如老人以往喜欢下棋，如今却对棋局毫无兴致，整日唉声叹气。

行为上，若出现社交退缩，拒绝亲友来访，回避社交场合，日常活动明显减少，做事拖沓、效率低下，甚至有自伤、自杀的言语或行为倾向，像频繁念叨活着没意思，或者开始收集安眠药等危险物品，都属于危险信号。

生理方面，关注老人睡眠状况，失眠、早醒或睡眠过多都可能与抑郁有关；食欲异常，如食欲不振、体重骤减，或突然暴饮暴食；还可能伴随不明原因的身体疼痛，如头痛、背痛等，经检查却无器质性病变。一旦发现这些症状，应立即干预，安排老人就医诊断，开启专业治疗。

（三）老年人抑郁情绪的健康指导

老年抑郁情绪不仅需要心理护理，还需要从生活方式、治疗配合、家属支持等方面给予全面的健康指导，帮助老年人更好地应对疾病。

1. 健康生活方式指导

首先，老年人要养成规律的作息，鼓励老年人每天尽量在相同时间上床睡觉和起床，保证7~8小时的高质量睡眠，中午可适当午休30~60分钟。稳定的生物钟有助于调节身体内分泌和情绪状态。其次，鼓励老年人适度运动，根据老人身体状况，推荐如散步、太极拳、八段锦等有氧运动。每周坚持3~5次，每次30分钟左右。像每天傍晚在小区内散步，能促进血液循环，刺激大脑分泌内啡肽，改善情绪。再次，建议老年人要合理饮食，注重营养均衡，多摄入富含维生素B（如全麦面包、燕麦、香蕉）、ω-3脂肪酸（如深海鱼、核桃）的食物，这些营养物质对改善情绪有益。同时，减少高糖、高脂肪、高盐食物的摄取，避免加重身体代谢负担，影响情绪调节。

2. 疾病认知与治疗指导

指导老年人了解疾病相关知识，向老年人及其家属普及老年抑郁症的病因、症状、治疗方法及预后，让他们明白这是一种可治疗的疾病，消除对疾病的恐惧和误解。通过社区讲座、发放宣传手册、一对一讲解等方式，让老人知道抑郁症并非简单的情绪问题，而是大脑神经递质失衡等多种因素导致的。

鼓励老年人坚持治疗方案，强调按医嘱服药的重要性，不可自行增减药量或停药，向老人说明药物起效需要时间，初期可能有轻微不良反应，但会逐渐适应。若出现不适，及时告知医生调整用药。例如，一些抗抑郁药物可能会有口干、嗜睡等不良反应，随着身体适应会逐渐减轻。同时，鼓励老人积极配合心理治疗，如定期参加心理咨询、认知行为疗法课程等。

3. 社交与心理调适指导

鼓励老年人积极参与社交，参加社区老年活动中心、兴趣小组等组织的活动，如书法班、合唱队等，结交新朋友，扩大社交圈子。定期与亲朋好友聚会，分享生活点滴，避免孤独感。比如，每周参加一次书法班，与其他书法爱好者交流学习。

适当掌握一些心理调适技巧，教导老人一些简单的心理调适方法，如深呼吸放松法，感到焦虑紧张时，慢慢吸气使腹部膨胀，再缓缓呼气，重复几次；冥想也是不错的选择，每天花15~20分钟，找安静舒适的地方坐下或躺下，专注于呼吸，排除杂念，平静内心。

4. 家属支持指导

家属要多陪伴老人，倾听他们的心声，用温暖的语言和行动表达关爱。每天抽出一定时间陪老人聊天，关心他们的生活感受，让老人感受到家庭的温暖和支持。同时，家属需密切观察老人的情绪、行为、睡眠、饮食等方面的变化，一旦发现症状加重或出现异常，如老人有自杀倾向，立即送医。同时，协助老人按时服药，监督治疗进程。

新知小结

- 老年人抑郁情绪的心理护理
  - 抑郁情绪的概述
    - 抑郁情绪、抑郁障碍和抑郁症的定义
    - 抑郁情绪的常见表现
    - 抑郁情绪的影响因素
  - 抑郁情绪的心理护理
    - 老年人抑郁情绪的识别
    - 老年人抑郁情绪的心理护理方法
    - 老年人抑郁情绪的健康指导

技能提升

认知重构训练

1. 理论依据

老年抑郁患者常因负性思维（如“我拖累家人”）和活动减少形成恶性循环。基于认知行为疗法（CBT）识别并挑战“自动化负性思维”与行为激活理论，通过增加愉悦感和掌控感的活动，打破抑郁—退缩循环。通过认知重构纠正错误认知，结合日常活动计划重建生活秩序，可有效改善情绪状态。

2. 操作过程

（1）准备阶段：

1）环境准备：选择安静、光线柔和的房间，准备纸笔、活动计划表。播放轻音乐（如钢琴曲），营造放松氛围。

2）人员准备：照护员需熟悉老年抑郁的典型认知模式（如“我老了没用了”）。提前与老年人沟通，说明训练目的（“我们一起找找让心情变好的办法”）。

3）工具准备：

认知重构记录表：列出老年人的负性思维及替代思维。

日常活动计划表：包含简单易行的活动（如散步、听音乐、与家人通话）。

（2）实操阶段：

1）认知重构训练：

识别负性思维：以案例导入（如李爷爷自责“拖累子女”），引导老年人说出类似想法。记录其回答中的“过度概括”或“绝对化”思维（如“我没用”“活着没意思”）。

挑战不合理认知：证据法如对比实际事件（如“上周女儿给您买了新衣服”）。替代思维如引导用更理性的解释替代原有观念（如“子女孝顺，我给他们分享经验也很重要”）。

强化积极思维：要求老年人写下3件当天发生的“小确幸”（如“早饭吃了喜欢的粥”）。

2）日常活动计划制订：

选择活动：根据老年人兴趣选择2~3项简单活动（如“下午3点听京剧”“傍晚与邻居聊天”）。

细化计划：明确活动时间、地点、参与对象（如“每天上午9点在客厅浇花”）。用“√”标记已完成任务，增强成就感。

即时反馈：在活动中给予鼓励（如“您浇花的样子真专注，花儿都开得更艳了”）。

（3）总结阶段：

1）巩固效果：引导老年人说出活动中的感受（如“浇花让我心情平静”），强调“抑郁是暂时的，活动能帮助改善情绪”。

2）布置延伸任务：要求老年人每天完成1项计划活动，次日分享体验。预告下次活动内容（如“下周一起制订‘快乐清单’”）。

3）注意事项：

避免压力：活动难度需循序渐进，避免因失败加重挫败感。

动态调整：根据反馈简化或增加活动（如关节疼痛者改为室内活动）。

任务检查

“老年人抑郁情绪的心理护理”任务检查表，见表4-2-2。

表4-2-2 “老年人抑郁情绪的心理护理”任务检查表

序号	检查项目	自我检查	自我点评	组内互查	教师点评
1	抑郁、抑郁障碍和抑郁症	是□否□		是□否□	
2	抑郁情绪的常见表现	是□否□		是□否□	
3	抑郁情绪的影响因素	是□否□		是□否□	
4	老年人抑郁情绪的识别	是□否□		是□否□	
5	老年人抑郁情绪的心理护理方法	是□否□		是□否□	
6	老年人抑郁情绪的健康指导	是□否□		是□否□	
7	认知重构训练	是□否□		是□否□	

扫码查看练习题答案

【练习题】

A1型选择题

1. 老年抑郁症的核心症状不包括以下哪一项？（ ）

A. 持续情绪低落　　B. 兴趣丧失　　C. 睡眠障碍

D. 自杀观念　　E. 言语活动增多

2. 关于老年抑郁症与普通抑郁症的区别，说法正确的是（ ）。

A. 老年抑郁症情绪低落更明显

B. 普通抑郁症认知功能损害更突出

C. 老年抑郁症年龄特异性，主要发生于 60 岁及以上人群

D. 普通抑郁症病因更复杂

E. 老年抑郁症女性发病率低于男性

3. 以下哪项不属于老年抑郁症患者思维迟缓的表现？（　　）

A. 记忆力下降，主观记忆衰退显著

B. 执行功能障碍，计划、决策能力下降

C. 注意力难以集中

D. 思维奔逸，说话滔滔不绝

E. 回答问题反应迟钝，内容简单

4. 老年抑郁量表 GDS-15 中，若一位老人得分为 8 分，提示（　　）。

A. 没有或几乎没有抑郁症状　　B. 可能存在轻度抑郁症状

C. 可能存在中度抑郁症状　　D. 可能存在重度抑郁症状

E. 一定患有抑郁症

5. 简易精神状态检查表（MMSE）中，地点定向力满分是多少分？（　　）

A.5 分　　B.6 分　　C.8 分　　D.10 分　　E.12 分

6. 以下哪种食物有助于改善老年人抑郁情绪？（　　）

A. 蛋糕　　B. 炸鸡　　C. 香蕉　　D. 方便面　　E. 咸菜

7. 老年抑郁症患者自杀观念的特点是（　　）。

A. 观念外露，容易被发现　　B. 多为冲动行为，无计划

C. 老年女性自杀成功率更高　　D. 抑郁与躯体疾病共存时风险降低

E. 意念隐蔽且计划周密

A2 型选择题

1. 王爷爷，68 岁，退休后常独自在家，近 2 个月来情绪低落，对以往喜欢的下棋、钓鱼活动都不感兴趣，不愿出门与朋友交往，睡眠也变差，经常早醒。根据这些表现，最可能的诊断是（　　）。

A. 正常退休后的情绪变化　　B. 老年痴呆早期

C. 老年抑郁症　　D. 焦虑症

E. 躯体疾病导致的情绪改变

2. 李奶奶，72 岁，家人发现她近 1 个月食欲明显减退，体重下降了 5 公斤，还总说自己没用，拖累家人，经常唉声叹气。为初步判断李奶奶是否患有老年抑郁症，可选用以下哪种工具？（　　）

A. 症状自评量表（SCL–90）　　B. 老年抑郁量表（GDS–15）

C. 汉密尔顿焦虑量表（HAMA）　　D. 韦氏成人智力量表（WAIS）

E. 儿童抑郁量表（CDI）

3. 赵爷爷，65 岁，被诊断为老年抑郁症。在对他进行心理护理时，以下做法错误的是（　　）。

A. 每天固定时间陪他聊天，鼓励他表达内心感受

B. 当他表达消极想法时，批评他不应该这么想

C. 引导他回忆过去的美好时光

D. 鼓励他参加社区组织的书法活动

E. 经常给予他积极的心理暗示

4. 张奶奶，70 岁，患有高血压和糖尿病，近期情绪低落，对生活失去信心，不愿配合治疗。家属咨询如何改善张奶奶的情况，以下建议错误的是（　　）。

A. 让张奶奶多吃蛋糕、巧克力等甜食，改善心情

B. 鼓励张奶奶适度运动，如散步

C. 向张奶奶普及疾病知识，让她了解抑郁症可治疗

D. 家属多陪伴张奶奶，倾听她的心声

E. 帮助张奶奶建立规律的生活作息

5. 吴爷爷，66 岁，使用老年抑郁量表 GDS-15 进行筛查，得分为 12 分。针对这种情况，以下处理正确的是（　　）。

A. 无须特殊处理，定期观察即可

B. 自行购买抗抑郁药物给老人服用

C. 建议老人多休息，放松心情

D. 尽快寻求专业心理咨询或治疗

E. 认为老人只是情绪不好，过段时间就会好

6. 周爷爷，75 岁，近几个月来出现反复洗手、检查门锁的行为，且明知没必要但无法控制。同时，情绪低落，对很多事情都提不起兴趣。周爷爷最可能的问题是（　　）。

A. 强迫症　　B. 老年痴呆

C. 老年抑郁症伴强迫行为　　D. 正常的老年行为改变

E. 焦虑症

7. 刘奶奶，62 岁，近期睡眠不好，经常早醒，食欲减退，体重下降，还总担心自己身体有大病，反复去医院检查却未发现异常。她可能存在的问题是（　　）。

A. 疑病症　　B. 躯体疾病

C. 老年抑郁症（隐匿性抑郁）　　D. 更年期综合征

E. 睡眠障碍

任务三　老年人焦虑情绪的心理护理

任务目标

素质目标

1. 树立“以老年人为本”的护理理念，培养耐心倾听的态度，理解老年人的心理需求。
2. 培养对焦虑情绪的包容态度，尊重老年人的文化背景与价值观。
3. 坚守保密原则，维护老年人隐私与尊严，在工作中贯彻知情同意与自主决策权。

知识目标

1. 了解老年人焦虑和焦虑症的区别、定义及影响因素。
2. 掌握焦虑问题心理评估的工具与使用方法。
3. 掌握焦虑问题的多元化干预策略。

能力目标

1. 能够识别老年人的焦虑情绪与行为特征。
2. 能够根据老年人的生活背景、健康状态制订个体化干预计划。
3. 能够熟练应用语言沟通技巧进行情绪疏导。

案例导入

王大爷，75 岁，体重 70 千克，初中文化，水电厂退休职工，独居，经济状况良好；童年经历艰苦，父母管教少，性格孤僻；爱好下象棋，喜食辛辣刺激性食物。王大爷既往患高血压、心脏病 10 年，需长期服用降压药及抗凝药物；近 1 年因心悸、失眠频繁就医，无器质性病变，HAMA 量表评分 16 分（中度焦虑）。

最近夜间入睡困难（PSQI 评分 12 分）、白天坐立不安；拒绝社交活动，抵触医生查房；常因子女电话未接听产生“被遗弃”妄想，抵触服药。与子女沟通少，子女因工作探望频率低（每月 1 次），安慰时多用“别瞎想”等无效话术。

任务描述

1. 照护员帮助王大爷及其子女了解老年人焦虑情绪的影响因素。
2. 照护员帮助王大爷进行心理护理方案制订与实施。

扫码查看课件

新知初探

一、焦虑情绪的概述

（一）焦虑与焦虑症的定义及其表现（表 4-3-1）。

表 4-3-1 区分焦虑与焦虑症

对比维度	焦虑	焦虑症
定义	人类正常的应激性情绪反应，与具体压力事件相关。个体因无法达成目标或难以克服障碍而使自信心受挫所致的一种紧张不安且伴有恐惧感的情绪状态	是一种精神障碍性疾病，以过度恐惧、泛化担忧为核心特征，需临床诊断。主要表现为广泛且持续的焦虑，或是反复出现的惊恐不安，需临床诊断
诱因	由明确现实压力触发（如考试、工作挑战）对象具体	无明确诱因或诱因与症状严重程度不匹配，担忧内容泛化（如“所有事都可能出错”）
持续时间	通常是短期（数小时至数周），压力解除后自行缓解	持续≥6个月，症状长期存在且反复发作
严重程度	是一种正常的情感体验，其严重程度较轻，不会显著影响个体的日常生活和工作。	导致的担忧和恐惧是过度的，常常严重影响患者的日常生活和工作
认知与行为特点	可通过深呼吸、运动进行自我调节，主动解决问题或短暂回避后恢复	灾难化思维固化，长期回避特定场景导致功能受损（如拒学、社恐）
类型	无特定类型划分	临床上分为惊恐发作和广泛性焦虑
生理症状	轻度躯体反应如心跳稍微加快、手心出汗等，无持续性不适	显著自主神经紊乱（如持续的心悸、呼吸急促、出汗、窒息感、肌肉震颤）及运动性不安（搓手顿足、无法静坐）
社会功能影响	不影响日常生活，甚至提高效率（如考试前适度焦虑增强专注力）	严重损害工作、社交能力，可伴随抑郁或物质滥用
治疗需求	无须专业治疗，通过自我调节或社会支持缓解	需药物联合心理治疗，部分需物理干预

扫码查看微课

1. 焦虑

焦虑是一种常见的情绪状态。个体因无法达成目标或难以克服障碍而使自尊心、自信心受挫，或是失败感、内疚感增加，所致的一种紧张不安且伴有恐惧感的情绪状态。焦虑通常表现为紧张、不安、急促等情绪，但人们通常难以明确指出具体的焦虑对象，更多时候是对未来事件的过度担忧和紧张。

在一定程度上，焦虑对个体是有益的，它能促使个体更好地适应变化，利于个体通过自我调节来保持身心平衡。然而，焦虑程度过于严重，就会发展为焦虑症，对个体的身心健康造成严重影响。

2. 焦虑症

（1）焦虑症：是一种精神障碍性疾病，以过度恐惧、泛化担忧为核心特征，需临床诊断。主要表现为广泛且持续的焦虑，或是反复出现的惊恐不安。老年焦虑症是一种在老年阶段出现的神经症性障碍，患者常常表现出明显的焦虑状态，临床上分为惊恐发作和广泛性焦虑。

（2）惊恐发作（急性焦虑症）：是一种突然且强烈的恐惧感。患者会感到极度的恐慌和不安，且迅速达到高峰。常伴有明显的自主神经症状，如心悸、胸闷、呼吸困难、四肢麻木，甚至不能控制的发抖出汗。重者可能会出现阵发性气喘、胸闷，伴有濒死感，并由此产生妄想和幻觉，有时伴有轻度意识迷惘。发作期间患者始终意识清楚，发作后仍有心悸。一般可持续 5~20 分钟，很少超过 1 小时。

（3）广泛性焦虑（慢性焦虑症）：是一种持续的、无明确对象或固定内容的紧张不安，或对现实生活中的某些问题过分担心或烦恼。这种紧张不安、担心或烦恼与现实不相称，使患者感到难以忍受，但又无法摆脱。常伴有自主神经功能亢进，如心悸、出汗、胃肠道不适等，以及运动紧张和过分警惕。一般表现为平时比较敏感、易激怒，生活中稍有不如意的事就心烦意乱，注意力不集中，有时会生闷气、发脾气等。可以持续较长时间，其焦虑程度也时有波动。

扫码查看
拓展阅读

（二）焦虑情绪的影响因素

老年人的焦虑问题是多种因素交织的复杂现象，其影响因素可归纳为以下维度，各维度间存在动态交互作用机制。

1. 生理因素

（1）慢性病与躯体功能障碍：随着年龄的增长，老年人的身体功能逐渐衰退，慢性疾病和躯体功能障碍成为焦虑的重要诱因。高血压、冠心病等心血管疾病引起的胸闷、心悸等症状，常被误判为“濒死信号”，引发强烈的焦虑反应。代谢性疾病（如糖尿病、甲状腺功能亢进）导致的自主神经紊乱，可诱发手抖、多汗等焦虑躯体化反应。神经退行性疾病伴随的认知功能下降，加剧了老年人的失控感。

（2）神经生物学改变：老年人的神经生物学变化显著影响情绪调节能力。研究发现，血清素和多巴胺水平的降低会削弱情绪调节功能，而肾上腺素的过度释放则导致交感神经系统的亢奋。脑结构的退化进一步削弱了记忆整合能力和认知控制能力。此外，分子伴侣蛋白系统功能的降低和离子通道功能的失常也会影响神经元的正常功能，从而加剧焦虑情绪。

（3）药物不良反应：某些药物的不良反应可能引发或加重老年人的焦虑症状。例如，β 受体阻滞剂可能导致噩梦和失眠，抗胆碱能药物可能引起口干和心悸。抗抑郁药的使用也可能在短期内引发焦虑症状，尤其是在药物调整剂量或初始使用阶段。

（4）遗传易感性：遗传因素在老年人焦虑的发生中也有重要作用。研究显示，家族中存在焦虑症患者的血缘亲属，其患病风险较常人高出 15%。这种遗传易感性可能通过影响神经递质的代谢和脑结构的稳定性，增加老年人患焦虑症的风险。

2. 心理因素

（1）人格特质：老年人的人格特质对其焦虑情绪有显著影响，主要体现在神经质性格、完美主义倾向以及童年经历形成的孤僻特质等方面。①神经质性格：具有高神经质性格的老年人对生活中的压力事件更为敏感，容易产生强烈的焦虑反应。面对健康问题、经济压力或社会角色转变时，他们更容易陷入焦虑情绪，表现为情绪波动、过度敏感和对未来的不确定性感到恐惧。②完美主义倾向：追求尽善尽美的老年人往往对自己和他人都有极高的要求，对小错误反应过度，容易陷入自我批评和自责。这种对完美的执着不仅增加了他们的不安全感，也使他们在面对生活中的不完美时更容易产生焦虑情绪。③童年经历：童年时期的经历对人格形成有深远影响。父母离异、长期缺位或过度忙碌会破坏儿童的安全依恋关系，导致“被遗弃感”。这种经历可能形成孤僻特质，使个体在成年后对人际互动产生恐惧，进一步加剧焦虑情绪。

（2）认知偏差：老年人焦虑的认知偏差主要体现在灾难化思维和疑病倾向上。①灾难化思维：表现为将普通生理信号无限放大为致命威胁，如轻微头痛被解读为脑肿瘤前兆，短暂心悸被关联为心肌梗死发作。60% 的老年焦虑患者存在过度联想倾向。这种思维模式的形成机制包括焦虑患者杏仁核过度活跃，前额叶皮质抑制功能减弱，导致对负面信息的敏感性提高。通过想象最坏结果来获得虚假的安全感，如“提前预判癌症就能及时治疗”，实则加剧恐惧循环。②疑病倾向：表现为反复就医却拒绝接受阴性诊断结果。过度关注网络健康信息中的小概率事件（如将胃癌等同于自身症状），形成自我验证闭环。

（3）存在危机与死亡焦虑：老年人存在危机与死亡焦虑主要源于对生命终结的恐惧、未完成心愿的遗憾以及丧偶或亲友离世引发的生存意义丧失。①对生命终结的恐惧：如老年人常将白发脱落视为“生命倒计时信号”，夜尿频次增加被联想为“肾脏衰竭标志”。这种对生命终结的恐惧使他们对身体变化格外敏感，进一步加剧焦虑情绪。②未完成事件催化：研究显示，78% 的临终焦虑老人存在“遗留问题执念”，如遗产分配争议、未道歉的人际裂痕等。这些未完成的心愿成为他们心理上的负担，加剧了焦虑情绪。③丧偶与亲友离世的影响：中国传统“寿终正寝”观念使失能老人产生“成为累赘”的羞耻感，加速自我价值感崩塌。丧偶或亲友离世则导致生存意义解构，表现为关系锚点丧失。调查发现，丧偶者 3 个月内认知衰退风险增加 2.3 倍，因其失去“被需要”的情感联结。存在连续性断裂则表现为伴侣离世导致共同记忆载体消失，出现“自我叙事破碎”。④代际隔离的影响：数字鸿沟效应使老人产生“时代弃儿”焦虑，如老年人因无法扫码支付陷入自我否定。价值认同剥夺则表现为退休教师因知识经验不被子女采纳，产生“无用论”认知偏差，拒绝参与家庭决策。这些代际隔离现象加剧了老年人的孤独感和焦虑情绪。

3. 环境因素

（1）物理环境：狭小的居住环境对老年人的心理健康和生活质量产生多方面的影响，其心理病理机制包括：活动半径与抑郁风险，研究显示，居住面积小于 60 ㎡的老人抑郁发生率达 38%，空间压迫感会引发前额叶皮质血流量下降 15%；部分老年人通过囤积物品来获得虚假的安全感，这种行为反映了其内心的不安全感和焦虑情绪。狭小空间难以设置适老化智能设备，43% 的老人因操作困难放弃智能报警系统，这种无助感进一步加剧了他们的焦虑情绪。

（2）生活环境：高盐与辛辣饮食通过激活交感神经系统，显著提高老年人血管紧张素Ⅱ水平，导致基础心率加快和血压波动风险增加。这种饮食模式还会刺激胃肠黏膜，引发慢性炎症因子持续释放，通过“肠－脑轴”加剧焦虑情绪。久坐行为则使骨骼肌 GLUT4 转运蛋白活性降低，导致血糖代谢紊乱的同时，抑制内啡肽分泌，直接影响情绪调节能力。

（3）家庭环境：家庭支持的弱化是老年心理危机的重要诱因。子女探望频率降低与沟通方式失效（如“别瞎想”等无效回应）导致情感联结断裂。研究显示，独居老人中 54% 每周与子女交流不足 1 次，财产纠纷、育儿观念差异等代际冲突进一步催化疏离感。此外，过度的经济支持可能加重老年人的心理负担，而情感支持的缺失则使他们在面对生活压力时更加无助。

（4）社会环境：退休引发的社会价值感崩塌是核心痛点。研究显示，60% 退休老人出现“无用感”，社交圈从职场互动断崖式萎缩至零社交状态。角色理论指出，这种角色丧失导致自我认同危机，表现为“身份焦虑”（如退休教师反复强调过往成就）。社交网络的断裂不仅加剧了老年人的孤独感，还削弱了他们的心理韧性，使其更容易陷入焦虑和抑郁。

（5）经济环境：经济压力具体表现为健康危机与生存恐惧。月均医疗支出占养老金 65% 以上的老人中，78% 出现失眠、心悸等躯体化表现。经济负担的加重使他们对未来的不确定性感到恐惧，进一步加剧焦虑情绪。搬迁至养老机构引发的环境适应障碍尤为突出。此外，农村老人因基础医疗缺失，对疾病恶化的担忧更为严重，焦虑发生率比城市老人高 12%。这些因素共同作用，使老年人在面对经济与居住压力时更容易陷入心理困境。

4. 交互作用因素

各因素之间不是孤立的存在，存在动态关联，如失眠（PSQI ＞ 7 分）与焦虑形成恶性循环。表现为杏仁核过度活跃导致警觉性增强（觉醒阈值降低 37%），前额叶皮质对边缘系统的抑制功能下降，形成“焦虑→失眠→认知衰退”的闭环。临床数据显示，持续失眠 3 个月以上的老年患者，海马体体积年均萎缩率达 0.8%，直接损害空间记忆能力。

二、焦虑情绪的心理护理

（一）老年人焦虑情绪的识别

焦虑情绪的易感人群包括：缺乏感情支持者，如缺乏家庭和社会支持的老年人；遭遇负面性事件者，如亲人离世、经济困难等；慢性疾病患者；长期服药的老年人；性格固执者不易调整心态的老年人等。老年人焦虑问题的识别需结合生理、心理及行为特征进行多维度评估，其临床表现具有隐匿性和复杂性，需与正常焦虑情绪及器质性疾病相鉴别。以下为系统性识别要点。

1. 心理表现

（1）持续超过两周的情绪低落，感到无助或绝望。

（2）对以往感兴趣的活动失去兴趣，感到生活无意义。

（3）持续的担忧或紧张感，无法控制的恐惧感或惊恐发作。

（4）思维迟缓，注意力难以集中，记忆力下降。

（5）容易感到乏力，容易疲劳，影响日常活动。

2. 躯体表现

（1）睡眠障碍，如入睡困难、睡眠时间短、易醒、多梦等。

（2）体重下降或食欲改变。

（3）自主神经功能障碍，如心悸、呼吸困难、手抖、头晕、面红、出汗等。

（4）消化系统症状，如厌食、腹部不适、反酸、腹胀、便秘等。

（5）疼痛，如头痛、胸痛、腰痛、背痛、腹痛等。

3. 行为表现

（1）社交回避：不愿意与人交往，社交活动减少。

（2）依赖行为：依赖医院或亲人，频繁就医。

（3）重复行为：如搓手顿足、坐立不安、来回走动，重复询问同一件事。

（4）自我效能感低对解决问题缺乏信心，面对困难时更容易感到焦虑。

扫码查看
拓展阅读

4. 常用的焦虑量表

评估老年人焦虑问题常用的量表有老年焦虑量表（Geriatric Anxiety Inventory，GAI）和汉密尔顿焦虑量表（Hamilton Anxiety Scale，HAMA），详见线上资源。

5. 识别方法

（1）观察老年人的情绪、行为和躯体症状，注意是否有持续的情绪低落、过度担忧、睡眠障碍等。

（2）与老年人进行深入交流，了解他们的内心感受和担忧。

（3）量表评估：使用 HAMA 等专业量表进行评估，帮助识别焦虑程度。

（4）诊断要点：①惊恐发作：一个月内至少有惊恐发作 3 次，每次发作不超过 2 小时，且明显影响日常活动。这种发作并非由躯体疾病所致，也不伴有精神分裂症、情感障碍或其他神经症性疾病。②广泛性焦虑症：过分的焦虑持续时间在半年以上，并伴有运动性不安，自主神经功能亢进和过分警惕等躯体症状至少 4 项；且焦虑并非器质性疾病引起。

（5）寻求专业医生的帮助，进行心理评估和诊断，确保准确识别和治疗。

（二）老年人焦虑情绪的心理护理方法

老年人焦虑情绪的护理需结合生理、心理、社会多维度干预策略。

1. 环境与行为干预

（1）生活环境：室内温度和湿度要适宜，室温保持在 22~24 ℃，湿度保持在 50%~60%。为患者创造噪声＜ 45 分贝的安静环境，采用双层隔音窗或白噪声设备。活动区域的地面要防滑，卫生间安装扶手，在患者的床边设置护栏等，避免意外伤害的发生。

（2）饮食护理：为老年人提供营养均衡的饮食，包括谷类、蔬菜、水果、肉类、蛋类、奶类等，指导低钠、高镁饮食（如菠菜、杏仁），减少交感神经兴奋性；避免过多摄入咖啡因、酒精等刺激性物质，以免加重焦虑症状。如对于有睡眠问题的老年人，建议晚餐适量，睡前可以喝一杯温牛奶。每日饮水量控制在 1 500~2 000 mL。

（3）适量运动：根据老年人的身体状况，制订合适的运动计划，设计低强度有氧运动，如太极拳、八段锦、散步、慢跑、太极拳、瑜伽等，运动时间一般在 30 分钟到 1 小时为宜，每周坚持 3~5 次，有助缓解紧张情绪，促进身心健康。

（4）规律作息：帮助老年人制订规律的作息时间表，每天尽量在相同的时间起床、吃饭、休息和睡觉，早睡早起，保证充足的睡眠时间。如 6：30 起床、22：00 入睡，保证 7~8 小时睡眠。

2. 认知行为疗法（CBT）

（1）认知重建：与老年人共同探讨其对自身健康、家庭关系等的看法，帮助他们识别和纠正诸如“我的子女肯定会嫌弃我”等错误观念，引导他们以更合理的认知模式看待问题，从而减轻焦虑症状。

（2）应对技巧训练：

1）深呼吸练习：指导老年人在日常生活中遇到紧张或焦虑的情况时，随时随地进行深呼吸练习。如睡前感到思绪万千时，可通过深呼吸来调节情绪，缓解紧张。4–7–8 呼吸技术（吸气 4 秒→屏息 7 秒→呼气 8 秒），降低心率变异性，适用于急性焦虑发作。

2）肌肉放松技术：照护员指导老人选择安静不被打扰的空间，取坐位或平卧位，让头部和身体都有支撑，采取顺从、超然的态度，紧绷但是不拉伤，专注于当下，从头到脚放松全身各处肌肉群。按头→颈→肩→腹→下肢顺序进行肌肉紧张 – 放松循环，每次 20 分钟，可减少肌肉震颤发生率。

注意事项：用力拉伸每组肌肉，持续大约 10 秒钟，然后放松 15~20 秒，再继续活动下一组肌肉群，时间 60~90 分钟。注意感受肌肉群紧张和放松时的不同感觉。录制视频或音频供老人自行练习使用。

3）音乐放松疗法：宣教音乐疗法的治疗原理，为老人播放适合的音乐、演奏乐器或学习演唱歌曲，引导老人体会音乐的放松和愉悦。

4）想象放松法：引导老年人在安静的环境中闭上眼睛，想象自己身处一个美好的场景，如宁静的森林、海边等，让大脑皮质处于松弛状态，进而抑制神经紧张，达到身心放松的效果。

（3）积极思维训练：鼓励老年人每天记录三件让自己感到开心或满足的事情，如“今天阳光很好，我能出去散步”“子女给我打了电话”等，通过这种方式培养他们发现生活中的积极面，减少消极思维。

（4）社交技能训练：组织老年人参加社区活动或兴趣小组，如老年合唱团、书法班等，在活动中鼓励他们主动与他人交流，分享自己的兴趣爱好，提高社交能力，增强自信心。

3. 药物管理与成瘾预防

抗焦虑药物最大的缺点是易产生耐受性和依赖性，突然停药可产生戒断症状。用药后注意评估药物的效果和观察不良反应。长期服药者，应防止耐药性和药物依赖。

阶梯用药原则首选 SSRIs（舍曲林）联合短期苯二氮䓬类药物（劳拉西泮），4 周后逐步减量。肝肾功能减退者需监测 CYP450 酶活性。为了防止老年人成瘾，可建立用药日记制度，智能药盒设定剂量提醒，依赖高风险患者采用曲唑酮替代治疗，戒断期谵妄风险可降低 25%。撤药时选择渐进式撤药方案，按 10%/ 周速度递减剂量，同步使用加巴喷丁缓解震颤、出汗。

4. 家庭—社会支持系统构建

培训家属使用非暴力沟通技巧如“我信息”表达法（如“我担心您反复检查门窗”），减少冲突触发率。组织“祖孙烹饪日”“家庭回忆录制作”等代际活动重建情感联结。加强社区互助小组建设，成立“焦虑管理俱乐部”，通过团体绘画治疗、园艺疗法促进社会参与。数字适老化改造如培训使用心理健康 App（如“心晴导航”），提供在线 CBT 课程。

5. 应急预案

在处理老年人急性焦虑发作时，照护员应迅速采取措施以缓解患者的焦虑症状。首先，备好惊恐障碍急救包，其中包括劳拉西泮舌下片、冰袋（用于冷刺激转移注意力）以及安抚卡片（印有自我暗示语）。这些工具能够帮助患者快速缓解焦虑情绪。此外，采用安全岛技术，引导患者想象童年故居或其他安全场景，配合深呼吸练习平复情绪。这种方法特别适用于创伤后应激障碍（PTSD）患者，能够有效减轻其焦虑反应。

6. 怀旧疗法

（1）充分评估，建立良好的治疗关系。

（2）介绍怀旧疗法，取得老人支持与配合。

（3）选定活动主题：①很高兴认识你；②我的年少时光；③照片上的我们；④我的婚姻我的家；⑤我的事业；⑥我的苦恼；⑦我经历的国家大事；⑧我的人生未完待续。根据老人实际情况进行主题调整，期间可借助旧照片、老物件、老歌引导老人进行回忆。

新知小结

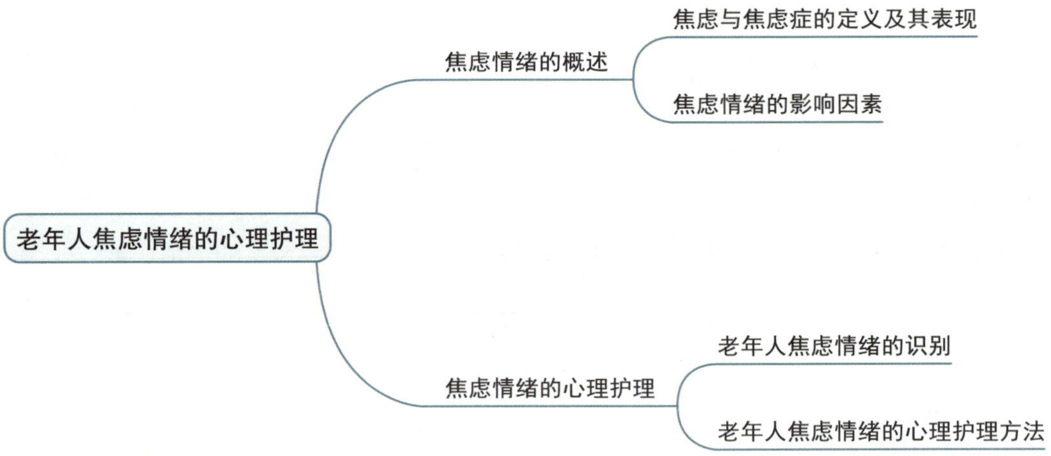

技能提升

认知行为疗法缓解老年人焦虑情绪训练

1. 理论依据

研究显示，老年人焦虑情绪的形成与多种因素密切相关，包括心理、认知、社会支持等。焦虑通常源于对未来的不确定性、对健康的担忧以及社会角色的丧失。通过认知行为疗法（CBT）、放松训练和社交技能训练等方法，可以有效缓解焦虑情绪，提高生活质量。焦虑的形成与消极思维模式密切相关，通过改变这些思维模式，老年人可以更好地应对生活中的压力，减少焦虑的发生。

2. 操作过程

（1）提前沟通：在进行焦虑干预前，需要与老年人进行充分的沟通，了解其焦虑来源和心理状态，建立信任关系，并讲解干预的目的和方法。

1）基本信息：收集老年人的年龄、性别、职业、退休年龄、家庭状况等基本信息，了解其对自身焦虑情绪的认知和感受。

2）讲解干预方法：向老年人及其家属讲解干预的目的、方法和预期效果，确保他们对干预过程有清晰的认识。

（2）操作准备：准备以下工具和材料。①焦虑评估量表（如 HAMA 量表）、放松训练音频（如 4–7–8 呼吸技术指导音频）；②社交技能训练活动计划表、怀旧疗法主题清单（如“我的年少时光”“我的家庭”等）、记录表（用于记录干预效果）。

（3）操作步骤：

1）焦虑评估：使用量表对老年人的焦虑程度进行评估，记录初始焦虑评分。与老年人讨论其焦虑的主要来源和表现形式。

2）认知重建：

识别错误观念：通过访谈或问卷（如 GAI 量表）筛查老年人常见的负性认知（如“子女嫌弃我”“疾病无法治愈”）。

苏格拉底式提问：引导老人反思观念合理性，例如：“您认为子女嫌弃您的具体表现是什么？是否有其他可能性？”

替代性认知构建：协助老人建立中性或积极认知，如“子女工作忙≠不关心我”“慢性病可控≠无法生活”。

3）应对技巧训练：

①放松训练标准化流程：

4–7–8 呼吸法（急性焦虑发作适用）：指导语为“请坐稳，用鼻子吸气 4 秒→屏息 7 秒→用嘴呼气 8 秒，重复 5 轮。”同步播放引导音频（如海浪声背景），提高依从性。

渐进式肌肉放松：按头→颈→肩→腹→下肢顺序，每部位紧张 10 秒→放松 20 秒，全程 60~90 分钟，每周 3 次。

②积极思维训练：

感恩日记法：要求老人每日记录 3 件积极事件（如“邻居帮忙买菜”“完成散步目标”），每周小组分享。

行为激活：制订“小目标清单”（如每周参加 1 次合唱团），完成后给予贴纸奖励，强化成就感。

③社交技能训练：组织老年人参加社区活动或兴趣小组，如老年合唱团、书法班等，鼓励他们主动与他人交流，分享兴趣爱好。设计“祖孙烹饪日”“家庭回忆录制作”等活动，重建家庭情感联结。

（4）操作记录：训练完成后，记录老年人在活动中的情绪变化和参与度。将效果记录在表 4–3–2 中。

表 4-3-2　认知行为疗法缓解老年人焦虑情绪训练记录表

序号	操作步骤	结果记录
1	焦虑评估	量表评分分
2	认知重建	纠正的非理性认知数量：____ 个
3	放松训练	呼吸控制练习完成次数：____ 次； 肌肉放松练习完成次数：____ 次
4	积极思维训练	坚持记感恩日记天数：____ 天； 肌肉放松练习完成次数：____ 次
5	社交技能训练	参与社区活动次数：次； 家庭活动参与度：%
6	效果记录	情绪改善情况：____________ （如"明显改善""略有改善""无变化"）

任务检查

"老年人焦虑问题的心理护理"任务检查表，见表 4-3-3。

表 4-3-3　"老年人焦虑问题的心理护理"任务检查表

序号	检查项目	自我检查	自我点评	组内互查	教师点评
1	焦虑与焦虑症	是□否□		是□否□	
2	焦虑问题的常见表现	是□否□		是□否□	
3	焦虑问题的影响因素	是□否□		是□否□	
4	老年人焦虑问题的识别	是□否□		是□否□	
5	老年人焦虑问题的心理护理方法	是□否□		是□否□	
6	认知行为疗法缓解老年人焦虑情绪训练	是□否□		是□否□	

【练习题】

扫码查看练习题答案

A1 型题

1. 老年焦虑症的主要表现不包括以下哪一项？（　　）

A. 持续的紧张不安　　B. 反复的惊恐发作　　C. 对未来事件的过度担忧

D. 情绪的适当波动　　E. 无明确对象的担心

2. 以下哪一项是老年焦虑症的常见触发因素？（　　）

A. 生活中的压力事件　　B. 遗传因素　　C. 生物学因素

D. 缺乏社会支持　　E. 以上都是

3. 老年焦虑症的治疗不包括以下哪一项？（ ）

A. 药物治疗　　B. 心理治疗　　C. 生活方式调整

D. 手术治疗　　E. 社会支持

4. 以下哪一项是老年焦虑症的常见症状？（ ）

A. 心悸、呼吸困难　　B. 持续的快乐感　　C. 对生活的高度热情

D. 睡眠质量良好　　E. 以上都不是

5. 老年焦虑症的诊断主要依据以下哪一项？（ ）

A. 症状表现　　B. 临床评估　　C. 心理量表

D. 以上都是　　E. 以上都不是

A2 型题

1. 张奶奶，70 岁，近期经常感到心慌、呼吸困难，情绪焦虑。以下哪一项是最合适的干预措施？（ ）

A. 批评她的焦虑情绪

B. 安排她参加社区活动并提供心理支持

C. 让她独自面对问题

D. 忽视她的症状

E. 减少与她的沟通

2. 李爷爷，75 岁，近期经常感到紧张不安，对未来事件过度担忧。以下哪一项是最合适的干预措施？（ ）

A. 批评他的担忧行为

B. 提供认知行为疗法并进行心理疏导

C. 让他独自处理问题

D. 忽视他的焦虑情绪

E. 减少与他的沟通

3.72 岁的陈奶奶，最近被诊断出患有慢性疾病，开始过度担心自己的健康状况，出现焦虑症状。照护员在进行心理护理时，应优先考虑？（ ）

A. 忽视陈奶奶的担忧，认为这只是暂时的情绪波动

B. 与陈奶奶讨论她的病情，并进行认知重建，纠正对疾病的不合理认知

C. 立即给陈奶奶进行外科手术

D. 强制要求陈奶奶参加社交活动

E. 要求家属减少探视，避免情绪刺激

4.68 岁的王先生，退休后一直心情低落，最近因为与子女关系紧张，焦虑情绪加剧。在心理护理过程中，照护员最重要的工作是？（ ）

A. 单独与王先生讨论他的投资状况

B. 鼓励王先生子女参与护理过程，改善家庭关系

C. 立即给王先生使用最高剂量的抗焦虑药物

D. 要求王先生快速改变生活方式

E. 推荐王先生加入“老年创业培训营”

5.80 岁的李奶奶，独居多年，最近几个月焦虑症状加重，经常失眠，对周围事物过度敏感。社区照护员在进行心理护理时，最适合的初步干预方法是？（　　）

A. 建议李奶奶立即住院治疗

B. 给李奶奶讲解复杂的心理学理论

C. 教授李奶奶深呼吸练习等放松技巧

D. 让李奶奶独自参加高强度的社交活动

E. 建议李奶奶饲养宠物缓解孤独

任务四　老年人睡眠障碍的心理护理

任务目标

素质目标

1. 具备为睡眠障碍老年人排忧解难的服务意识，学会从老年人的角度思考问题，培养对老年人的尊重、关爱和耐心。

2. 提高沟通和解决问题能力，能够根据老年人睡眠障碍的特点，制订个性化的护理方案。

知识目标

1. 掌握睡眠障碍的评估和心理护理方法。

2. 熟悉睡眠障碍的常见表现和原因。

3. 了解睡眠障碍的危害和辅助疗法。

能力目标

1. 能够识别老年人的睡眠障碍。

2. 能够有针对性地为睡眠障碍老年人开展心理护理相关服务。

案例导入

张奶奶，70 岁。近半年来，睡眠状况急转直下，躺在床上常常要很久才能入睡，睡时多梦，频繁起夜，凌晨 4 点多就彻底清醒，再也难以入眠，这导致她白天脑袋昏沉，精神萎靡，情绪也变得异常糟糕，极易急躁、心烦，时常陷入焦虑情绪，还总忍不住发脾气。张奶奶既往有肺癌病史，两周前诉胸部隐隐疼痛，夜间疼痛明显，长期睡眠不足使她的免疫力大幅下降。

任务描述

1. 照护员帮助张奶奶明确存在的问题并做相应的检查。
2. 照护员帮助张奶奶掌握帮助入睡的方法并协助其入睡。

新知初探

扫码查看
课件

觉醒和睡眠是一种昼夜节律性的生理活动，是人类生存的必要条件。睡眠是一种重要的休息形式，它可以使人的精力和体力得到恢复。对于维持健康和促进疾病恢复有十分重要的意义。

一、老年人睡眠障碍的概述

老年人睡眠问题较为常见，睡眠问题会导致老年人精神状况及生活质量下降，照护人员应及时发现老年人睡眠问题的情况，并协助找出睡眠问题的原因，及时有效地协助解决问题，提高老年人睡眠质量。对于严重的睡眠障碍老年人，照护员应及时通知医护人员，给予相应的医疗干预以提高老年人睡眠质量。

（一）老年人睡眠障碍的定义

睡眠障碍是指睡眠量及质的异常，或者在睡眠时出现某些临床症状，主要表现为睡眠量不正常以及睡眠中出现异常行为，也是睡眠和觉醒正常节律性交替紊乱的表现，睡眠障碍会导致中枢神经尤其是大脑皮质活动的失常，出现心理活动障碍。

老年人睡眠障碍是指老年人由于各种原因引起睡眠—觉醒的节律紊乱，而出现的睡眠质量异常，以及睡眠中行为异常等临床综合征，是其他潜在情绪和躯体疾病的早期症状之一。根据《中国睡眠大数据报告》显示，老年人群体里睡眠障碍患病率达 46%，65 岁以上人群失眠罹患率约 40%，其中睡眠呼吸暂停综合征是老年人最常见的睡眠呼吸障碍，占睡眠疾患的 70%，且随增龄而发病率增加，男女发病之比为 5 ∶ 1~10 ∶ 1。

（二）老年人睡眠障碍的常见表现

扫码查看
拓展阅读

随着年龄的增长，老年人的机体结构和功能会出现不同程度的退化，睡眠功能也会下降，老年人睡眠的特点主要表现为睡眠时间缩短，深度睡眠时间减少，觉醒次数和觉醒时间增加，觉醒之后再次睡着日益困难。在老年人中，年龄相关性睡眠质量改变体现在睡眠类型和睡眠结构上。老年人虽就寝时间平均为 7~8 小时，但睡眠时间平均为 6~7 小时，老年人睡眠障碍并非睡眠需要减少，而是睡眠能力减退。睡眠障碍能引起老年人觉醒时病态，导致生活质量下降，所以，它是目前老年医学研究的重点。老年人睡眠障碍的临床表现有如下几个方面。

1. 睡眠启动与维持障碍

睡眠启动与维持障碍包括 3 种情况：入睡困难，睡眠潜伏期延长（超过 30 分钟），夜间觉醒次数增多（≥ 2 次 / 晚）；凌晨早醒后无法再次入睡，总睡眠时间缩短（常＜ 6 小时）；昼夜节律紊乱，白天嗜睡、夜间失眠，或因褪黑素分泌减少导致睡眠相位前移。

2. 睡眠呼吸障碍

扫码查看
微课

睡眠呼吸障碍包括阻塞性睡眠呼吸暂停低通气综合征（OSAHS）：打鼾、呼吸暂停（持续 10 秒以上）、夜间憋醒，占老年睡眠呼吸障碍的 70%；中枢性睡眠呼吸暂停：因脑干呼吸调控异常导致，常见于心衰或神经系统疾病老年人；睡眠相关低通气：夜间血氧饱和度下降，加重慢性阻塞性肺疾病（COPD）等呼吸疾病。

3. 日间功能损害

日间功能损害包括过度嗜睡：白天频繁打盹或难以保持清醒，影响认知和活动能力；疲劳与乏力：即使睡眠时间充足，仍感精力未恢复；情绪障碍：焦虑、抑郁等情绪问题发生率显著升高（失眠老年人抑郁风险增加2~3倍）。

4. 睡眠行为异常

睡眠行为异常包括不安腿综合征（RLS）：夜间下肢不适（蚁爬感、酸痛），活动后缓解，患病率约15%。快速眼动期（REM）行为异常：梦境中出现肢体动作（如挥拳、踢腿），可能自伤或伤害他人。

此外，老年人睡眠障碍常会有伴随症状与并发症，如睡眠呼吸暂停与高血压、冠心病、心律失常风险显著相关（OSAHS老年人心血管事件风险增加2.5倍）；长期睡眠不足可导致胰岛素抵抗，增加糖尿病风险（每少睡1小时，胰岛素敏感性下降30%）；慢性失眠加速脑萎缩，阿尔茨海默病风险升高40%（脑脊液淀粉样蛋白沉积与睡眠质量负相关）；日间嗜睡和平衡能力下降使老年人跌倒概率增加3倍。

（三）老年人睡眠障碍的常见原因

1. 生物因素

（1）生理因素：老年人的睡眠情况表现为经常早醒，夜间睡眠减少，白天瞌睡增多。生理方面的主要原因有年龄相关的神经功能退化，老年人新陈代谢减慢，大脑皮质功能减弱，导致睡眠—觉醒调节能力下降。另外神经细胞数量减少，深睡眠（Ⅲ、Ⅳ期）时间显著缩短，睡眠结构趋于碎片化。同时老年人褪黑素分泌减少，导致生物钟前移（早睡早醒），或白天过度小睡引发夜间失眠。近年研究发现，褪黑素是松果体分泌的核心激素，调控昼夜节律与睡眠质量。老年人群因松果体功能衰退、光照不足或疾病影响，常出现褪黑素分泌异常，导致昼夜节律紊乱，引发入睡困难、早醒等睡眠障碍。

（2）躯体疾病：老年人睡眠障碍常由多系统疾病共同作用导致，其中心脑血管疾病（如心力衰竭、冠心病）因夜间端坐呼吸、心肌缺血引发频繁觉醒；呼吸系统疾病（如慢性阻塞性肺疾病、哮喘）因咳嗽、呼吸困难使睡眠潜伏期延长；泌尿系统疾病（如前列腺增生）导致夜尿增多（>2次/晚30%），成为睡眠中断的常见原因；慢性疼痛（如关节炎、骨质疏松）使夜间觉醒次数增加3~5次/晚；神经系统疾病（如帕金森病、阿尔茨海默病）通过运动障碍、昼夜节律紊乱或脑结构破坏影响睡眠调控；精神心理疾病（如抑郁症、焦虑症）占老年失眠原因的10%~15%，表现为早醒或入睡困难。临床数据显示，80%以上老年患者因基础疾病症状（如疼痛、呼吸困难、强迫体位等）直接导致睡眠障碍，其中呼吸困难是夜间睡眠质量的核心决定因素。共病状态下，睡眠障碍与自主神经功能紊乱形成恶性循环，进一步加重疾病负担。

（3）精神、神经疾病：

1）精神负担过重：随着年龄的增长，老年人各项生理功能衰退，容易患上多种慢性病。过度担忧自身疾病，会使精神压力过重，处于焦虑和抑郁状态，进而导致睡眠障碍。

2）神经科疾病：帕金森病、痴呆、脑卒中等神经科疾病，也是引发老年人睡眠障碍的原因。

3）精神科疾病：失眠与老年人精神疾病相关，是诊断抑郁与焦虑的重要体征，也是精神分裂症和其他精神疾病的早期症状。老年人焦虑、抑郁共病患者的睡眠质量全面下降。

（4）生物药剂因素：生物药剂因素是影响老年人睡眠质量的常见原因之一，主要分为三类：一是咖啡、浓茶、酒等具有中枢兴奋作用的饮料，会影响睡眠；二是哌甲酯、苯丙胺、麻黄碱、氨茶碱等具有中枢兴奋作用的药物，可引发失眠；三是突然停用镇静催眠药物，会出现“反跳性失眠”。

2. 心理社会因素

（1）老年人性格特质影响：老年人思维常呈现单一与固执特征，面对问题时会反复思考，若问题未能解决，会直接对睡眠产生干扰。部分性格内向的老年人，遇到事情不喜欢与他人交流，当遭受重大精神打击时，极易出现睡眠障碍。并且老年人情绪波动较大、敏感多疑、容易激动发怒，这会加重睡眠障碍；而长期睡眠质量欠佳，又会引发焦虑、忧郁心理，形成恶性循环。

（2）角色转变：

1）社会角色的变化：进入老年阶段，离退休是人生的重大转折。离退休后，老年人生活规律被打乱，许多老年人难以适应，容易产生颓丧和失落情绪。从忙碌且社交丰富的工作环境回归家庭，生活内容和节奏发生巨大变化，部分老年人会产生自身无价值、老而无用或不平的感觉，进而出现烦躁、抑郁、寡言、茫然等状况，最终导致失眠。

2）家庭角色的变化：以居家为主的生活，使老年人与子孙在价值观和生活方式上的差异矛盾更加明显。部分老年人由于经济收入和社会角色的改变，担心家庭地位受到影响，变得敏感、唠叨、固执，导致家庭气氛紧张，成员关系不和睦，老年人情绪低落、压抑苦闷，引发失眠。

（3）重大的生活事件：重大生活事件如丧偶、丧子（女）、再婚、子女独立、意外伤害等，其中丧偶对老年人的精神刺激极大。失去生活伴侣，老年人会变得孤单寂寞，失去精神支柱，陷入苦闷、忧伤、孤独之中，对晚年生活失去信心。

3. 环境因素

相较于年轻人，老年人对环境变化更为敏感。例如乘坐交通工具时睡眠环境改变，卧室有强光、噪声，温度过冷或过热等，都会影响睡眠。

（四）睡眠障碍对老年人的危害

睡眠障碍对老年人的危害涉及身体、认知、心理及生活质量多个层面，具体表现如下。

1. 生活质量下降

睡眠障碍可导致老年人日间功能缺陷，日常活动受限，夜间频繁觉醒、尿频（如前列腺增生）或疼痛（如关节炎）干扰睡眠，白天疲劳感加重，老年人白天经常感到疲乏无力，头昏耳鸣，精神不振，记忆力下降，也更加容易发脾气，影响正常生活。同时，老年人睡眠障碍还会导致意外风险增加，睡眠不足导致平衡能力下降，跌倒、骨折等意外事故概率升高。

2. 原发疾病加重

若老年人患有高血压、冠心病、糖尿病等慢性疾病，由于睡眠障碍持续，这些原发疾病病情明显加重，甚至危及生命。

3. 诱发其他疾病

长期睡眠障碍可引起脑血管疾病风险升高，导致血压波动，增加高血压、冠心病、心绞痛等风险，严重时可能诱发卒中或心肌梗死。睡眠呼吸暂停综合征（如打鼾、呼吸暂停）易引发夜间心律失常、肺动脉高压，甚至猝死。此外，老年人睡眠障碍还会引起代谢与内分泌紊乱，引起血糖波动、甲状腺功能异常，并增加肥胖风险。

4. 机体免疫力下降

睡眠不足会削弱免疫功能，使老年人更易感染疾病或加重慢性病。长期的睡眠不足，会使神经内分泌系统的应激调控系统被激活而发生调节紊乱导致免疫功能明显降低，使得老年人易患感冒。

5. 睡眠呼吸暂停综合征

睡眠呼吸暂停综合征对人体的损害更应引起足够的重视。由于呼吸暂停造成脑和全身多处缺氧状态，时间长了就会造成全身各血管的功能障碍。如记忆力减退、工作效率降低、性格改变、视力下降、夜尿增多、性功能低下、血黏度增高等，严重可引起猝死。

6. 引起认知功能损害，加速老年痴呆进程

长期失眠影响脑脊液代谢产物的清除，导致 β 淀粉样蛋白沉积，增加阿尔茨海默病风险。睡眠不足使老年人注意力分散、记忆力下降，表现为丢三落四、反应迟钝，引起记忆力与反应力减退。

7. 影响心理健康

睡眠障碍与抑郁、焦虑等情绪问题互为因果，易引发烦躁、情绪失控等。同时可能导致社会功能退化，日间嗜睡、精力不足影响社交活动，导致老年人逐渐脱离社会。

8. 其他长期影响

包括肿瘤风险上升，长期睡眠障碍可能提高肿瘤患病率。加速衰老，睡眠不足影响皮肤修复，导致皱纹、色斑增多，整体功能早衰。

二、老年人睡眠障碍的心理护理

（一）老年人睡眠障碍的评估

及时有效的识别老年人睡眠障碍并进行评估，有利于照护员全面了解和掌握老年人的睡眠变化及原因，及时有针对性的调整医疗护理计划和措施，促进老年人睡眠质量的提高。

1. 建立良好的沟通关系

沟通的核心原则为以老年人需求为导向，搭建信任与沟通的桥梁。在沟通技巧方面，运用开放式问题主动问询（如“近期睡眠状况怎样？”），规避诱导性提问。同时耐心聆听，留意非语言信号（如表情、肢体动作），给予充分回应（点头、复述关键内容），沟通的同时记录要点，详尽记录睡眠模式（入睡时间、夜间觉醒次数）、环境因素及主观感受。

注重人文关怀，尊重老年患者隐私与文化背景，避免因认知障碍或听力问题引发误解。可以通过家属或照护者补充信息，保障评估的全面性。

2. 评估方法分类与实施

（1）客观评估技术：

1）自评量表：包括匹茨堡睡眠质量指数（PSQI），用于评估近 1 个月睡眠质量，涵盖入睡时间、睡眠时段、睡眠效率、睡眠紊乱、镇静剂的使用和白天的状态等 7 个维度；主观睡眠评价工具（SEST），包括睡眠质量、夜间醒来次数、睡眠紊乱原因、白天的警觉性和午睡情况等 9 个问题，常与睡眠形态评估工具（The Sleep Patterns Assessment Tool，SPAT）配合使用，重点关注白天警觉性与睡眠中断缘由。自评量表具有方便、经济等特点，但因其较主观，易发生信息偏移，尤其对于认知障碍者的评估需家属代评，以避免信息偏差。

2）肢体活动电图（Actigraphy）：肢体活动电图是一种通过测定睡眠期的肢体运动情况，评估老年人睡眠—觉醒周期的检查方法。将仪器佩戴于非惯用手腕，仪器将每隔 15 秒自动描记 1 次肢体活动，连续监测 7~14 天。该仪器还可以同步记录环境噪声、光照强度，分析外界干扰因素。肢体活动电图评估睡眠的优点在于不受老年人本身脑电波改变的影响，且可在自然环境中进行检测，适用于居家或养老机构，对认知障碍者干扰较小。但是需定期检查设备佩戴情况，防止数据丢失。

（2）主观评估工具：

1）睡眠日记：睡眠日记监测是最实用、最经济和应用最广泛的睡眠评估方法之一，通过追踪老年人较长时间内睡眠模式，更准确地了解到老年人的睡眠情况。连续记录 2 周以上，包括午睡、夜间觉醒时间及影响因素（如咖啡因摄入）。可采用图表化模板（如时间轴记录），提高数据可读性。

2）行为观察法：每 20~30 分钟观察一次，夜间重点监测觉醒次数及持续时长。使用 SPAT 量表每小时记录一次，结合视频监控降低人为误差。

3）睡眠史采集：向老年人或其家庭成员了解睡眠—觉醒周期规律性、病程长短、日间功能影响（如疲劳、注意力下降），同时进行药物使用史（如镇静剂）、慢性疾病（如心力衰竭、慢性疼痛）关联性分析。

4）临床心理学评估：采用精神病学筛查量表，如简明症状量表（BSI）筛查焦虑、抑郁等共病。贝克抑郁量表（BDI）量化情绪状态对睡眠的交互作用。

3. 评估流程优化建议

可采用分层评估策略，如社区老年人群以自评工具 + 睡眠日记为主，结合短期 Actigraphy 监测；住院或认知障碍老年人优先采用行为观察 + 临床访谈，必要时转诊 PSG 检查。多学科协作共同进行评估，整合照护员、心理咨询师、神经科医生意见，区分生理性与心理性睡眠障碍。加强动态监测与反馈，定期复查评估工具，跟踪干预措施（如光照疗法、认知行为疗法）效果。

（二）老年人睡眠障碍的心理护理常用方法

1. 心理护理及社会家庭支持

老年睡眠障碍的心理护理实施需结合生理、心理及环境因素综合干预，具体可从以下方面展开。

（1）建立信任关系与有效沟通：主动倾听与共情，通过日常交流了解老年人的心理诉求，“倾听者”角色陪伴，感受其内心的痛苦、不安和苦恼，给予充分的理解，同情，用积极语言和肢体动作给予情感支持例如，引导老人主动表达内心焦虑或孤独感，帮助其释放压力。

（2）为老人提供睡眠相关的指导：耐心讲解睡眠卫生知识，使老年人情绪稳定，帮助老年人妥善处理各种会引起不良心理刺激的事件，稳定情绪，减轻心理负担。进行个性化心理疏导，针对文化程度、性格特点制订沟通策略，如对知识型老人侧重理性分析，对情感依赖型老人强化情感抚慰。帮助老年人接受现实，习惯新的生活节奏，培养新的兴趣，学习新的知识。鼓励老年人充分发挥余热参与社会公益活动。

（3）家庭支持系统构建：家属协同参与，照护员可以指导家属掌握陪伴技巧，如共同制订作息表、睡前陪伴聊天或按摩，增强老人安全感。提醒家属要注意尊重老人，维护老人在家庭中的地位，肯定他们的作用，遇事多商量，充分考虑他们的意见；同时提醒老年人要体谅中青年人工作生活上的压力，多分担力所能及的家务劳动，彼此关心，相互体贴，共创和谐的家庭氛围。

（4）社会支持系统构建：充分发挥社会支持系统的作用，促使老年人的亲友帮助他们重新规划居住布局和环境，增加新鲜感，转移注意力，使其振作精神，顺利度过心理危机期，重新以积极的态度对待生活。鼓励参与社区活动（如老年兴趣班），通过社交互动减少孤独感，转移对失眠的过度关注。

2. 行为疗法

认知行为疗法（CBT–I），帮助老人识别并纠正“必须睡足 8 小时”等错误睡眠认知，建立“床 = 睡眠”条件反射（避免床上阅读、看电视），建立合理睡眠期望，通过睡眠日记记录实际睡眠质量。放松训练与正念引导，教授渐进式肌肉放松、深呼吸或冥想技巧，配合轻音乐、中药药枕等辅助工具，降低入睡前的紧张感。睡眠卫生教育，指导建立规律作息，如白天限制卧床时间、避免午睡过长，睡前 1 小时停止电子设备使用等

3. 艺术与心理干预

可采用音乐疗法，使用 α 波音乐（频率 8~14 Hz）、自然白噪声，睡前 30 分钟播放，音量低于 40 分贝。也可采用绘画与叙事疗法，通过绘画表达焦虑情绪，或采用“生命回顾叙事”缓解孤独感导致的失眠。此外，还可采用虚拟现实（VR）放松，模拟森林、海滩场景，结合生物反馈调节自主神经。

4. 专业评估与持续跟进

动态心理评估，采用匹兹堡睡眠质量指数（PSQI）量表定期评估，结合临床观察调整干预方案。对伴发抑郁 / 焦虑者，及时转介心理医生进行催眠疗法或抗抑郁药物干预，避免自行滥用安眠药。

扫码查看
拓展阅读

（三）老年人睡眠障碍的辅助疗法

1. 药物治疗的指导与护理

老年睡眠障碍药物治疗的核心原则要以“短期、低剂量、按需”为用药准则，优先控制原发疾病，减少药物依赖风险。

（1）应该根据老年人睡眠障碍的类型遵医嘱选择合适的药物，如入睡困难用短效唑吡坦，睡眠维持障碍用褪黑素受体激动剂。

（2）当所有促进睡眠的方法都无效时，应指导老年患者遵医嘱谨慎使用安眠药、镇静剂帮助睡眠。剂量需要根据老年人自身情况进行调整，老年患者代谢能力下降，初始剂量应为成人剂量的 1/3~1/2，逐步滴定至最低有效量。睡前 15~30 分钟服用，确保药物峰值与睡眠周期同步，避免晨起残留效应。但使用安眠药、镇静剂助眠也有许多不良反应，如易在体内蓄积和产生依赖，需重点关注呼吸抑制（苯二氮䓬类）、认知功能下降（抗组胺药）及跌倒风险（肌松作用）等。同时避免与抗凝药、抗癫痫药联用，警惕 CYP450 酶代谢竞争导致的毒性蓄积。照护人员应告知老年人及家属用药反应及安全（睡前上床后给药，避免药物发生作用，造成摔伤等意外），避免长时间使用安眠药产生抗药性和私自停药或改变药量，提高药物治疗的有效性、安全性及依从性。停药时采用“隔日减量法”逐步撤药，配合认知行为疗法（CBT–I）降低戒断反应。

（3）对睡眠障碍的老年人，原则上尽量不使用催眠药物。只有在严重失眠已经影响个人生活质量的情况下，才可在医生指导下，短期、适量地应用催眠药物。

2. 协助医生积极治疗原发疾病

老年睡眠障碍常与躯体疾病或精神障碍相伴发生，因此，应采用原发疾病与睡眠障碍的协同干预，通过多学科协作（MDT）实现病因控制与睡眠改善的双向调节鼓励老年人积极治疗引起睡眠障碍的原发疾病，加强对症护理，控制症状，防治并发症，消除或减轻病痛折磨，以减少对老年人睡眠质量的影响。如慢性疼痛可联合非甾体抗炎药与神经病理性疼痛药物（如普瑞巴林），同步开展物理治疗（热疗、低频电刺激）；精神障碍如抑郁症相关失眠首选 SSRI 联合 CBT–I，焦虑症优先 5–HT1A 受体部分激动剂（如丁螺环酮）。

此外，还应排除药物干扰引起的睡眠障碍，如利尿剂尽量晨间服用，避免夜间频繁排尿；β受体激动剂调整为长效缓释剂型，减少夜间交感神经兴奋。

3. 日间活动优化促进睡眠

日间活动可通过调节体温节律、消耗腺苷积累提高睡眠驱动力。体育锻炼对于减少老年人的觉醒指数和第一睡眠时间，巩固老年人的睡眠有一定作用。指导老年人坚持参加力所能及的体育锻炼，如散步、慢跑、爬楼梯、打太极拳、做保健操、家务劳动及社会交往等，适当增加白天的活动，充实活动内容，限制白天睡眠时间，最多不宜超过 1 小时，同时注意缩短卧床时间，以保证夜间睡眠质量。以中等强度有氧运动（如快走、游泳）为主，心率控制在（220– 年龄）×60%~70%。最佳锻炼时段为 16：00~18：00（体温峰值期），避免睡前 3 小时剧烈运动导致的皮质醇升高。

4. 夜间护理个体化

在养护中心，老年人睡眠常受夜间常规护理干扰，致使睡眠时醒来次数增多、醒来时间延长，生物钟节奏紊乱，进而引发睡眠障碍。Schnelle 等人针对尿失禁老年人开展调查，结果显示：尿失禁本身对睡眠质量和时长并无影响，老年人夜间 85% 的觉醒实则源于护理工作干扰，其中 87% 醒转后再次入睡时间超过 2 秒。在后续深入研究中，Schnelle 证实了夜间个体化护理对于促进尿失禁老年人睡眠具有显著效果。

个体化护理的具体实施步骤如下：首先，运用专业评估工具对老年人的压疮危险度以及睡眠状况进行全面评估。评估压疮危险度可采用 Braden 量表，考量老年人的感知能力、皮肤潮湿程度、活动能力、移动能力、营养摄入情况以及摩擦力和剪切力等因素；睡眠状况评估则可借助匹兹堡睡眠质量指数（PSQI），涵盖入睡时间、睡眠时长、睡眠效率、睡眠障碍、使用睡眠药物情况以及日间功能障碍等维度。然后，依据评估结果制订符合个体需求的夜间护理干预频率与干预时间。例如，对于压疮风险低且睡眠质量较好的老年人，可适当延长护理间隔；而对于高风险或睡眠障碍严重的老年人，则需增加护理频次并优化护理时间点。在实施过程中，照护员要定期再次评估，至少每周进行一次全面评估，同时积极主动与老年人交流，及时调整护理方案，全力保障老年人睡眠质量。

5. 改变不良睡眠习惯，建立良好的睡眠卫生习惯

（1）睡前身心放松：睡前适度到户外散步 15~20 分钟，能有效放松紧张神经。上床前选择洗热水澡，水温控制在 38~42 ℃，时间 10~15 分钟，或用 40~45 ℃的热水泡脚 15~20 分钟，随后安心就寝，对顺利入眠大有益处；按摩足背与足底涌泉穴，用拇指指腹以适中力度按压，双侧各 100 次，直至脚底微微发热；聆听舒缓的催眠曲，营造宁静心境，助力睡眠。

（2）合理饮食指导：晚餐应避免过饱或过饥，七八分饱为宜。对于因疲劳难以入睡的老年人，可食用苹果、香蕉、橘、橙、梨等水果。这些水果散发的芳香味对神经系统有镇静作用，水果中的糖分能促使大脑皮质抑制，使人更易进入睡眠状态。睡前要避免喝咖啡、浓茶，可饮用一杯 200~300 毫升的热牛奶，有助于入睡。同时，鼓励吸烟者逐步戒烟，因为烟草中的尼古丁等成分会刺激神经系统，干扰睡眠。在饮食策略上，可采用色氨酸—碳水化合物协同方式，睡前 1 小时摄入一杯牛奶搭配两片全麦面包，促进 5- 羟色胺合成；注重镁元素补充，多食用南瓜籽、菠菜等食物，改善 γ－氨基丁酸（GABA）受体功能，提高睡眠质量。

（3）睡前洗漱与排泄管理：睡前进行洗漱，保持个人清洁。老年人肾气亏虚，若无心血管疾病等特殊情况，睡前 2 小时内应减少饮水，控制饮水量 100 毫升以内，上床前排尽大小便，防止膀胱充盈，增加夜间排便次数，影响睡眠。

（4）合适睡姿引导：睡眠姿势以舒适为首要原则，且因人而异。不过，屈膝右侧卧位相对更佳，此姿势利于肌肉组织松弛，缓解身体疲劳，推动胃中食物向十二指肠方向蠕动，同时能避免心脏受压。若长时间右侧卧感到不适，可适时变换为仰卧，舒展上下肢，伸直躯干，全身肌肉尽可能放松，维持气血通畅，呼吸自然平稳。从磁场角度考虑，睡觉宜采用头北脚南姿势，因人体时刻受地球磁场影响，睡眠时大脑也不例外。头北脚南的睡姿可使磁力线平稳穿过人体，最大程度减少地球磁场干扰。还可采用右侧卧位联合膝下垫一个高度 10~15 厘米软枕的方式，进一步减少腰椎压力。

（5）避免睡前兴奋：睡前过度兴奋易导致失眠多梦。因此，睡前 1~2 小时不要进行高强度活动，诸如跑步、跳绳等；不宜观看紧张刺激的电视节目和电影，如惊悚片、动作片；不阅读深奥难懂的书籍；避免剧烈运动；尽量不思考复杂问题，可通过冥想、深呼吸等方式放松大脑。

（6）规律睡眠时间表：每天应在固定时间上床睡觉、起床，即便在周末也不例外。睡眠时间以醒来后全身舒适、精力充沛、身心轻松为准，可依据个人体质和生活习惯适当调整。按照传统中医理论，子（夜间 11 时到凌晨 1 时）、午（白天 11 时到 13 时）两个时辰是每日温差变化最大时段，人体需适当休息。四季睡眠各有不同，春夏宜“晚卧早起”，但最晚不超过 23 点入睡；秋

季应“早卧早起”，一般 22 点前入睡；冬季需“早卧晚起”，可在 21—22 点入睡。最好在日出前起床，不宜过晚。通常，60~70 岁老年人一般睡 7~8 小时，70~80 岁睡 6~7 小时，80 岁以上睡 6 小时即可，这其中包含午间休息时间，午间休息 20~30 分钟为宜。

（7）肌电反馈放松技巧：教给老年人肌电反馈放松技巧，借助专业的肌电反馈设备，让老年人直观了解自身肌肉紧张程度。训练时，指导老年人先紧绷特定肌肉群，保持 5~10 秒，随后彻底放松，感受肌肉从紧张到松弛的变化，重复此过程。通过反复训练，降低自主神经兴奋性，促使警醒水平下降，诱导睡眠发生。一般每周进行 3~4 次训练，每次 20~30 分钟。

6. 维持良好的睡眠环境

（1）环境基础要求：睡眠环境应安静、清洁、舒适。卧室需保持黑暗，可安装厚实遮光窗帘；室内温度不宜过冷过热，可采用智能温控系统将温度维持在 18~22 ℃，考虑到老年人冷觉阈值升高，其卧室温度可适当调高 2~3 ℃；湿度保持在 50%~60%。睡前开窗通风 15~20 分钟，让室内空气清新，氧气充足。夜间选用色温≤ 2 700 K 的琥珀色光源，防止蓝光抑制褪黑素分泌；日间鼓励老年人接受≥ 30 分钟自然光照射，光照强度≥ 1 000 lux（勒克斯），可到户外花园、阳台等地晒太阳。

（2）卧具选择与使用：应避免睡软床和棕绳床，较硬的席梦思床和木板床更为适宜，床上铺垫的褥子厚度要适中，一般 8~10 厘米。被子、床单须保持整洁，定期更换。枕头的软硬、高度和弹性要适度，高度以 8~12 厘米为宜，可选用记忆棉等材质的枕头，贴合颈部曲线。还可依据个人体质选用中药充填枕头，如头痛目赤、肝火上炎者，选用菊花药枕；心神不定、夜寐不宁者，选用灯心草药枕；血压升高、面色潮红者，使用夏枯草药枕；夏季可睡绿豆枕，冬季适合睡肉桂药枕。

（3）行动辅助设施配备：为行动不便的老年人提供方便上下床的设施，如床边安装扶手，高度在 0.8~1.0 米；规划容易到达厕所的通路，确保路面平坦无障碍物，必要时配备一次性尿壶，放置在床边伸手可及处。

（4）住院老年人特殊护理：针对住院老年人，夜间查房时照护员要做到走路轻、说话轻、操作轻、开关门窗轻。在条件允许的情况下，尽量将护理操作安排在白天，医护人员的活动集中进行。在老年人睡眠过程中，照护员减少不必要的护理操作，例如非紧急的生命体征测量可适当推迟，以降低被动觉醒次数。睡眠期间避免探访，可在病房门口张贴提示标识，告知探访时间。

（5）卧室电器与物品管理：卧室里应尽量减少电器摆放，避免人脑休息时受过多电磁干扰。不要戴手表、假牙以及手机等物品睡觉，手表的指针走动声音、假牙可能带来的不适、手机的辐射及信息提示音等都会影响睡眠和身体健康。睡前要关灯，若需留夜灯，应选择灯光柔和暗淡的灯具，同时关闭电视、音响等可能产生噪声的设备，停止噪声干扰。

7. 刺激控制疗法

刺激控制疗法旨在建立床与睡眠之间的条件反射，从而改善睡眠状况。具体方法如下：只有在产生明显困意想睡觉的时候，才躺在床上。严禁在床上看书报、看电视、吃东西、思考复杂问题等与睡眠无关的活动。倘若躺在床上 15~20 分钟后仍无法静心入睡，应先起床去做其他轻松的事情，如在房间内缓慢踱步、听舒缓音乐等，待再次产生困意时，再回到床上。每天坚持在固定时间上床睡觉和起床，建立规律的睡眠时刻表，周末也保持一致，时间误差控制在 30 分钟以内。研究表明，行为刺激疗法能够显著改善老年失眠老年人的睡眠质量，提高睡眠效率。

8. 光照疗法

人体的生理节奏，也就是昼夜节律，受下丘脑的视交叉上神经核调控。正常的光照周期通过视交叉上神经核的昼夜起搏点，作用于昼夜节律系统，进而调节人体行为及生理功能的节律变化。在护理院的老年人常出现昼夜节律紊乱现象，原因主要有两方面：一是身体老化致使视交叉上神经核功能减退，尤其是痴呆老年人，这种情况更为明显；二是老年人白天大多时间待在室内，很少外出接受日光照射。一般而言，老年人白天接受光照越多，其昼夜节律和睡眠—觉醒周期就越趋向正常。

光照疗法对睡眠的作用机制在于调节下丘脑松果体分泌褪黑素的节律。光照疗法不仅能够抑制褪黑素的分泌，还能改变褪黑素分泌节律的时间。多项研究显示：光照疗法可有效调整老年人的睡眠—觉醒周期，减少白天睡眠时间，降低夜间醒来次数，提高夜间睡眠质量与效率。光照疗法的光源分为强光和弱光两类，实际应用中以强光居多。常用的强光强度为 2 500~8 000 Lux，弱光强度为 5~50 Lux。光照设备可根据实际场景和需求，灵活选用床头灯、台灯、落地灯和顶灯。治疗时间多安排 9：00—11：00 或 17：30—19：30，照光持续时间通常为 1~2 小时。需要注意的是，在进行光照疗法前，要对老年人进行全面评估，如患有青光眼等眼部疾病老年人，需谨慎使用。

9. 香薰疗法

部分香薰精油，像薰衣草油、甘菊油等，具备镇静安神功效，对促进老年人睡眠有一定积极作用。相关研究表明：香薰疗法可改善老年患者睡眠状况，减少镇静催眠药的使用量。使用时，可借助专业香薰扩散器，将 1~2 滴薰衣草油或甘菊油滴入水中，放置在卧室床头，距离床 0.5~1.0 米处，在睡前 1 小时开启，让精油香气缓慢散发，营造舒缓放松的睡眠氛围。不过，使用前要询问老年人是否有过敏史，对花粉等过敏的老年人需谨慎使用。

扫码查看
拓展阅读

10. 穴位按摩

国内外大量研究证实，穴位按摩能够有效改善老年人睡眠质量，并且进一步保护和提高认知功能。常见的按摩穴位有涌泉穴、神门穴、内关穴等。按摩涌泉穴时，用拇指指腹以适中力度按压，双侧各按摩 3~5 分钟，频率为每分钟 60~80 次；按摩神门穴，用食指或中指指腹按揉，每 2~3 分钟；内关穴按摩同样采用指腹按揉方式，每侧 2~3 分钟。可每天睡前进行按摩，长期坚持，有助于促进睡眠。按摩时要注意力度适中，以老年人感到穴位处有微微酸胀感为宜，若老年人皮肤有破损、炎症等情况，应暂停按摩。

新知小结

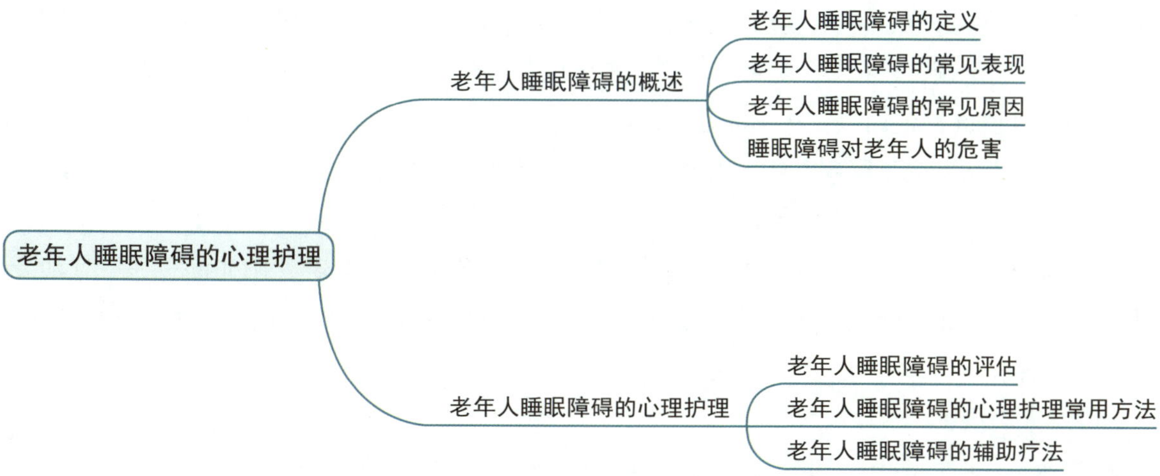

技能提升

睡前放松训练

1. 理论依据

放松训练是通过各种方式让身体和精神放松的心理干预手段。它主要基于以下原理。

（1）生理层面：调节自主神经系统，降低交感神经兴奋性，使身体从应激恢复平静。像深呼吸训练，能增加氧气、促进血液循环、缓解肌肉紧张，为睡眠创造好条件。

（2）心理层面：专注放松可帮老年人转移注意力，减轻焦虑、抑郁等不良情绪，让大脑皮质放松，更易入睡。还能增强对自身情绪和身体的感知，培养积极心态，提升心理韧性，预防和缓解睡眠障碍。

2. 操作过程

（1）准备阶段：

1）环境布置：房间要安静、舒适，光线柔和，温度保持在 22~24 ℃，湿度 40%~60%。可摆放绿色植物营造温馨氛围。

2）材料准备：准备舒适坐垫或躺椅，按需备香薰精油（如薰衣草精油），给老人准备一杯温牛奶（含色氨酸助眠）。

（2）评估阶段：

1）身体状况评估：和老人简单交谈，了解身体有无疼痛、不适或疾病，像慢性疾病（高血压、糖尿病等）近期病情是否稳定，身体有无疼痛部位。观察精神状态、情绪反应，询问近期生活经历、心理压力，初步判断有无焦虑、抑郁等不良情绪。

2）睡眠状况评估：用简单问卷或访谈，问老人睡眠习惯、入睡时间、夜间觉醒次数、睡眠时长，了解睡眠障碍表现及严重程度。

（3）放松训练阶段：

1）深呼吸训练：引导老人坐在舒适位置，双脚平放，双手放腿上，闭眼放松全身肌肉。照护员指导："慢慢吸气，将空气吸到腹部，腹部像气球膨胀，吸气从1数到5……"观察呼吸节奏。吸气至5稍停顿，再指导"慢慢呼气，腹部收缩，呼气从1数到5……"，重复10~15次。

2）渐进性肌肉松弛训练：从脚部开始，让老人感受脚部肌肉状态，缓缓收缩5~10秒感受紧张，再放松。按从下到上顺序，依次对小腿、大腿、臀部、腹部、胸部、肩部、手臂、颈部、面部肌肉进行3~5次紧缩和放松训练。

3）想象放松训练：引导老人进行想象放松。如"想象在美丽森林，阳光洒下，空气清新，鸟儿歌唱。沿小路走，感受脚下草地，欣赏花朵……"播放森林音效，使用精油香薰，让老人沉浸10~15分钟。

（4）结束阶段：

1）交流与反馈：训练后和老人交流，询问训练感受，鼓励分享想法。

2）日常引导：向老人强调放松训练重要性，建议每晚睡前按此方法训练，缓解压力、改善睡眠。

3）整理与环境清理：协助老人整理物品，清理训练现场，保持环境整洁。

任务检查

"老年人睡眠障碍的心理护理"任务检查表，见表4-4-1。

表4-4-1 "老年人睡眠障碍的心理护理"任务检查表

序号	检查项目	自我检查	自我点评	组内互查	教师点评
1	老年人睡眠障碍的概念	是□否□		是□否□	
2	老年人睡眠问题的常见表现	是□否□		是□否□	
3	老年人睡眠问题的常见原因	是□否□		是□否□	
4	睡眠障碍对老年人的危害	是□否□		是□否□	
5	老年人睡眠障碍的评估	是□否□		是□否□	
6	老年人睡眠障碍的心理护理常用方法	是□否□		是□否□	
7	老年人睡眠障碍的辅助疗法	是□否□		是□否□	
8	睡前放松训练	是□否□		是□否□	

扫码查看练习题答案

【练习题】

A1型选择题

1. 老年人睡眠障碍最常见的睡眠呼吸障碍类型是？（　　）

A. 中枢性睡眠呼吸暂停　　B. 阻塞性睡眠呼吸暂停低通气综合征（OSAHS）

C. 睡眠相关低通气　　D. 不安腿综合征

E. 快速眼动期行为异常

2. 老年人睡眠障碍药物治疗的核心原则是？（　　）

A. 长期高剂量用药　　B. 短期、低剂量、按需用药

C. 优先使用抗抑郁药　　D. 联合多种安眠药增强效果

E. 自行调整药物剂量

3. 光照疗法对睡眠的作用机制主要是调节哪种激素的分泌？（　　）

A. 肾上腺素　　B. 褪黑素　　C. 皮质醇

D. 胰岛素　　E. 甲状腺素

4. 以下哪项是老年人睡眠障碍的日间功能损害表现？（　　）

A. 夜间频繁觉醒　　B. 白天过度嗜睡　　C. 睡眠呼吸暂停

D. 多梦　　E. 早醒

5. 刺激控制疗法的核心目标是？（　　）

A. 延长夜间睡眠时间　　B. 建立床与睡眠的条件反射　　C. 减少日间活动

D. 增加药物依赖性　　E. 改善卧室环境

6. 老年人睡眠障碍的评估工具中，属于客观评估技术的是？（　　）

A. 匹茨堡睡眠质量指数（PSQI）

B. 睡眠日记

C. 多导睡眠图（PSG）

D. 贝克抑郁量表（BDI）

E. 主观睡眠评价工具（SEST）

7. 老年人睡眠障碍心理护理中，家庭支持系统的核心措施是？（　　）

A. 限制家属参与护理　　B. 指导家属掌握陪伴技巧

C. 强制老年人调整作息　　D. 要求老年人独立解决问题

E. 减少家庭沟通频率

A2 型选择题

1. 王爷爷，72 岁，因慢性阻塞性肺疾病（COPD）夜间频繁咳嗽，导致入睡困难。白天精神萎靡，情绪焦虑。最合适的干预措施是？（　　）

A. 建议睡前饮用咖啡提神

B. 指导日间增加剧烈运动

C. 协助治疗 COPD 并优化睡眠环境

D. 立即使用长效安眠药

E. 要求老人减少日间睡眠

2. 李奶奶，68 岁，因丧偶后长期失眠，每日凌晨 3 点醒来后无法入睡，情绪抑郁。最适宜的心理护理方法是？（　　）

A. 批评其情绪失控　　B. 鼓励参与社区活动转移注意力

C. 要求其自行调整心态　　D. 限制家属探视

E. 建议长期服用抗抑郁药

3. 张爷爷，75 岁，因前列腺增生夜间频繁如厕，导致睡眠碎片化。最有效的护理措施是？（　　）

A. 睡前 2 小时限制饮水　　B. 日间增加咖啡摄入　　C. 建议夜间使用利尿剂

D. 要求老人整日卧床　　E. 忽略夜尿问题

4. 陈奶奶，80 岁，长期服用苯二氮䓬类药物助眠，近期出现晨起头晕。最需关注的药物不良反应是？（　　）

A. 皮肤过敏　　B. 呼吸抑制　　C. 食欲增加

D. 血糖升高　　E. 便秘

5. 刘爷爷，70 岁，因关节炎夜间疼痛频繁觉醒，白天情绪烦躁。最佳协同干预方案是？（　　）

A. 仅使用心理疏导　　B. 联合非甾体抗炎药与热疗　　C. 建议停用所有药物

D. 要求老人忍耐疼痛　　E. 增加日间卧床时间

6. 赵奶奶，78 岁，因焦虑症长期早醒，对睡眠时间过度担忧。最适合的认知行为疗法（CBT-I）策略是？（　　）

A. 强化“必须睡足 8 小时”观念

B. 纠正错误睡眠认知，建立合理期望

C. 鼓励夜间长时间卧床

D. 建议白天多次小睡

E. 要求家属严格监督睡眠

7. 周爷爷，73 岁，因帕金森病导致昼夜节律紊乱，夜间失眠、白天嗜睡。最推荐的非药物干预是？（　　）

A. 光照疗法调整生物钟

B. 睡前饮用浓茶提神

C. 夜间频繁进行护理操作

D. 要求老人避免日间活动

E. 使用高剂量褪黑素

任务五　老年人疑病现象的心理护理

任务目标

素质目标

1. 具有对疑病现象老年人的敏感心和同理心。
2. 尊重理解疑病现象老年人的心理需求。

知识目标

1. 掌握老年人疑病现象的识别和心理护理方法。
2. 熟悉老年人疑病现象的常见表现。
3. 了解老年人疑病现象的影响因素。

能力目标

1. 能够正确识别老年人的疑病现象。
2. 能够为具有疑病现象的老年人实施心理护理。

案例导入

刘大爷，67 岁，退休工人。近两个月来，常食欲不振，胃区不适，吞咽还出现哽噎感，曾服用中药，胃镜及活检检查的结果为胃息肉，并成功进行了摘除。但是他怀疑自己患的是胃癌，虽然家属及医生多次解释，仍持怀疑态度，偶尔出现胃区不适，就与胃癌联系在一起，为此食欲减退、闷闷不乐、情绪低落、失眠、孤独寂寞。

任务描述

1. 照护员帮助刘大爷分析情绪低落的原因。
2. 照护员对刘大爷实施心理疏导，帮助形成正确的疾病观。

新知初探

扫码查看课件

一、老年人疑病现象的概述

（一）老年人疑病现象的定义

1. 疑病现象

老年人疑病现象主要表现为对健康状况的过度担忧，常伴随频繁就医、反复检查，或对轻微症状的灾难化解读，即便医学检查未发现严重疾病。这种情况可能与实际健康风险不成比例，且影响日常生活质量。需注意与合理的健康关注区分，尤其是当老人确实患有慢性疾病时。

扫码查看微课

2. 疑病症

疑病症，作为躯体形式障碍的一种，属于神经性人格障碍范畴，核心表现为个体过度怀疑自己患有严重疾病。患者常陷入持续性的先占观念中，也就是被疾病的强迫性担忧所困扰，即便医学检查结果显示一切正常，内心疑虑也难以消除，还容易伴随焦虑、抑郁等负面情绪。

3. 老年疑病症

老年疑病症，也叫“老年健康焦虑症”，是一类心理障碍，主要特征是老年人持续担忧自身健康状况，过度关注躯体症状并将其夸大。这类患者往往笃定自己身患重病，即便医学检查未发现异常，或者实际症状远没有他们自认为的那般严重。老年人出现这种情况，并非有意“装病”，实则源于内心深处对健康的极度忧虑与恐惧。老年人身体功能衰退，体弱多病，有点小毛病实属正常。然而，部分老人会反应过度，再加上性格本就多思多虑，就容易表现得疑神疑鬼，总怀疑自己患上了某种重症，可实际的担忧程度与身体真实状况严重不符。倘若老年疑病症不能及时得到缓解与治疗，在心理层面，患者极有可能从单纯怀疑自己患病，逐渐发展成对疾病的恐惧，甚至演变为对死亡的恐惧。

扫码查看拓展阅读

（二）老年人疑病现象的常见表现

老年人疑病问题的常见表现主要分为躯体表现和心理及行为表现两方面。

1. 躯体表现

（1）症状多样且敏感：疑病老人的躯体症状丰富，对身体某部位敏感性显著提高。他们能察觉到一般人难以感知的内脏活动，像心跳，还会对微小的疼痛、酸胀格外留意，如鼻腔分泌物、粪便带黏液、淋巴结肿大等。例如有老人会因胃胀、隐痛等症状，自行认定患了“胃癌”。

（2）过度关注身体细微变化：对身体的正常生理现象或微小异常，如偶尔的关节酸痛、消化不好、睡眠不好引发的轻微头痛等，都会过度警觉，将其视为大病征兆。并且会反复向他人描述这些症状，不断寻求确认。

2. 心理及行为表现

（1）疑病观念较为顽固：老年人脑海常被一种或多种严重疾病的念头占据，坚信自己患有如癌症、心脏病等重疾，此观念极为顽固，很难被他人劝说或医学检查结果改变。如老人偶然咳嗽几声，就认定自己患了肺癌，不听解释。

（2）反复进行就医检查：老年人为证实自己患病，频繁往返各大医院，主动要求各类检查，包括常规体检和复杂专项检查。即便检查结果多次正常，仍无法安心，持续陷入“怀疑患病—就医检查—结果正常—仍不相信—继续检查”的循环。

（3）情绪问题凸显：疑病老年人普遍存在焦虑、抑郁情绪。焦虑表现为坐立不安、心慌意乱，时刻担忧疾病恶化；抑郁则体现为情绪低落、兴趣减退、自责自罪等，长期处于消极状态。

（4）社交及日常生活受影响：疑病老年人过度关注自身健康，话题多围绕疾病，导致他人疏远，社交圈子变窄。同时打乱日常生活节奏，无法专注日常事务，严重时影响正常起居，降低生活质量。

（三）老年人疑病现象的影响因素

老年人疑病问题的成因较为复杂，是生理、心理、社会环境以及生活方式与健康认知等多方面因素综合作用的结果。

1. 生理因素

（1）身体功能衰退与慢性疾病：随着年龄的增长，老年人身体功能不可避免地出现衰退，如肌肉萎缩、器官功能减退等现象日益显著。这些自然衰老的表现，常被老年人误判为疾病的症状。例如，因肌肉力量减弱导致活动耐力下降，老年人可能会认为自己患上了严重的肌肉疾病。同时，老年人慢性病患病率较高，像高血压、糖尿病、关节炎等。若慢性病未能得到及时有效的管理，病情持续进展，会进一步加重老年人对疾病的恐惧心理。例如，患有糖尿病的老人，若血糖控制不佳，出现并发症的早期症状，可能会过度担忧自己的病情已经发展到不可挽回的地步。

（2）感知能力异常：随着年龄的增长，老年人的感知觉系统也会发生一系列变化，对自身生理变化的感知往往过度敏感。常见的关节疼痛、身体疲劳等正常衰老现象，在他们的认知中，极易与严重疾病联系起来。例如，偶尔的膝关节疼痛，可能会被老年人视为患上了严重的关节炎甚至是骨癌。

（3）脑部功能改变：老年人大脑的结构和功能会发生诸多变化，如神经递质失衡、脑萎缩等。这些改变会对老年人的认知和情绪调节能力产生负面影响。神经递质失衡可能导致情绪稳定性下降，使老年人更容易出现焦虑、抑郁等负面情绪。而脑萎缩等结构变化可能影响大脑对身体信息的整合与判断，使得老年人对身体感觉的认知出现偏差，从而增加了疑病症的发病风险。

2. 心理因素

（1）人格特质影响：性格内向、固执且带有自恋倾向的老年人，对身体的异常状况关注度更高。他们往往以自我为中心，过度关注自身的感受，对身体细微变化的察觉更为敏锐。一旦发现身体有任何不寻常之处，就容易陷入过度思考和担忧之中，倾向于将其解读为疾病的迹象。处于焦虑状态的老年人，会对未来的不确定性充满担忧，而健康问题往往是他们关注的重点。抑郁情绪则会影响老年人对自身的评价和对生活的看法，使其更容易关注到身体的不适，并将这种不适放大为严重疾病的表现。长期处于负面情绪中，会不断强化老年人对健康的过度担忧，进而加重疑病症状。

（2）认知偏差问题：部分老年人在接触医学科普信息时，缺乏正确的判断能力，容易将信息中的症状与自身情况简单“对号入座”。例如，看到科普文章中提到咳嗽可能是肺癌的症状，一旦自己出现咳嗽，就立刻陷入恐慌，认为自己患上了肺癌，而忽略了咳嗽可能由多种原因引起，如感冒、过敏等。许多老年人对衰老过程中身体发生的自然变化缺乏正确的认识，难以接受身体功能逐渐衰退的现实。他们往往期望自己的身体能始终保持年轻时的状态，一旦身体出现一些与衰老相关的正常变化，如体力下降、记忆力减退等，就会产生恐慌和焦虑情绪，错误地认为自己身体出现了严重问题，进而引发疑病观念。

（3）早期心理创伤隐患：童年时期经历过亲人离世、家庭冷漠等负面事件的老年人，在心理上可能埋下了隐患。这些早期的创伤经历会影响他们的心理韧性和应对压力的方式。在老年阶段，当面对自身身体的变化和生活中的各种压力时，早期的创伤记忆可能被激活，使他们更容易陷入恐惧和担忧之中，总觉得自己也会像曾经经历的那样遭遇不幸，从而引发疑病症。

3. 社会环境因素

（1）医疗环境刺激作用：现代医疗技术的发展使得就医检查变得更加便捷，但也带来了一些问题。老年人频繁就医、反复进行各种检查，然而当检查结果未发现明显病变时，部分老年人不仅不会安心，反而会加深疑病观念。他们会认为可能是检查不够全面或者医生没有发现问题，从而更加坚信自己身体存在严重疾病，陷入不断寻求检查和诊断的恶性循环。此外，医生在与老年患者沟通时，若诊断不明确、解释不够清晰，或者态度冷漠，容易引发患者的不信任。老年人对自身健康问题本就较为敏感，医生的这些表现会让他们觉得自己的病情没有得到重视，进而对检查结果和医生的诊断产生怀疑，加重疑病心理。例如，医生在诊断过程中未详细询问患者症状，直接开检查单，检查结果出来后又未向患者耐心解释，这可能导致患者对自己的病情更加担忧和困惑。

（2）社交环境影响效应：当老年人接触患病的亲友或者参加追悼会等与疾病、死亡相关的场合时，容易产生“自己也会患病”的联想。这种联想源于他们对自身健康的关注以及对衰老和死亡的恐惧。看到身边熟悉的人患病受苦，会让他们对自己的身体状况产生担忧，将他人的疾病情况投射到自己身上，从而引发疑病心理。

退休后，老年人的社交圈子往往会缩小，与外界的交流互动减少，孤独感随之增加。缺乏家人的关心和陪伴，以及朋友之间的情感支持，会使老年人将注意力过度集中在自己的身体上。他们可能会通过表现出身体不适来寻求他人的关注和照顾，久而久之，这种对身体的过度关注可能发展为疑病症。相反，良好的社会支持系统，如家人的关爱、朋友的陪伴以及社区组织的活动等，可以丰富老年人的生活，分散他们对身体的注意力，降低疑病症的发生风险。

（3）社会文化影响：在一些社会文化背景下，老年人被赋予了“体弱多病”的刻板印象。这种社会观念会在一定程度上影响老年人对自身健康的认知。部分老年人潜意识里认为自己到了老年阶段就应该身体不好，从而更容易关注和放大身体的不适。他们在面对身体的一些正常变化时，更容易将其归结为疾病，产生疑病心理。

4. 生活方式与健康认知状况

（1）行为习惯的影响：很多老年人的不良生活习惯会有不同程度的危害，例如久坐少动的生活方式会加速老年人身体功能的衰退。长期缺乏运动，会导致肌肉力量减弱、关节灵活性下降、心肺功能降低等问题。同时，营养不良也会对老年人的健康产生负面影响，降低身体免疫力，使身体更容易出现各种不适症状。这些因不良生活习惯导致的身体变化，容易被老年人误解为疾病的表现，从而引发疑病心理。例如，长期久坐的老年人可能会出现腰酸背痛的症状，他们可能会认为自己患上了严重的腰椎疾病，而实际上这可能是缺乏运动导致的肌肉疲劳。

老年人对养生信息过度关注也会引起疑病问题，随着社会对健康的关注度不断提高，养生信息大量涌现。部分老年人过度关注养生信息，对各种养生方法和健康知识不加辨别地接受。当他们发现自己的生活方式或身体状况与养生信息中的某些标准不符时，就会产生焦虑情绪，担心自己的健康出现问题。这种过度关注养生信息带来的健康焦虑，可能会进一步发展为疑病症。例如，一些养生文章强调某种食物对健康的重要性，老年人如果没有食用这种食物，就会担心自己的身体缺乏营养，从而陷入焦虑和担忧之中。

（2）健康知识误区：老年人对疾病缺乏科学、全面的认知，容易被非专业信息误导。在信息时代，各种来源的健康信息鱼龙混杂，其中不乏一些夸大其词、不准确的内容。老年人由于辨别能力相对较弱，难以区分信息的真伪和可靠性。当他们接触到这些错误信息时，可能会对自己的健康状况产生错误的判断，将正常的身体变化视为疾病的征兆，进而引发疑病观念。例如，一些网络上流传的关于疾病症状的夸张描述，可能会让老年人对自己身体的一些正常反应过度担忧，误以为自己患上了严重疾病。

老年疑病症是多种因素交织作用的结果。在预防和干预老年疑病症时，需要综合考虑这些因素，从改善老年人的健康认知、优化生活方式、营造良好的社会环境以及提供必要的心理支持等多方面入手，帮助老年人树立正确的健康观念，提高心理健康水平，降低疑病症的发生风险。对于已经出现严重疑病症状的老年人，应及时寻求精神科专业医生的帮助，通过药物治疗与心理干预相结合的方式进行治疗。

二、老年人疑病现象的心理护理

（一）老年人疑病问题的识别

正确识别老年人疑病问题，需综合多方面观察，不能仅依据单一表现匆忙判断，需要从行为、言语、情绪、认知四个关键维度进行早期识别。

1. 行为层面

（1）出现频繁就医检查：老人短时间内频繁前往医院，主动要求进行各类身体检查，从常规体检到复杂的专项检测，几乎涵盖身体各个系统。例如，一个月内多次进行全身体检、反复做胃镜、肠镜检查等，即便近期检查结果正常，仍执着于再次检查。

（2）自我监测过度：在家中过度使用各类简易医疗设备自我监测，像频繁测量血压、血糖，一天内多次测量体温，且每次测量结果稍有波动，就紧张不安。比如，有的老人一天测量血压超过 5 次，稍有升高就担心自己突发严重心脑血管疾病。

（3）生活习惯异常改变：疑病观念促使老人为了“养病”或预防疾病，过度调整生活习惯。原本规律的作息被打乱，可能突然开始长时间卧床休息，认为这样能让身体恢复；或者过度节食，只因听闻某些食物对健康不利，哪怕自身营养状况良好，也严格控制饮食。

2. 言语层面

（1）病症描述细致且重复：老人反复向家人、朋友、邻居讲述自己的身体不适，对症状的描述极为细致，从不适出现的时间、具体部位，到症状发作时的感受，事无巨细。例如，详细描述自己胃痛时的刺痛感、疼痛持续时长，以及每次疼痛发作前吃了什么，一天内可能向不同人重复讲述多次。

（2）医学术语使用不当：常提及一些从网络、书籍上获取的医学术语，却理解有误、使用不当。比如，把普通的消化不良称为“胃肠功能紊乱综合征”，将偶尔的头痛描述成“脑部血管痉挛性疼痛”，且频繁用这些错误表述来强调自己病情严重。

（3）质疑检查与诊断结果：面对医生给出的正常检查报告和诊断结论，老人会反复质疑，坚称自己身体有问题，医生没检查出来。例如，拿着各项指标正常的体检报告，仍对家人说：“医生肯定是疏忽了，我这身体的感觉不会错，肯定是有大病没查出来。”

3. 情绪层面

（1）焦虑情绪主导：大部分时间处于焦虑状态，表现为坐立不安、来回踱步，总是担心自己病情恶化。在等待体检结果或就医过程中，焦虑情绪愈发明显，甚至出现心慌、手抖等生理反应。比如，临近体检结果公布日期，老人开始失眠、食欲减退，不停地在房间里走来走去，念叨自己的身体状况。

（2）抑郁情绪滋生：随着疑病症状持续，部分老人会出现抑郁情绪，情绪低落、对以往感兴趣的活动失去热情。原本喜欢下棋、跳舞，现在却整天待在家里唉声叹气，觉得生活没意思，严重时可能产生自责自罪心理，认为自己拖累家人。

（3）情绪易受健康信息影响：看到电视、网络上的健康科普节目，或者听到他人谈论疾病，情绪会立刻波动。若节目中提及的疾病症状与自己身体某些不适相似，便陷入极度恐慌；而听到别人说某种疾病很严重，就联想到自己，情绪变得更加低落和焦虑。

4. 认知层面

（1）疑病观念顽固：坚信自己患有严重疾病，这种观念根深蒂固，几乎无法被他人的解释和科学证据改变。无论家人如何劝说，医生如何出示检查报告，都难以动摇他们的想法，日复一日沉浸在自己患病的认知中。

（2）健康认知偏差严重：对健康和疾病的认知存在严重偏差，过度夸大身体不适的危害，将正常的生理变化视为重大疾病的征兆。例如，把偶尔的关节疼痛想象成关节癌，把正常的老年斑看作是皮肤癌的前期表现。

（3）信息解读片面极端：在获取健康信息时，只关注负面、严重的疾病内容，对疾病康复案例、正常生理现象的解释等正面信息选择性忽视。而且对信息解读片面极端，只要看到一点与自己身体相关的症状描述，就认定自己患有对应的严重疾病。

（二）疑病老年人的心理护理方法

扫码查看拓展阅读

老年人疑病问题在临床中较为常见，严重影响老年人的生活质量与心理健康。科学、系统、可操作的心理护理可以有效缓解老年疑病患者的心理困扰，提高其生活质量。

1. 基础心理干预

（1）支持性心理治疗：首先要建立和老人的信任关系，照护人员应秉持专业、耐心与共情的态度，在与老年疑病患者初次接触时，便专注倾听其对身体不适的描述。采用积极的肢体语言，如保持目光接触、适时点头等，结合温和且具引导性的回应，如“我非常理解您现在的担忧，请详细说说这种不舒服的感觉是什么时候开始的”，让患者感受到被尊重与理解，从而逐步建立起稳固的信任关系。

其次，要采用策略进行认知纠正，在向患者解释医学检查结果时，需运用通俗易懂、非专业术语的表达方式。例如，将复杂的医学指标转化为形象的比喻，如“您的心脏就像一台运转多年的发动机，目前各项关键部件检查结果显示，虽然有一些正常的磨损，但整体运行状态良好”。同时，配合客观的复检报告等资料，以事实为依据，逐步引导患者纠正其对自身健康状况的错误认知。避免使用直接否定性语句，如“你根本没病”，而应多强调积极方面，如“您这次的血糖指标相较于上次有了明显改善，这说明您近期的生活方式调整很有成效”。

（2）认知行为调整：指导老年患者进行放松训练，如腹式呼吸训练。照护人员先进行示范，让患者平躺在床上或舒适地坐在椅子上，将一只手放在胸部，另一只手放在腹部。缓慢地通过鼻子吸气，使腹部像气球一样隆起，感受腹部的膨胀，而胸部尽量保持不动；然后用嘴巴缓慢呼气，感受腹部逐渐收缩。每次训练 15~20 分钟，每日 1~2 次。渐进肌肉放松训练则是依次让患者收紧和放松身体各个部位的肌肉群，如先从脚部肌肉开始，用力收紧几秒钟后再彻底放松，感受肌肉紧张与松弛的差异，从下至上逐步完成全身肌肉的训练。

还可以进行症状量化与注意力管理，为患者提供症状记录表，详细记录每日身体不适症状出现的时间、程度、诱因等信息。通过量化记录，帮助患者更客观地认识自身症状，区分真实的身体症状与因心理因素主观放大的症状。同时，设定每天固定 30 分钟的“健康问题思考时间”，在此时间段内，患者可专注思考自身健康问题。在其余时间，引导患者通过阅读感兴趣的书籍、听舒缓音乐、观看喜剧节目等方式转移注意力，减少对身体的过度关注。

（3）森田疗法应用：向老年患者深入浅出地讲解森田疗法中“带病生存”的理念，让患者明白身体偶尔出现的不适在衰老过程中可能是正常现象，不应过度抗拒或担忧。例如，以老年人常见的关节疼痛为例，解释随着年龄增长，关节软骨磨损等生理变化会导致疼痛出现，但这并不一定意味着患有严重疾病，通过合理的生活方式调整可以与之“和平共处”。根据患者的兴趣爱好，组织或鼓励其参与各类活动。对于喜爱书法的患者，提供书法用具及交流学习的机会，让其在挥毫泼墨中专注于艺术创作，忘却身体的不适；对于热爱园艺的患者，安排参与花园种植、养护等活动，让他们在亲近自然、照顾植物的过程中，重建生活目标，将注意力从身体转移到更有意义的生活体验中。

2. 家庭支持系统构建

（1）情感陪伴策略：子女应重视对老年疑病父母的陪伴，每日确保 15~30 分钟的专注陪伴时间。在此期间，放下手机、电视等，全身心投入与父母的交流中。在与父母交流时，严格避免使用否定性语言，如“你又胡思乱想”等。推荐采用“三步反馈法”：第一步，重复患者表达的感受，如“您说最近总是觉得头晕，这种不舒服的感觉真的很影响您的生活”；第二步，表达对其感受的理解，如“我完全能体会您因为头晕而产生的不安和担忧”；第三步，提供客观事实依据，如“但是上周我们陪您去医院做的脑部检查结果显示，一切都很正常，可能是最近天气变化或者休息不好导致的”。通过这种方式，给予患者情感支持与理性安抚。

（2）环境适应调整：首先，减少患者接触健康类节目、文章的机会，避免因过度接触各类疾病信息而加重疑病心理。可以与患者协商，调整电视节目观看偏好，多选择轻松娱乐、文化艺术等类型节目。同时，限制患者浏览医疗健康类网站或社交媒体群组，防止其盲目对号入座。其次进行物理环境调整，对患者的卧室等生活空间进行优化，移除不必要的医疗仪器，如血压计、血糖仪等，避免视觉刺激引发患者对疾病的过度关注。此外，为患者建立规律的生活节奏，制订详细的每日时间表，明确晨练、早餐、下午茶社交、晚餐、休息等各个时间段的活动安排，稳定规律的生活有助于增强患者的安全感与掌控感。

3. 专业医疗协同

（1）药物干预时机：当老年患者经专业评估，如采用 SDS（抑郁自评量表）评分 $>$ 53 分，显示伴随明显焦虑、抑郁情绪时，需在精神科医生或老年科医生的专业指导下，谨慎联用 SSRI 类药物，如舍曲林。初始剂量一般设定为每日 25~50 mg，具体剂量需根据患者个体情况，如年龄、体重、肝肾功能等进行调整。药物治疗的目的在于改善患者的情绪状态，为心理干预创造更有利的条件，使患者能够更好地接受和配合心理治疗措施。

（2）多学科团队介入：组建由精神科医生、老年科照护员、社工构成的多学科协作团队（MDT）。精神科医生负责对患者的心理状态进行专业评估与诊断，制订个性化的心理治疗方案；老年科照护员负责落实日常护理措施，包括观察患者症状变化、指导患者正确用药等；社工则从社会支持层面出发，帮助患者链接社区资源，协调家庭关系等。团队每月进行 1 次家庭访视，全面了解患者的家庭环境、心理状态及生活情况，依据实际变化动态调整护理方案，确保为患者提供全方位、精准化的护理服务。

扫码查看
拓展阅读

4. 特殊场景应对

（1）反复求医行为：在陪同老年患者就诊时，家属或照护人员应提前与医生进行充分沟通。向医生详细介绍患者的疑病表现、过往就医经历及心理状态。与医生共同制订“阶梯式检查策略”，即首次就诊时，优先安排无创、简单且必要的检查项目，如常规血液检查、心电图等。若首次检查结果无明显异常，后续可根据患者实际情况，逐步延长复查间隔时间，从一周复查调整为一个月复查等。通过这种方式，既满足患者求诊需求，让其感受到对自身健康的重视，又避免过度医疗检查给患者带来身体负担与心理压力。

（2）突发症状焦虑：为患者准备“急救包”，其中应包含缓解焦虑的药物，如劳拉西泮片，具体药物种类及剂量需根据医生处方配置。同时，配备健康指标记录本，用于患者在突发症状焦虑时记录自身症状，如心慌发作时间、持续时长、伴随症状等。当患者出现突发症状焦虑时，指导其先服用药物，然后通过记录症状的过程，将注意力从对症状的恐惧中转移出来，利用可预测性的应对方式，有效降低恐慌情绪。此外，可在急救包中放置一张紧急联系卡，记录医生、家属及急救电话等重要信息，方便患者在紧急情况下及时求助。

5. 护理评估与指导

（1）定期评估：首先，进行心理状态评估，在护理过程中，定期运用专业评估工具，如 SDS（抑郁自评量表）、SAS（焦虑自评量表），对患者的心理状态进行量化评估。一般建议每周或每两周进行一次评估，详细记录患者各项评分变化情况。

其次，进行生活质量评估，配合使用生活质量量表，如 SF-36（健康调查简表），从生理功能、生理职能、躯体疼痛、一般健康状况、精力、社会功能、情感职能、精神健康等多个维度，全面评估患者的生活质量。每月进行一次生活质量评估，将评估结果与心理状态评估结果相结合，综合分析护理措施的实施效果，以便及时调整护理方案。

（2）行为指导：强调“五不”原则，患者详细解释并指导其遵循“五不”原则。其一，不查资料，明确告知患者有疑病倾向时，自行查阅医学卫生资料，尤其是上网查阅，极易导致信息误读与心理暗示加重，应严格避免；其二，不乱求医，引导患者树立正确就医观念，只有在出现明确症状或经专业医生初步判断可能存在疾病时，才接受正规医学诊治，改变四处盲目投医问药的不良习惯；其三，不要太敏感，帮助患者认识到经常自我注意、自我检查、自我暗示的生活习惯会强化疑病心理，应逐步纠正，回归正常生活状态；其四，不要过分关注，对于身体出现的功能性症状和不适，在排除器质性疾病后，引导患者以“顺其自然”的态度对待，减少过度担忧；其五，不拒绝诊治，强调对于经检查确诊的疾病，患者应积极配合治疗，对于个人难以克服的疑难病症，及时寻求专业心理咨询服务。

引导老人进行心理调节，鼓励患者积极纠正自身性格缺陷，培养乐观、开朗、自信的心态。照护人员通过持续、耐心的倾听，不断强化护患信任关系，深入了解患者疑病心理根源，帮助其正确认识及对待疾病，有效减轻精神负担。同时，引导患者正确看待离退休等生活角色转变，鼓励其与家属保持密切沟通交流，营造和谐、温馨的家庭氛围，从家庭支持中获取心理力量。

指导老人进行注意力转移，针对患者过度关注身体的特点，为其制订个性化的注意力转移计划。根据患者兴趣爱好与身体状况，推荐适合的活动，如鼓励患者参加社区组织的老年大学课程，学习新知识；参与力所能及的社区志愿活动，如图书整理、环境维护等，在帮助他人过程中实现自我价值；积极投身于体育锻炼，如散步、太极拳、广场舞等，增强身体素质的同时，释放心理压力；参与集体娱乐活动，如合唱、戏剧表演等，丰富社交生活，转移对身体的过度关注，淡化疑病情绪。

帮助老人树立健康观念，帮助患者树立正确的人生观、价值观与健康观。引导患者进行正确的自我评价，客观认识自身优势与不足，通过设定合理目标并逐步实现，增强自信心。鼓励患者多回忆过往生活中的愉快经历，如家庭聚会、旅行趣事等，同时引导其积极设想未来美好的生活场景，如与孙辈共度欢乐时光、参与新的兴趣活动等，摆脱过去痛苦经历或对疾病担忧的束缚。教导患者正确评价自身健康状况，以积极乐观的态度看待衰老与疾病，认识到生老病死是自然规律，学会自我解脱，消除疑病带来的紧张心理。

指导老人恢复健康生活，为患者提供全面的健康生活指导。建议老年人定期参加正规医疗机构组织的健康体检，一般每年至少进行一次全面体检，包括身体各系统的常规检查及针对老年人常见疾病的专项筛查。当身体出现不适时，及时前往医院就诊检查，遵循医生建议进行诊断与治疗，避免自行盲目服药。帮助患者认识到随着年龄增长，身体出现一些不适症状可能与衰老有关，如关节疼痛、体力下降等，可通过适当的锻炼，如有氧运动、力量训练等，结合合理饮食与充足睡眠，增强体质，缓解不适症状。鼓励老年人积极参与社会活动，拓展社交圈子，丰富业余生活，培养多种兴趣爱好，如绘画、摄影、手工制作等，减少自我关注，提高生活质量。指导患者正确学习医学知识，可通过参加社区健康讲座、阅读正规医学科普书籍等方式，避免盲目从非专业渠道获取信息并盲目“对号入座”。对于处于更年期的老年人，无论是男性还是女性，要正确认识身体出现的一系列生理变化，如女性的月经紊乱、潮热出汗，男性的性功能减退、情绪波动等，这些均为正常生理现象，不必过度恐惧，可通过适当的心理调节与生活方式调整平稳度过。强调相信科学的重要性，在医生经过全面检查诊断确定无明显疾病时，患者应建立对医生的信任感，积极进行自我心理暗示，如“医生专业检查后确定我没病，我就是健康的”，以此增强心理安全感，消除疑虑。

新知小结

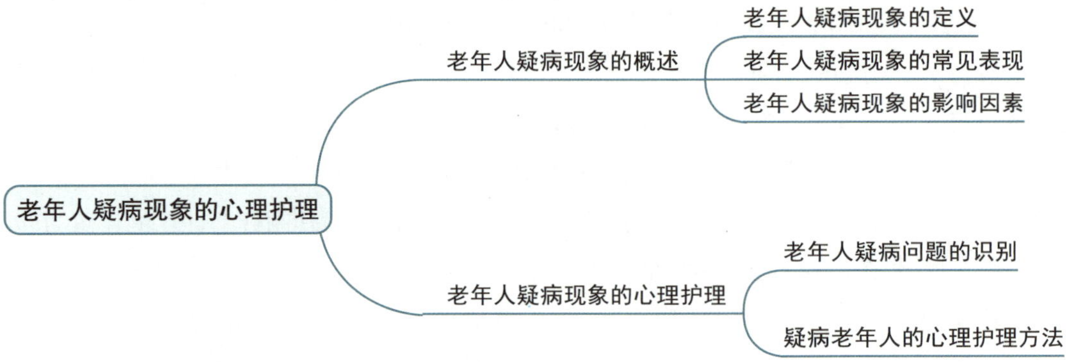

技能提升

健康知识讲解与心理安抚

1. 理论依据

（1）知识讲解原理：通过讲解科学健康知识，纠正老年人对自身健康状况的错误认知，减轻因缺乏知识产生的恐惧，让其明白常见身体反应可能正常。

（2）心理安抚原理：关注老年人心理状态，给予情感支持与安慰，使其感受被理解和尊重，缓解因疑病产生的焦虑不安，增强信任，配合护理，改善疑病心理。

2. 操作过程

（1）准备阶段：

1）环境布置：选择安静整洁、通风良好的房间，温度 22~24 ℃，湿度 40%~60%，摆放绿色植物。

2）材料准备：准备常见疾病科普折页、PPT（如有条件），一杯水，准备一些小礼品如健康手环等。

（2）评估阶段：

1）健康状况评估：简单询问老年人的身体状况、病史及近期身体不适症状，观察其面色、神态等。

2）心理状态评估：交谈中关注其情绪和认知方式，判断是否对自身健康过度担忧，观察眼神、表情等推测心理状态。

（3）知识讲解与心理安抚阶段：

1）健康知识讲解：

常见疾病知识普及：用简单易懂的语言，结合折页或 PPT，介绍一些常见疾病知识，如高血压，解释成因、危害及诊断方法，强调关注日常血压监测。

疑病症情况说明：针对如担心心脏问题这类常见疑病症，详细解释诊断方法，通过举例说明正常与异常症状区别，引导关注生活方式对健康影响。

2）心理安抚：

情绪疏导：倾听老年人担忧，给予回应，用温和语气让其放心，做简单示范引导放松，如教深呼吸："先慢慢吸气，像闻花香，再用嘴慢慢呼气。"

强化信任：承诺会关注照顾，告知有疾病问题会及时帮助，提供如合理饮食等健康建议，增强其生活信心。

（4）互动交流与小活动阶段：

1）互动交流：解答疑问后分享健康小技巧，如日常锻炼、饮食搭配等。

2）小活动：设计简单健康知识问答，答对发放小礼品，加深知识记忆。

（5）结束阶段：

1）总结回顾：与老年人一起回顾重点内容，如疾病症状识别等，询问感受与收获。

2）后续跟进：告知后续跟进计划，鼓励有问题随时联系，嘱咐家属多关心。

任务检查

"老年人疑病问题的心理护理"任务检查表，见表4-5-1。

表4-5-1　"老年人疑病问题的心理护理"任务检查表

序号	检查项目	自我检查	自我点评	组内互查	教师点评
1	老年人疑病问题的概念界定	是□否□		是□否□	
2	老年人疑病问题的常见表现	是□否□		是□否□	
3	老年人疑病问题的影响因素	是□否□		是□否□	
4	老年人疑病问题的识别	是□否□		是□否□	
5	疑病老年人的心理护理	是□否□		是□否□	
6	健康知识讲解与心理安抚	是□否□		是□否□	

【练习题】

扫码查看练习题答案

A1型选择题

1. 老年疑病症属于以下哪种范畴？（　　）

A. 心境障碍　　B. 躯体形式障碍　　C. 神经症性障碍

D. 人格障碍　　E. 精神分裂症

2. 下列哪项不属于老年疑病症患者躯体症状的表现？（　　）

A. 对心跳等内脏活动敏感

B. 把偶尔的关节酸痛视为大病征兆

C. 坚信自己患有癌症

D. 对粪便带黏液格外留意

E. 反复向他人描述身体细微变化

3. 老年疑病症患者反复就医检查，即便结果正常仍不相信，其主要原因是（　　）。

A. 对医生不信任　　B. 医学检查不准确　　C. 疑病观念顽固

D. 家属不重视　　E. 社交圈子变小

4. 以下哪种人格特质的老年人更容易患疑病症？（　　）

A. 性格外向、开朗

B. 性格内向、固执且有自恋倾向

C. 情绪稳定、乐观

D. 随和、善于社交

E. 果断、自信

5. 老年疑病症患者进行放松训练，腹式呼吸训练每次时长为（　　）。

A.5~10 分钟　　B.10~15 分钟　　C.15~20 分钟

D.20~25 分钟　　E.25~30 分钟

6. 为疑病老年人制订的“五不”原则中，不包括以下哪项？（　　）

A. 不查资料　　B. 不拒绝诊治　　C. 不过度运动

D. 不要太敏感　　E. 不要过分关注

A2 型选择题

1. 李大爷，70 岁，近期频繁前往医院进行全身检查，一个月内已做了 3 次全身体检，检查结果均正常，但他仍要求继续检查。李大爷还经常向邻居详细描述自己身体的各种不适，如胃部轻微胀痛、偶尔头晕等。他的行为符合老年疑病症的哪种表现？（　　）

A. 心理及行为症状中的疑病观念

B. 躯体症状中的过度关注身体细微变化

C. 行为层面的频繁就医检查和言语层面的病症描述细致且重复

D. 情绪层面的焦虑情绪主导

E. 认知层面的疑病观念顽固

2. 王奶奶，65 岁，性格内向且固执。最近她看到一篇关于心脏病的科普文章后，只要感觉心跳稍微快一点，就认为自己得了严重心脏病，尽管家人和医生多次解释，她还是坚信自己患病。王奶奶出现这种情况的主要原因是（　　）。

A. 身体功能衰退　　B. 人格特质影响和认知偏差问题

C. 社会环境因素影响　　D. 生活方式不良

E. 脑部功能改变

3. 赵奶奶，72 岁，患有糖尿病，近期血糖控制不佳，出现了手脚麻木的症状。她因此极度担忧，认为自己的糖尿病已经发展到非常严重的地步，可能会截肢，整天愁眉苦脸，茶饭不思。赵奶奶疑病心理加重的生理因素是（　　）。

A. 身体功能衰退　　B. 感知能力异常　　C. 脑部功能改变

D. 慢性疾病病情进展　　E. 对疾病缺乏科学认知

4. 周奶奶，69 岁，经常在家人面前说自己得了“胃肠功能紊乱综合征”，但实际只是偶尔消化不良。她还总是质疑医生的诊断，拿着正常的检查报告也认为自己身体有问题。周奶奶的表现属于老年疑病症的（　　）。

A. 言语层面的医学术语使用不当和质疑检查与诊断结果

B. 认知层面的疑病观念顽固

C. 行为层面的自我监测过度

D. 情绪层面的抑郁情绪滋生

E. 躯体症状中的症状多样且敏感

5. 吴爷爷，71 岁，疑病心理严重，经常自行查阅大量医学资料，越看越觉得自己身体有各种问题。为帮助吴爷爷缓解疑病心理，照护人员应指导他遵循“五不”原则，其中最重要的是（　　）。

A. 不查资料　　B. 不乱求医　　C. 不要太敏感

D. 不要过分关注　　E. 不拒绝诊治

项目五 老年人死亡教育与临终关怀

项目目标

素质目标

1. 树立科学理性的生命观与死亡观，尊重生命尊严与自然规律。
2. 具备跨团队协作意识，能与医护人员、家属、志愿者等建立高效协作机制。
3. 对老年人自杀行为保持高度敏感，主动识别风险并采取预防措施。

知识目标

1. 了解死亡教育、临终关怀、老年人的死亡心理。
2. 了解老年人自杀行为的评估工具及危险因素。
3. 掌握老年人自杀行为的特点、死亡教育与临终关怀的内容。

能力目标

1. 能够实施自杀预防教育，提高老年人心理韧性及求助意识。
2. 能够针对老年人开展死亡教育。
3. 能够与其他专业人员、志愿者以及老年人家属等共同工作，形成有效的协作机制，以更好地满足老年人的需求。

项目总览

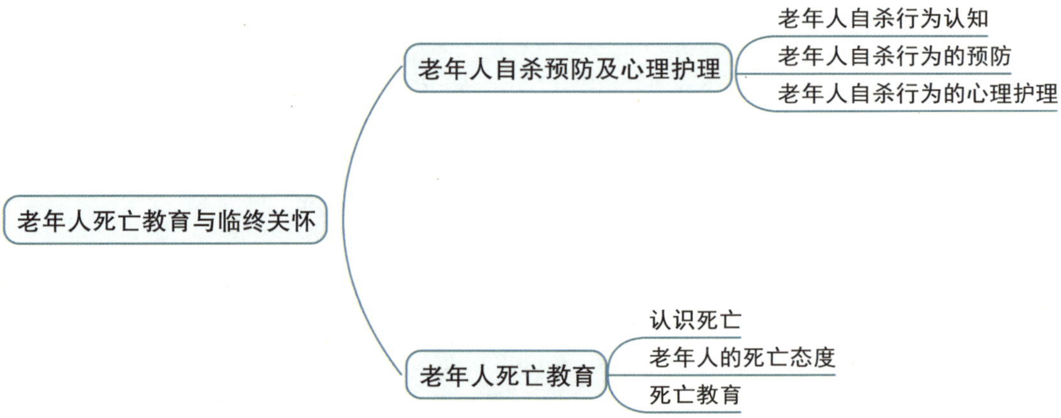

赛证对接

老年人死亡教育与临终关怀竞赛与证书对照表，见表 5-1-1。

表 5-1-1　老年人死亡教育与临终关怀竞赛与证书对照表

内容	竞赛	证书	岗位
临终关怀评估	临终心理评估与方案设计竞赛 多学科协作案例分析与答辩	临终关怀护理师（行业认证） 老年心理辅导师	临终关怀师 社会工作者 （协调资源与需求评估）
临终心理照护	临终沟通技巧情景模拟竞赛 哀伤辅导与家属支持方案设计	临终关怀护理师 哀伤辅导师资格认证	临终关怀师 老年照护员 （心理支持与日常照护）
心理健康教育	老年人死亡教育课程设计竞赛 心理健康科普活动策划与实施	老年心理辅导师（人社部） 心理健康教育师	老年心理辅导师 社区健康宣教员 （开展死亡教育与心理辅导）
自杀预防与干预	自杀危机干预模拟竞赛 高风险个案分析与干预计划制订	危机干预专员（心理健康领域） 心理急救员	危机干预社工 医疗机构心理科照护员 （风险评估与紧急干预）
多学科协作与伦理实践	临终关怀多角色协作流程竞赛伦理冲突案例分析与解决方案设计	临终关怀护理师 社会工作师（伦理实践方向）	社会工作者（资源协调） 医疗机构伦理委员会成员 （伦理审查与决策支持）

任务一　老年人自杀预防及心理护理

任务目标

素质目标

1. 具备高度的责任感和同理心，关注老年人的心理健康，理解他们的痛苦和绝望，提供温暖和支持。

2. 具有对老年人自杀行为的敏感度。

3. 具备良好的沟通能力和团队合作精神，与老年人、家属、医护人员等有效沟通，共同制订和实施预防和干预措施。

知识目标

1. 掌握老年人自杀行为的特点。

2. 熟悉老年人自杀行为的危险因素。

3. 了解老年人自杀行为的评估工具。

能力目标

1. 能够使用评估工具对老年人进行自杀风险评估。
2. 能够制订和实施个性化的自杀预防和干预计划。
3. 能为老年人自杀行为提供预防和心理干预的方案。

案例导入

李奶奶，75 岁，独居，患有高血压和糖尿病。她的丈夫 5 年前去世，子女因工作繁忙很少回家探望。李奶奶性格内向，平时与邻居交流较少，生活单调乏味。最近，她因病情加重，生活自理能力下降，情绪低落，经常感到孤独无助。

一天，李奶奶的邻居发现她在家中服用过量安眠药自杀，所幸及时发现并送往医院抢救，最终脱离生命危险。事后，李奶奶的子女赶到医院，得知母亲自杀的消息后感到非常震惊和愧疚。

任务描述

1. 照护员帮助李奶奶子女识别风险行为和原因。
2. 照护员指导李奶奶预防风险行为的再次发生。

扫码查看课件

新知初探

国家社会科学基金项目《农村老年人自杀的社会学研究》之前公布的结果显示，农村老人的自杀率已经高到了触目惊心的地步。

老年人自杀是一个严峻的社会问题，其发生率随着年龄增长而上升。自杀不仅给个人和家庭带来巨大痛苦，也给社会造成沉重负担。因此，了解老年人自杀的危险因素、预警信号和预防措施，对于维护老年人身心健康、促进社会和谐稳定具有重要意义。

一、老年人自杀行为认知

近年来，老年人特别是女性老年人的自杀率不断上升，已成为一个不容忽视的重要社会问题，引起了国内外学者的广泛关注。过去，由于青年期自杀者所占比例较高，老年期自杀的多发性往往被掩盖，未能得到足够的重视。事实上，老年人自杀既遂率较高，且在其周围可能存在 10 倍以上的自杀未遂者，这表明老年期精神障碍的多发性与自杀行为密切相关。老年人因衰老、疾病等原因，死亡人数本就较多，自杀行为容易被忽视，相关病因研究也相对不足。

老年人自杀的特点是年龄一般大于 60 岁，大部分区域中男性略多于女性，农村老年人的自杀死亡率是城市老年人的 3~4 倍，老年自杀者的平均文化程度为小学二年级，其中 61% 是只字不识者。老年人自杀方式多采取致死性手段，且较少把意向告诉别人。

总体而言，老年人自杀问题不仅是一个精神健康问题，更是一个复杂的社会问题。其背后涉及经济压力、家庭关系、社会支持等多重因素。因此，预防老年人自杀需要从完善社会保障、加强心理健康服务、改善家庭关系等多方面入手，为老年人创造一个更加安全、温暖的生活环境。

（一）老年人自杀行为的概念

自杀，从字义上解释，就是把自己杀害致死的行为。老年期的自杀是指 60 岁以上个体蓄意结束自己生命的行为。目前不少学者已把自杀行为看作一种疾病。这种看法一是符合世界卫生组织的健康与疾病的定义，二是自杀作为疾病，确实有它独特的预防医学、流行病学、病因学、诊断学、心理学、护理学等完整的内容。

老年人自杀可以分为不同类型，根据自杀动机分为利己型自杀（如摆脱疾病痛苦、逃避家庭责任）、利他型自杀（如减轻子女负担、代替亲人承担责任）、绝望型自杀（如生存困难、价值丧失）和报复型自杀（如家庭纠纷后的报复行为）。根据目的分为以死亡为目的的自我攻击型的自杀行为和不以死亡为目的的准自杀行为，不以死亡为目的的自杀行为更深层次的动机是“求助”，企图用自杀来唤起人们的同情、关注，有人称其为“呼助举动”。根据自杀者的心理反应又分为情绪型和理智型，情绪型自杀常常由暴发性的情绪所引起，理智型的自杀是由于自身经过长期的评价和体验，进行了充分的判断和推理后，逐渐萌发自杀的意向，并且有目的、有计划地采取自杀措施。

（二）老年人自杀的影响因素

扫码查看
拓展阅读

老年人自杀行为是心理、社会、躯体和个体因素共同作用的结果。孤独、边缘化、经济困难、慢性疾病和精神疾患是主要诱因，而性别差异和心理易感性进一步加剧了自杀风险。

1. 心理和社会因素

（1）孤独与边缘化：现代社会的变革使老年人逐渐远离家庭决策中心，社会地位边缘化，导致其利益表达机制受损。老年人常感到“说不上话、主不了事”，产生孤独和落寞情绪。研究表明，独居老人的自杀风险显著高于与子女同住的老人。Barraclough（1971）发现，50% 的老年自杀者独居，而社区中独居老人比例仅为 20%。吉解民的研究也显示，416 例老年自杀者中，71% 与子女分居，仅 18% 与子女同住。独居老人因长期缺乏情感支持，易产生焦虑、恐惧和抑郁情绪，进而增加自杀风险。

（2）应激事件与人际纠纷：老年人在面对亲友或子女死亡等重大变故时，往往难以承受心理冲击，可能选择自杀以逃避现实。此外，家庭矛盾（如夫妻不和、代际冲突）和社会纠纷也是老年人自杀的重要诱因。随着年龄增长，老年人应对心理应激的能力下降，面对无法解决的矛盾时，容易产生焦虑、绝望和自杀念头。

（3）经济困难：经济压力是老年人自杀的主要原因之一，尤其是在农村地区。老年人因丧失劳动能力、医疗费用增加、子女赡养不力等原因陷入经济困境。研究表明，经济困难占农村老年女性自杀原因的 30%，占老年男性自杀原因的 56%。此外，城市老年人在经济萧条或退休后也面临较高的自杀风险。农村地区的“养儿防老”观念与现实冲突，进一步加剧了老年人的无助感。刘燕舞从伦理学角度指出，农村道德衰败是导致老年人自杀的重要原因之一。

2. 躯体因素及精神疾患

（1）慢性躯体疾病：老年人患有慢性难治性疾病（如恶性肿瘤、中风偏瘫、白内障失明、帕金森病）或疼痛性疾病时，自杀风险显著增加。研究表明，35% 的老年自杀者因躯体疾病选择轻生，而年轻人因躯体疾病自杀的比例仅为 10%。慢性疾病带来的身体痛苦和生活质量下降，使老年人不堪折磨，最终选择自杀。

（2）精神疾病：抑郁症是老年人自杀的最常见原因，其存在是自杀的有力预测因素。此外，疑病症、阿尔茨海默病、动脉硬化性精神疾病和情感障碍也与老年人自杀密切相关。研究表明，70%~90% 的老年自杀者在自杀前 3 个月内曾就医，但很少接受精神科检查。脑器质性精神障碍（如脑器质性综合征）患者因控制能力削弱和情感失禁，自杀风险较高。许多老年自杀者在自杀前 1 年内表现出轻微或中度的情感障碍、睡眠障碍和疑病症，但这些症状常被忽视或漏诊。

3. 个体因素

（1）性别差异：老年男性和女性的自杀动机存在显著差异。男性自杀者多因久病厌世或精神疾病选择轻生，而女性自杀者则更多因家庭纠纷或社会矛盾选择自杀。这种差异反映了性别角色和社会期望对老年人心理状态的影响。

（2）心理易感性：老年人因生理功能衰退和社会角色转变，心理易感性增强。面对孤独、疾病、经济压力等多重挑战，老年人更容易产生无助感和绝望情绪，进而增加自杀风险。

二、老年人自杀行为的预防

老年人自杀行为的预防是一项系统性工程，需要从多方面入手，构建全方位的预防体系，可以有效降低老年人自杀风险，为其创造一个安全、温暖的生活环境。

（一）老年人自杀行为的识别

老年人自杀行为往往具有隐蔽性，但其在实施前通常会表现出一些预警信号，照护人员需密切关注，以便及时识别潜在风险并采取干预措施。

1. 自杀预警信号的识别

（1）言语信号：老年人可能通过言语表达出自杀的意图或相关想法。例如，直接说出“活着没意思”“不如死了算了”等话语，或者频繁谈论死亡相关话题，如询问死亡方式、安排后事等。此外，老年人可能突然与亲友告别，或赠送贵重物品，这些行为可能暗示其有结束生命的打算。照护人员在与老年人沟通时，需特别留意这些言语信号，尤其是当老年人表现出对生活的极度失望或无助时。

（2）行为信号：老年人的行为变化可能暗示其自杀风险。例如，突然开始安排后事，如立遗嘱、整理个人物品，或者表现出自伤行为，如割腕、服药过量等。此外，老年人可能突然变得异常平静，或者开始整理个人物品，这些行为可能是其准备实施自杀的前兆。照护人员需密切关注老年人的行为变化，尤其是当这些行为与其日常习惯明显不符时。

（3）情绪信号：情绪变化是老年人自杀的重要预警信号之一。老年人可能表现出长时间的情绪低落，对任何事情都提不起兴趣，或者出现焦虑不安的症状，如坐立不安、失眠、易怒等。此外，老年人可能表现出绝望无助的情绪，如对未来失去希望、认为生活没有意义等。照护人员需特别关注老年人的情绪状态，尤其是当这些情绪持续存在或逐渐加重时。

（4）社会信号：老年人的社会行为变化也可能暗示其自杀风险。例如，老年人可能突然减少社交活动，与亲友疏远，或者表现出强烈的孤独感或被遗弃感。这些行为可能反映老年人对社会支持的缺乏和对生活的绝望。照护人员需关注老年人的社会参与情况，尤其是当老年人表现出明显的社交退缩或孤独感时。

2. 老年人自杀风险评估

（1）自杀风险评估量表（NGASR–CV）：该量表共有 15 个条目，每个条目是 / 否计分，如果答“是”，则按照条目的权重赋分，其中有 5 个条目（绝望感、计划采取自杀行动、情绪低落 / 兴趣丧失愉快感丧失、近亲人死亡或重要关系丧失、自杀未遂史）赋值 3 分，其余的赋值 1 分；如果答“否”则记 0 分。总分为 25 分，0~5 分代表低风险，6~8 分代表中间风险，9~11 分代表高风险，12 分或更多代表非常高的风险。在使用过程中，需注意保护隐私、结合临床观察、及时干预和定期评估，以确保评估结果的准确性和有效性，从而为老年人提供更好的心理支持和护理服务，降低其自杀风险。

（2）自杀事件的编年体评估法：一种系统化的评估工具，旨在通过回顾个体生命中的重要事件和时间节点，分析其自杀行为的发展过程及潜在诱因。这种方法特别适用于评估老年人自杀风险，因为老年人的自杀行为往往与其生命历程中的重大事件（如丧偶、疾病、经济困难等）密切相关。主要包括以下内容：

扫码查看
拓展阅读

1）生命历程回顾：从童年、青少年、成年到老年，梳理个体的家庭环境、职业发展、婚姻状况、健康状况等关键经历。

2）关键事件分析：识别重大负性事件（如丧偶、疾病诊断）、心理转折点（如绝望感增强）和社会支持变化（如孤独感加剧）。

3）自杀行为发展过程：评估自杀意念的出现、自杀计划的制订以及自杀未遂或尝试的细节。

评估方法包括访谈法（通过与老年人及其家属深入访谈了解关键事件）、时间线法（绘制生命时间线标注重要节点）和量表辅助（结合自杀风险评估量表进行量化评估）。编年体评估法适用于临床评估、社区筛查和家庭护理场景，能够帮助识别高危人群并制订个性化干预措施。在使用过程中，需注意保护隐私、耐心倾听、综合分析和及时干预，以确保评估结果的准确性和有效性。

（二）老年自杀行为的预防措施

预防老年人自杀需要家庭、社会和政府的共同努力。通过加强家庭支持、完善社会援助、提供政府关爱和综合干预措施，可以有效降低老年人自杀风险，为其创造一个安全、温暖的生活环境。只有全社会共同关注老年人的心理健康，才能让他们安享晚年，远离自杀的阴影。

1. 家庭支持

家庭是老年人生活的主要场所，子女是老年人最重要的精神寄托。研究表明，经济困难、家庭虐待以及亲友自杀是农村老年人产生自杀意念的主要危险因素，而子女的孝顺则是重要的保护因素。因此，家庭的支持对预防老年人自杀至关重要。子女应加强与老年人的情感沟通，定期探望、倾听其心声，了解其需求，帮助其排解孤独和焦虑。同时，子女应为老年人提供经济保障，确保其基本生活需求得到满足，减轻其经济压力。发现老年人情绪焦虑或有自杀倾向时，应及时寻求专业帮助，如心理咨询或精神科诊疗，安排心理医生为老年人提供心理疏导，缓解其心理压力。家庭还应妥善管理农药、精神类药品等危险物品，将其放置在老年人难以触及的地方，避免老年人轻易获取。家庭成员应关注老年人的日常生活，帮助其建立规律的生活作息，鼓励其参与家庭活动，增强其归属感和价值感。

扫码查看
拓展阅读

2. 社会援助

社会团体和社区在预防老年人自杀中扮演着重要角色。通过组织专人为老年人提供上门服务、加强社区支持网络，可以有效减轻老年人的孤独感和无助感。社区应组织志愿者为老年人提供身体检查、心理咨询等服务，帮助其解决实际困难。加强“邻里守望”制度，安排人员对老年住户进行留意观察，及时发现异常情况并提供帮助。对老年人的家庭矛盾纠纷，社区和公安部门应及时上门调解，避免矛盾激化。社区还应加强心理健康教育，普及自杀预防知识，营造关爱老年人的社会氛围。社区可以设立老年人活动中心，提供文化娱乐、健康讲座等服务，丰富老年人的精神生活，增强其社会参与感。社会工作者应定期走访独居老人，了解其生活状况和心理需求，提供必要的支持和帮助。

3. 政府保障

政府在预防老年人自杀中应发挥主导作用，通过完善社会保障体系、兴办养老福利机构、提供医疗保障等措施，为老年人创造安全、温暖的生活环境。政府应兴办养老院、托老所等机构，为老年人提供社会化养老服务。完善老年人医疗保障制度，提高医疗费用报销比例，减轻其经济负担。组织丰富多彩的文体娱乐活动，吸引老年人参与，丰富其精神生活。为老年人提供优待政策，如免费进入公园、优先就诊等，提高老年人的生活质量。政府应加强对老年人心理健康的关注，设立专项基金，支持老年人心理健康服务项目的开展。通过政策引导，鼓励社会力量参与老年人心理健康服务，形成政府主导、社会参与的多层次服务体系。

4. 综合干预措施

预防老年人自杀还需要采取综合干预措施。开展老年人心理健康知识普及活动，帮助其掌握应对压力和负面情绪的方法。建立 24 小时危机干预热线，为有自杀倾向的老年人提供及时的心理支持。鼓励老年人参与社区活动，建立良好的社会支持网络，减少孤独感和被边缘化的风险。医疗机构应加强对老年人心理健康的筛查，将心理健康评估纳入常规体检项目，早期发现和干预心理问题。学校和社区应开展心理健康教育，提高公众对老年人心理健康问题的认识，形成全社会共同关注老年人心理健康的良好氛围。

三、老年人自杀行为的心理护理

老年人自杀行为的心理护理需要照护人员具备专业的知识和技能，通过科学、系统的护理措施，可以有效改善老年人的心理状态，降低自杀风险。在实际护理过程中，需遵循心理护理原则，采用多种心理护理方法，并根据老年人的具体情况制订和实施个性化的护理计划。

（一）自杀危机评估

对自杀者的检查和评估是自杀心理干预的关键环节，咨询师应尽量在短时间内迅速做出评估，以便及时地采取有效措施。评估的内容包括如下几点。

1. 确定自杀危机的严重程度

在与自杀者接触的开始阶段，我们就应该尽可能迅速地判断出自杀者当前的功能状态以及危机的严重程度。

2. 自杀危机根源的认定

想办法了解促使自杀者产生自杀意念的动机，了解其自杀的动机将有利于解除自杀的危险。

3. 确定自杀者的可利用资源

家庭和社会的支持对于处于危机中的人来说是最有利的资源。对自杀者的社会背景进行调查，充分利用这些资源，可以在短期内有效地开展自杀防治工作。

（二）与处于自杀危机的来访者沟通

与处于自杀危机的人谈话本身就是在进行危机干预，以下的一些技术有助于沟通和建立关系。

1. 平等尊重

避免将处于自杀危机的人简单地视为生物医学模式下的患者，而应以平等和尊重的态度对待他们。

2. 接纳与理解

接纳来访者的心理状态，避免试图说服他们改变内心的感受，同时避免进行任何价值或道德上的评判。

3. 耐心倾听

在交流中，应耐心倾听来访者的叙述，避免自己说得过多，并允许谈话中出现沉默，给予来访者充分的表达空间。

4. 情感宣泄

鼓励来访者表达内心的感受，允许他们倾诉和哭泣，这有助于情感的宣泄。避免立即递上纸巾等行为，因为这可能会被误解为制止情感表达的信号。

5. 认真对待

对来访者所说的话应给予充分的信任，任何自杀的迹象都不应被忽视。

6. 情感支持

理解来访者可能将自杀视为解决问题的一种方法，此时不应急于提供解决方案，而是应提供情感上的支持，帮助他们感受到被理解和支持。

（三）危机干预体系

危机干预热线是干预和处理自杀行为的一种重要手段。通过热线电话，专业人员与求助者建立信任关系，引导其表达内心的情绪、自杀想法和冲动，从而缓解自杀冲动情绪，并帮助其寻找恰当的替代方法。在必要时，专业人员还会对导致自杀的外部因素进行干预，以降低自杀风险。在直接危机过后，为了进一步防止自杀行为的再次发生，应成立自杀监护小组。该小组主要由求助者的子女、朋友、医护人员等组成，负责持续关注求助者的心理状态，警惕和防止再次出现自杀迹象。这种综合干预方式不仅能够在危机时刻提供即时支持，还能通过后续的监护和关怀，为求助者提供长期的心理安全保障。

（四）社交干预策略

可以通过建立多种形式的小组活动来提供支持和干预。通过丰富多样的活动内容（如学习手工艺、唱歌跳舞、话剧等），为老年人提供健康的社交支持，愉快地建立自己的支持系统并扩大社交网络，帮助老年人继续享受有目标、有意义的生活。同时，可以老年人的过往经历为资源，

扫码查看
拓展阅读

通过回忆愉快事件，帮助他们重新感受到喜悦的情绪。这种情绪体验对老年人的身心健康具有积极作用，增强其社会归属感，并有效预防自杀危机的发生。

扫码查看微课

新知小结

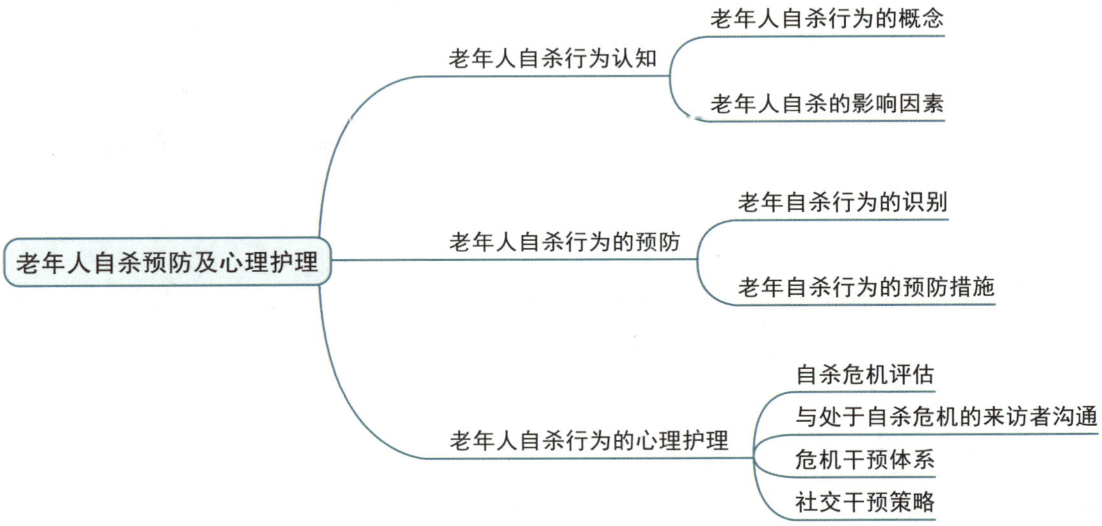

技能提升

老年人自杀干预的情景模拟

1. 理论依据

（1）认知行为理论：此理论被认为是干预技术的核心依据。主要包括合理情绪治疗（Rational Emotive Behavior Therapy，REBT）和行为治疗技术两部分内容。REBT 聚焦于纠正非理性信念（如“我毫无价值”“活着是负担”）。在自杀危机干预实训中可在模拟对话中嵌入认知重构练习，如用苏格拉底提问技术挑战自杀意念。

在行为治疗技术部分可通过社会技能训练和危机应对替代行为对老年人退缩、自伤、自杀行为进行纠正和调节。

（2）社会支持理论：该理论强调社会支持在危机干预中的重要作用。实证表明，强社会联结是自杀的关键保护因素，包括：情感支持（家庭关怀、医护人员共情）工具性支持（协助解决经济、医疗问题）。在实训中可模拟多角色协作（家属、社工、医生），提升链接资源的能力（如申请补助、安排家庭探望）。

2. 模拟练习

［情景设定］

张伯，68 岁，肺癌晚期，卧病在床。他苦苦哀求照护员小刘不要再给他用药了，多活一天只是多痛苦一天。他的三个子女都下岗了，为了给他治病，家里已经借了很多外债。张伯感觉活着就是家人的负担，实在不想再给家里增加负担和经济压力。他说这样活着没有意义，自杀念头已经在他脑海里盘旋许久了。张伯的话立马引起了照护员小刘的警觉，并与张伯的子女进行了沟通，在照护员小刘的引导下，张伯改变了想法，放弃了自杀的念头。

[角色扮演]

(1)学生分成小组，每组针对案例中老年人的心理进行分析，讨论应采取的心理护理措施和干预策略。

(2)分组模拟练习，一名同学扮演照护员小刘，一名同学扮演张伯，三名同学扮演张伯的子女，模拟结束后角色互换。

3. 讨论与总结

学生分组交流模拟体验与问题，分享感受。

任务检查

“老年人自杀行为的预防及心理护理”任务检查表，见表 5–1–2。

表 5-1-2　“老年人自杀行为的预防及心理护理”任务检查表

序号	检查项目	自我检查	自我点评	组内互查	教师点评
1	老年人自杀行为的概念	是□否□		是□否□	
2	老年人自杀的影响因素	是□否□		是□否□	
3	老年人自杀行为的识别	是□否□		是□否□	
4	老年人自杀行为的预防措施	是□否□		是□否□	
5	危机干预的概念和流程	是□否□		是□否□	
6	老年人自杀危机干预方法	是□否□		是□否□	
7	老年人自杀倾向的综合心理护理干预	是□否□		是□否□	

【练习题】

扫码查看练习题答案

A1 型题

1. 老年人自杀行为的主要风险因素不包括以下哪项？（　　）

A. 慢性疾病或疼痛

B. 社会支持网络强大

C. 丧偶或孤独感

D. 抑郁症或其他精神疾病

E. 经济困难或生活压力

2. 在老年人自杀危机干预中，以下哪项做法是不恰当的？（　　）

A. 耐心倾听老年人的感受

B. 立即提供解决问题的建议

C. 鼓励老年人表达情绪

D. 避免进行道德或价值评判

E. 提供情感支持和陪伴

3. 以下哪项是预防老年人自杀的有效措施？（　　）

A. 限制老年人的社交活动

B. 提供专业的心理咨询服务

C. 忽视老年人的情绪变化

D. 减少与老年人的沟通

E. 鼓励老年人独自面对问题

4. 在老年人自杀危机干预中，以下哪项是建立信任的关键？（　　）

A. 批评老年人的想法

B. 忽视老年人的情绪表达

C. 耐心倾听并表达关心

D. 避免与老年人讨论自杀话题

E. 强制老年人接受治疗

5. 以下哪项是老年人自杀危机干预的长期目标？（　　）

A. 暂时缓解自杀冲动

B. 帮助老年人重新找到生活的意义

C. 忽视老年人的心理需求

D. 减少与老年人的接触

E. 仅关注老年人的身体健康

A2 型题

1. 一位 75 岁的老年人因丧偶后感到极度孤独，近期多次提到“活着没意思”。作为照护人员，以下哪项是最优先的干预措施？（　　）

A. 建议他多看电视分散注意力

B. 立即联系专业心理咨询师进行评估

C. 告诉他“不要想太多，生活总会好起来”

D. 暂时忽略他的情绪变化，观察一段时间

E. 鼓励他独自外出旅行散心

2. 一位 80 岁的老年人因慢性疾病长期卧床，情绪低落，拒绝与人交流。以下哪项是最适合的心理护理措施？（　　）

A. 强迫他参加社交活动

B. 每天安排固定时间陪伴他，耐心倾听他的感受

C. 告诉他“你的病没什么大不了的，别太在意”

D. 减少与他的接触，避免打扰他休息

E. 建议他多睡觉以缓解情绪

3. 一位 70 岁的老年人因经济困难感到绝望，多次提到“不想拖累家人”。以下哪项是最合适的干预措施？（　　）

A. 告诉他“钱不是问题，别担心”

B. 协助他申请社会福利或经济援助

C. 建议他减少与家人的联系

D. 忽视他的经济问题，只关注情绪

E. 鼓励他借钱解决问题

4. 一位 68 岁的老年人因子女长期不在身边，感到孤独和无助，近期有自杀倾向。以下哪项是最合适的长期干预策略？（　　）

A. 建议他搬到养老院居住

B. 帮助他建立社交支持网络，如参加社区活动

C. 告诉他“子女忙是正常的，别多想”

D. 减少与他的沟通，避免过度干预

E. 鼓励他独自面对孤独

5. 一位 72 岁的老年人因抑郁症接受治疗，但近期情绪突然好转，并表示“一切都解决了”。以下哪项是最需要警惕的情况？（　　）

A. 他的抑郁症已经痊愈

B. 他可能已经决定自杀，情绪好转是假象

C. 他找到了新的兴趣爱好

D. 他的药物治疗效果显著

E. 他不再需要心理支持

任务二　老年人死亡教育

任务目标

素质目标

1. 具备对生命和死亡的科学、理性的认识，树立正确的生命观和死亡观。

2. 具备对老年人的同情心和责任心，以尊重、关爱和理解的态度面对老年人的痛苦和困境，积极为老年人提供帮助和支持。

知识目标

1. 了解死亡教育、老年人的死亡心理。

2. 熟悉死亡教育的概念。

3. 掌握老年人死亡教育的方法。

能力目标

1. 能够针对老年人开展死亡教育。

2. 能够与其他专业人员、志愿者以及老年人家属等共同工作，形成有效的协作机制，以更好地满足老年人的需求。

案例导入

王伯伯，76 岁，是一名退休教师，患有肺癌，目前持续咳嗽、胸痛、呼吸困难等症状逐渐加重，王伯伯感觉自己“时日不多”，主动联系公证处办理遗嘱，在养老院发起“生前告别会”活动，却遭其他老人排斥：“晦气！提这个干什么。”

任务描述

1. 照护员如何对王伯伯进行死亡教育。

2. 照护员如何化解对死亡话题的集体回避心理。

新知初探

扫码查看课件

老年人对待死亡有不同的态度。有些老年人清楚地意识到死亡迫近，能够从容不迫地面对死亡，并做好计划来安排自己的后事。有些老年人相信死亡是去另一个世界过宁静的生活，应为死亡的降临而祈祷。也有一些老年人将死亡视为解脱，产生“我累了，我该休息了”的感觉，因而能平静地面对死亡的威胁。然而也有不少老年人极端害怕死亡，十分眷恋人生，在他们看来，死亡是痛苦的，有的甚至还有死后被打入十八层地狱的恐惧，因而总是千方百计地恳求医生延长其生命，有的还不惜一切代价。

既然死亡对任何人都不可能有例外，老年人还是应该从心理上为死亡做好充分的准备，从容不迫地去面对死亡。比如，有计划地安排自己的晚年时间，妥善处理学习、生活和娱乐的关系，努力使晚年生活过得充实而有意义。不过，老年人更应看到，生比死更有意义，即使进入暮年也没有任何理由轻生。

扫码查看微课

一、认识死亡

（一）死亡的定义

死亡是个体生命活动和新陈代谢的永久终止。现代死亡是指脑死亡。脑死亡又称全脑死亡，包括大脑、中脑、小脑和脑干的不可逆死亡。WHO 提出的脑死亡的判定标准包括：①对环境失去一切反应；②完全没有反射和肌张力；③停止自主呼吸；④动脉压陡降；⑤脑电图平直。我国现行的脑死亡标准包括：深昏迷、自主呼吸停止、脑干反射消失。必须同时、全部具备上述 3 项条件，而且需明确昏迷原因，排除各种原因的可逆性昏迷。脑死亡标准比传统死亡标准更科学化，体现了医学的进步。

（二）死亡的特点

1. 普遍性

死亡是所有生命必然经历的终点，无论是人类还是其他生物，都不可避免地面对死亡。无论是哪个文化、哪个时代，死亡都是生命循环中不可或缺的一部分。

2. 终结性

死亡意味着生理功能、意识及社会关系的终结。

3. 可追溯性

死亡由直接或间接原因导致，非随机发生。

（1）常见原因：衰老（器官衰竭）、疾病（心脑血管疾病、癌症）、意外等。

（2）可控与不可控因素：可控因素（如慢性病管理）与不可控因素（如突发意外），引导理性看待。

4. 不可逆性

死亡一旦发生，无法逆转或复活。死亡是生命的终点，是一个无法逆转的过程。一旦生命死亡，就无法再恢复生命活动。这一特点使得死亡成为一个极为严肃和重要的现象，需要我们对生命和死亡有正确地认识和尊重。

总的来说，死亡是生命的必然归宿，是我们都需要面对和接受的事实。了解死亡的特点，有助于我们更好地认识生命、珍惜生命，同时也能让我们更加坦然地面对和接受死亡的到来。

（三）死亡的价值

死亡是有价值的。从生物学角度来看，死亡能够促进生物的进化，继续为生命提供能量循环。从社会学的角度来看，死亡可以调控人口增长速度，保障社会资源充足，维持和促进社会的发展。从心理学的角度来看，死亡使个体领悟到生命的宝贵和人生的价值，使人更加珍惜生命，从而让自己的人生更有意义。

二、老年人的死亡态度

扫码查看
拓展阅读

老年人对待死亡的态度受到诸多因素影响，包括国家、地域、民族、年龄、性格、身体情况、文化程度、宗教信仰、社会地位、心理成熟程度、经济情况、主要交往人物的态度等。

（一）老年人常见死亡态度

1. 理智对待型

理智对待型的老年人意识到死亡将要来临时，能从容地面对，并在临终前开始着手安排自己的工作、家庭事务及后事。他们能比较镇定自如地面对死亡，也清楚死亡是家庭中最大的生活事件，能尽量避免自己的死亡给亲友带来太多的痛苦，常常在精神还好时就事先立下遗嘱，明确了自己死后的财产分配及后事的处理。这类老年人一般文化程度比较高，心理成熟度也比较高。理智对待型是我们应该提倡的对待死亡的心理类型。

2. 积极应对型

积极应对型的老年人有强烈的生存欲望，他们能意识到死亡首先取决于生物学因素，但也能意识到心理因素对死亡的作用。他们有很强的意志，能忍受病魔及诊治带来的痛苦，寻找各种治疗方法，并积极配合医生进行治疗，以赢得生机。

3. 勉强接受型

勉强接受型的老年人并不是平静地接受死亡，而是无可奈何地接受事实。有些地方，老年人一到 60 岁，就开始着手做寿衣，做棺木，修坟墓，做后事准备。其实，并非老年人自己非常情愿，只能说是一种无奈，一代又一代就是这样传下来的。

4. 充满恐惧型

充满恐惧型的老年人非常害怕死亡，又十分留恋生活。他们一般都有比较高的社会地位、较好的经济条件及良好的家庭关系。他们希望健康长寿，甚至长命百岁，充分享受生活带给他们的无穷乐趣，因此，对死亡充满恐惧，对生活充满留恋。

5. 以此解脱型

以此解脱型的老年人大多有着严重的生理、心理问题。要么经济上衣食不保，要么儿女不孝，要么丧偶，要么自己身患绝症或病魔缠身极度痛苦。因此对生活失去兴趣，并且深感活着是一种痛苦，反倒认为死亡是一种解脱。这也是一种逃避现实的做法，我们并不提倡这种态度。

6. 无所谓型

无所谓型的老年人不理会死亡，对死亡抱有无所谓的态度，能坦然面对，认为生死有命，既不回避也不积极着手准备，一切听天由命。

（二）影响老年人死亡态度的因素

由于受个人生长过程、人格特点、宗教信仰、文化背景等的不同影响，东西方老年人对待死亡的态度也不尽相同。

1. 宗教信仰的影响

死亡是生命规律的一个组成部分，死亡最终是不可战胜的。而绝大部分人对死亡都有着强烈的恐惧感，这种心理状态会造成精神负担而加速死亡。有学者发现信教可以使老年人去寻求死后“幸福”的归宿，以至于死亡对他们的心理威胁相对减少。在新信教的老年人中，因病信教的占70%左右。信教的人认为，宗教可减轻老年人对死亡的恐惧。

2. 文化背景的影响

个人的文化背景情况对死亡的态度有一定的关系，一般来说，文化程度比较高的老年人，心理成熟度也比较高，对事物的发展规律有科学客观地认识，因此能理智地对待死亡。而文化程度相对低的老年人，往往思想保守，观念陈腐，对待事物缺乏科学性。

3. 自身人格的影响

人受到意志力、认识能力等自身人格的制约。人对死亡的看法，则会决定他最后的生活是充满希望的、乐观的、富于创造力的，还是沮丧的、绝望的、黑暗的。这一段人生的生活质量则取决于他的生死观和人生的人格特征。比如外向型人格能以更积极的态度看待死亡，甚至视其为生命自然阶段。

三、死亡教育

扫码查看
拓展阅读

（一）死亡教育的定义

《医学伦理学辞典》对死亡教育进行了明确定义：死亡教育是针对如何认识和对待死亡而开展的教育，其主旨在于使人们正确地认识和对待死亡。

死亡教育既是一门课程，也是一种体验，是最复杂的学科。其涉及的研究范围极其广泛，包括政治、法律、道德、宗教、哲学、心理学、医学、伦理学、文学艺术等，增进人们对死亡的认识，进而深入了解生命，使其具有健康积极的生命观，从而拥有更积极、更有意义的人生。

（二）死亡教育的作用

1. 帮助老年人正确面对死亡

死亡教育可以帮助老年人树立新的生死观，对人生的价值及意义做深刻的体验。消除老年人对死亡的恐惧心理，树立老年人面对死亡的正确观念，因而珍惜生命。

2. 帮助老年人正确认识和理解死亡

死亡代表一个人生命的结束，是机体生命活动和新陈代谢的永久终止。通过对死亡的思考，可以帮助老年人正确评价自己的生活，鼓励老年人提升自己的生活状态。通过死亡教育，缓解临终老年人恐惧、焦虑的心理，使老年人真实表达内心感受，得到家属的支持，认识到自己的价值意义，保持平衡的状态及健全的人格。死亡文明有三个基本要求，即文明终（临终抢救要科学、适度）、文明死（从容、尊严地优死）和文明葬（丧葬的文明化改革）。文明死是死亡文明的中心部分，只有进行普遍、健康的生死观和死亡文明教育，才能促进社会崇尚科学文明死亡的良好风尚。

3. 帮助老年人懂得如何活得有价值，死得有尊严

既强化老年人的权利意识，又有利于促进医学科学的发展。通过死亡教育，使老年人认识到死亡是不可抗拒的自然规律。

4. 帮助老年人安然接受死亡现实

当老年人经过医生诊断为不可治愈时，对老年人进行死亡教育及临终关怀护理，使老年人对死亡有正确的认识。理解生与死是人类自然生命里的必然组成部分，是自然规律。能直言不讳、坦然地谈论有关死亡的问题，有利于老年人积极配合治疗，便于老年人为自己的后事做妥善安排。自始至终保持老年人的尊严，提高生命最后阶段的质量。

5. 预防不合理性自杀

由于社会发展、生活压力、情感困惑、疾病折磨等造成一些临终老年人不能很好地调节心理状态，会采取极端的手段结束生命，令人心痛不已。死亡教育可以帮助老年人树立科学文明死亡观念，预防不合理性自杀。建立自身的责任感和义务感，正确对待荣辱得失，珍惜生命，从而避免自杀行为所致的不良后果和影响。

6. 安慰老年人亲属

（1）减轻丧亲之痛：由于亲人离世，老年人亲属会难以接受死亡的事实。有些人悲痛欲绝，精神上的痛苦更为强烈，并且持续时间很长。良好的死亡教育可使老年人死亡后亲属的心理得以平衡，给家属以慰藉、关怀，疏导悲痛过程，减轻由于亲友死亡引起的一系列问题。例如，亲属通过死亡教育了解到老年人在临终前可能会经历一些痛苦的症状，这是疾病发展的自然过程，而不是因为照护不当导致的，这样他们就能够更加坦然地接受亲人的离世，减少自责和痛苦。

（2）更好地陪伴老年人：死亡教育使亲属了解老年人在临终前的心理需求，如需要陪伴、关爱、尊重等，从而能够更好地陪伴老年人度过最后的时光。例如，家属知道老年人在临终前可能会感到孤独和失落，就会增加陪伴的时间，与老年人进行亲密的交流，给予他们情感上的支持。

7. 提高从事临终关怀服务人员的素质

临终关怀工作者通过接受死亡教育，提高个体对死亡科学认知的同时，还能提高对临终者及

其家属身心整体照护能力。针对死亡不同阶段的心理特点，帮助临终者有尊严地、安宁地死去，同时也可帮助丧亲者度过最困难的哀伤阶段。

扫码查看拓展阅读

（三）老年人的死亡教育

死亡教育是实施临终关怀的先决条件，也是最难精通的学科，是有关死亡知识的社会化、大众化的过程。在死亡教育中，老年人与其亲属是比较特殊的对象。如何面对死亡，科学和人道地对待死亡，特别是对于绝症者或临终者的照顾，仍在探索之中。

1. 引导老年人正确认识和面对死亡

死亡是人及生物生命的停止，是人生旅途中不可避免、不可逆转的生物学现象。凡有生命者都会经过孕育期，然后出生、成长，再进入衰老期，最后死亡。疾病是人类的敌人，它危及人的健康和生存。和疾病作斗争，某种意义上是和死亡作斗争。照护员对临终老年人应以“老年人为中心”，而不是以“疾病为中心”，以支持老年人、控制症状、姑息治疗与全面照护为主，让其知晓积极的心理活动有利于提高人的免疫功能，良好的情绪、乐观的态度和充足的信心是战胜疾病的良药。

2. 心理上对死亡做好充分准备

人生自古谁无死，要做到安定地对待死亡，从心理上接受和战胜死亡并不容易。照护员要对老年人开展“学习和练习死亡”教育，通过“准备死亡、面对死亡、接受死亡”三个过程，积极地提高生命质量，或者向家人提出自己的想法和要求，完成自己的心愿，发挥自己最后的余热，维护生命的尊严。

认识和尊重临终的生命价值，对于临终老年人非常重要，也是死亡教育的真谛所在。镇定地对待死亡，从心理上接受死亡、战胜死亡不容易。运用生死学的知识，帮助老年人解决对死亡的焦虑、恐惧和各种思想负担，使其能坦然面对可能的死亡，同时帮助其家属有准备地接受丧亲之痛。

3. 帮助老年人发现生命中有价值的闪光点

善于发现老年人生活中的事业、亲情、友情、爱情、人情的闪光点，系统地协助老年人以一种崭新的观点回忆其一生经历的痛苦与快乐，寻找生命中诸种经历的意义，如工作的辉煌与艰辛、创造过的精神财富和物质财富，生活的柳暗花明、最愉悦和最波折的经历，亲情、友情的美好片段，探讨人生价值的另一种诠释，体验生命的丰富意义。对老年人的善心善为进行称赞，让老年人知晓已品尝了人生百味，告知老年人若能在死亡来临之际，没有遗憾，平静地向亲朋好友告别，向人世间的种种烦恼告别，毫无恐惧，心安理得，并为自己即将永久地安息和为别的生命的诞生做基础而欣喜，这就达到了生死两相安的最佳境界。

4. 做好跨文化的死亡教育

宗教信仰者在面临死亡时，内心能够拥有较多安全感、毅力和稳定性。他们对待生命和死亡更为达观，可以平静而较少害怕死亡的来临。对有宗教信仰者可允许接受法师、牧师指导，使之感到温暖和安全。

（四）老年人死亡教育的形式

老年人死亡教育的形式大体可以分为主动教育和被动教育。

1. 主动教育

主动教育是指老年人主动采取相关的方式学习和了解死亡教育的内容的过程。主动教育多适用于对死亡具有一定认识且持有相对积极态度的老年人。

2. 被动教育

被动教育是指老年人通过某些途径或方式被动地了解并接受死亡相关的知识的过程。

被动教育常见于以下几种情况：第一，随着年龄的增长，老年人面临着各种丧失，其中就包括配偶、亲友甚至子女的离世。在配偶、亲友的离世过程中，老年人通过真实地体验死亡获得死亡相关的知识，达到被动死亡教育的目的。第二，死亡教育工作者有计划、有目的地将死亡相关的知识通过语言、媒体、图片等相关的宣传形式传达给老年人，而老年人在上述环境中，耳濡目染了解到死亡相关的知识，达到被动死亡教育的目的。

主动教育和被动教育均能达到死亡教育的目的。

（五）老年人死亡教育的注意事项

1. 尊重老年人的意愿

（1）不强迫接受：在进行死亡教育时，要尊重老年人的意愿，不强迫他们接受某种生死观或教育方式。有些老年人可能对死亡教育存在抵触情绪，或者有自己的信仰和观念，照护员要尊重他们的选择。例如，如果老年人明确表示不愿意谈论死亡话题，照护员就不应再强行进行教育，而是可以通过其他方式给予他们关心和支持。

（2）个性化教育：根据老年人的个性特点、文化背景、宗教信仰等因素，制订个性化的教育方案。不同的老年人对死亡的认识和态度可能存在差异，照护员要根据他们的具体情况进行有针对性的教育。例如，对于有宗教信仰的老年人，可以从宗教的角度解释死亡；对于没有宗教信仰的老年人，可以从科学的角度进行教育。

2. 避免过度刺激

（1）语言温和：在与老年人谈论死亡时，要使用温和、易懂的语言，避免使用过于刺激或恐怖的词汇。过于刺激的语言可能会加重老年人的恐惧和焦虑情绪。例如，不要说“你快要死了”这样直接、刺激的话，而是可以说“你的生命即将进入一个新的阶段”等相对温和的表达方式。

（2）内容适度：控制死亡教育的内容量，避免一次性向老年人传授过多的信息。过多的信息可能会让老年人感到困惑和压力，不利于他们的心理健康。例如，可以分几次与老年人进行死亡教育，每次只介绍一部分内容，让老年人有足够的时间消化和吸收。

3. 关注老年人的情绪变化

（1）及时疏导：在进行死亡教育过程中，密切关注老年人的情绪变化。如果发现老年人出现焦虑、恐惧、抑郁等负面情绪，要及时进行疏导和安慰。例如，当老年人表现出对死亡的极度恐惧时，照护员可以握住他们的手，给予他们温暖和安慰，同时用温柔的语言进行疏导，让他们感受到关爱和支持。

（2）及时调整教育方式：根据老年人的情绪变化，及时调整教育方式。如果某种教育方式引起老年人的不适或抵触情绪，要及时更换其他方式。例如，若老年人对个别交谈的方式感到不适，可以尝试采用小组讨论或多媒体资料展示的方式进行教育。

扫码查看
拓展阅读

新知小结

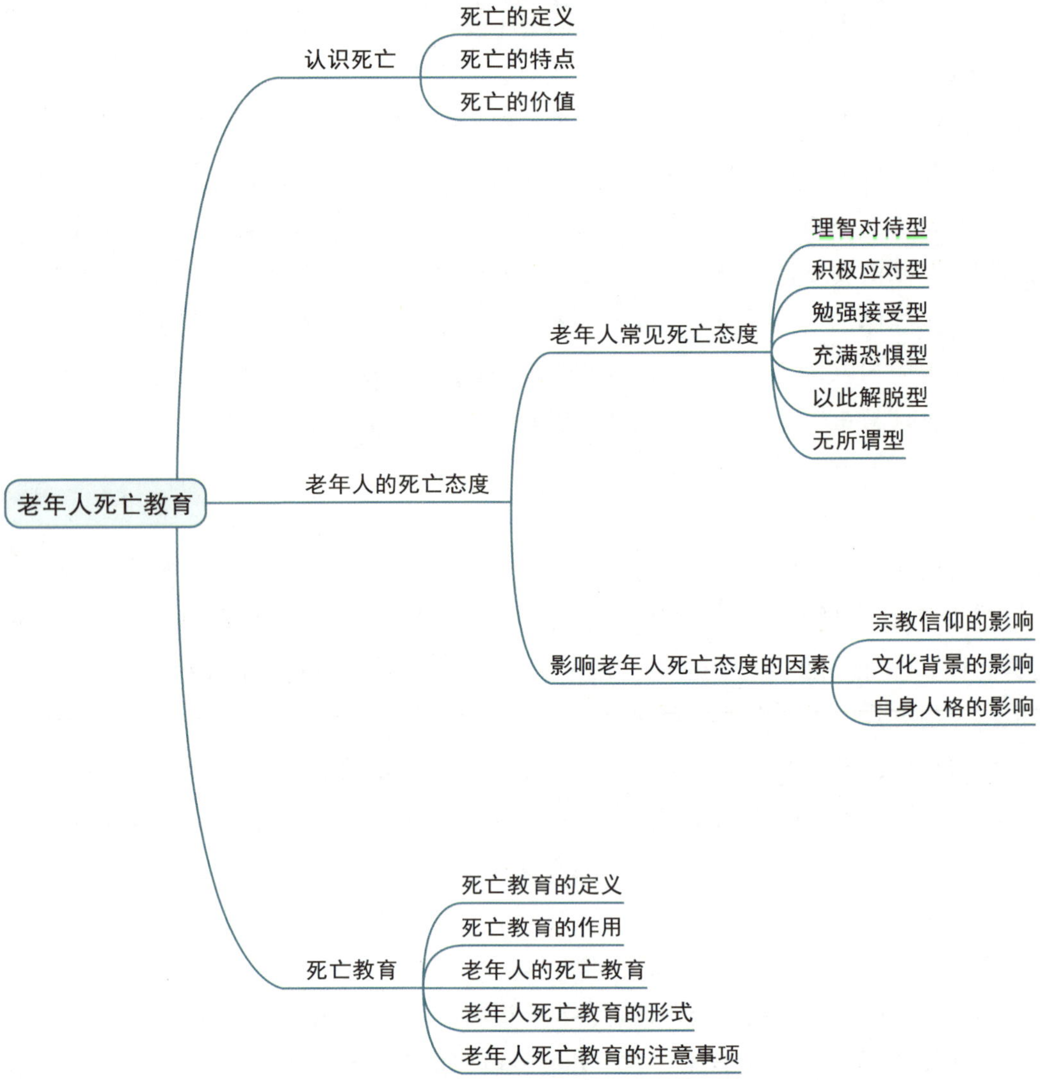

技能提升

老年人死亡教育

1. 理论依据

（1）引导老年人正确认识和面对死亡：死亡是人及生物生命的停止，是人生旅途中不可避免、不可逆转的生物学现象。凡有生命者都会经过孕育期，然后出生、成长，再进入衰老期，最后死亡。

（2）心理上对死亡做好充分准备：照护员要对老年人开展“学习和练习死亡”教育，通过“准备死亡、面对死亡、接受死亡”三个过程，积极地提高生命质量，或者向家人提出自己的想法和要求，完成自己的心愿，发挥自己最后的余热，维护生命的尊严。

（3）帮助老年人发现生命中有价值的闪光点：善于发现老年人生活中的事业、亲情、友情、爱情、人情的闪光点，系统地协助老年人以一种崭新的观点回忆其一生经历的痛苦与快乐，寻找生命中诸种经历的意义。

（4）做好跨文化的死亡教育：对有宗教信仰者可允许接受法师、牧师指导，使之感到温暖和安全。

2. 操作过程

（1）提前沟通：在进行死亡教育前，需要与老年人及家属沟通，收集基本信息，讲解死亡教育的作用等。

1）基本信息：年龄、性别、受教育程度、职业、退休年龄、家庭和社交情况、人生经历、宗教信仰等，建立融洽的沟通、信任关系。

2）死亡教育的作用：①帮助老年人正确面对死亡；②帮助老年人正确认识和理解死亡；③帮助老年人懂得如何活得有价值，死得有尊严；④帮助老年人安然接受死亡现实；⑤预防不合理性自杀；⑥安慰老年人亲属。

（2）操作准备：自然界生命周期纪录片、老照片、粮票、年代歌曲播放列表等。

（3）操作过程：①分组角色扮演，学生扮演照护员 / 家属 / 老年人；②播放自然界生命周期纪录片；③学生访谈老年人（或模拟老年人）的人生故事，收集照片、手写语录等素材；④引导老年人及家属谈谈“我眼中的生命规律”；⑤同老年人及家属一起回忆生活中发生的有意义的事情，寻找生命中的闪光点；⑥使用模板（纸质或电子）整理成“生命纪念册”，重点突出“人生高光时刻”；⑦小组分享设计理念（如何平衡真实性与情感保护）。

（4）操作记录：①死亡教育中老年人及家属的反应；②死亡教育后老年人及家属的感受及满意度；③学生自评：“最触动我的一个故事”。

任务检查

“老年人死亡教育”任务检查表，见表 5-2-1。

表 5-2-1　“老年人死亡教育”任务检查表

序号	检查项目	自我检查	自我点评	组内互查	教师点评
1	死亡教育的定义	是□否□		是□否□	
2	死亡教育的作用	是□否□		是□否□	
3	老年人的死亡态度	是□否□		是□否□	
4	影响老年人死亡态度的因素	是□否□		是□否□	
5	死亡教育的内容	是□否□		是□否□	
6	死亡教育的方法	是□否□		是□否□	
7	老年人死亡教育的形式	是□否□		是□否□	

扫码查看
练习题答案

【练习题】

A1型题

1. 以下哪种关于老年人死亡教育的说法是正确的？（　　）

A. 对老年人谈死亡不吉利，不应该开展死亡教育

B. 死亡教育就是让老年人消极等待死亡

C. 死亡教育有助于老年人正确认识死亡，减少对死亡的恐惧

D. 死亡教育只适合年轻人，老年人没必要接受

E. 死亡教育不适用老年人

2. 以下哪种关于死亡的观念对老年人心理健康较为有利？（　　）

A. 死亡是生命的终结，非常可怕，不能提及

B. 死亡是自然规律，应平静接纳

C. 死亡意味着去另一个神秘世界，充满未知恐惧

D. 只要不谈论，死亡就不会来临

E. 死亡是对人生的惩罚

3. 一位老年人突然开始整理旧物、送人东西，这可能意味着？（　　）

A. 家里空间不够，需要清理

B. 他要搬家

C. 他意识到生命有限，在做告别准备

D. 他不喜欢这些旧物了

E. 受他人影响跟风做的

4. 引导老年人正确认识和面对死亡时，对死亡最科学的表述是？（　　）

A. 死亡是灵魂转世的开始

B. 死亡是所有生物必然经历的生物学过程

C. 死亡意味着彻底消失

D. 只有人类才会面临死亡

E. 死亡时间可以通过占卜预测

5. 面对信仰佛教的临终者，最合适的做法是？（　　）

A. 强调“人死如灯灭”

B. 禁止亲属念诵佛经

C. 提供往生咒播放设备

D. 要求改为无神论观点

E. 批评轮回观念愚昧

A2 型题

1. 李大爷，75 岁，最近总是和子女说自己梦到了去世的老友，感觉自己也时日不多了，子女们都很担心，不知道该怎么办。以下哪种做法最合适？（ ）

A. 告诉李大爷别瞎想，梦都是假的，让他别再提这些不吉利的话

B. 带李大爷去医院做全面身体检查，看看是否身体有问题

C. 耐心倾听李大爷的感受，和他一起聊聊老友，引导他正确看待生死

D. 给李大爷找一些有趣的活动，转移他的注意力，让他不再想这些事

E. 请心理医生给李大爷进行心理治疗，认为他心理出现了问题

2. 张奶奶，80 岁，一直很害怕死亡，不敢谈论与死亡有关的任何话题。社区工作人员想要对她进行死亡教育，以下哪种方式最有可能取得突破？（ ）

A. 邀请张奶奶参加死亡教育讲座，强迫她学习

B. 先和张奶奶建立信任关系，从她感兴趣的话题入手，慢慢引入死亡话题

C. 给张奶奶看一些关于死亡的恐怖电影，让她直面恐惧

D. 让其他老人直接告诉张奶奶死亡不可怕，要勇敢面对

E. 每天给张奶奶发一些关于死亡教育的文字资料，让她自己学习

3. 孙爷爷，75 岁，临终前对自己的一生感到满意，觉得没有什么遗憾，平静地等待死亡。照护员对孙爷爷的照护重点应该是？（ ）

A. 加强生活护理，满足其生理需求

B. 多与孙爷爷交流，了解他还有什么心愿

C. 密切观察生命体征，积极治疗

D. 组织家属时刻陪伴在孙爷爷身边

E. 为孙爷爷准备后事相关物品

4. 王奶奶制作“生命纪念册”时，反复抚摸同一照片，照护员应？（ ）

A. 强行更换照片

B. 认为活动失败

C. 同王奶奶一起看照片并询问照片的故事

D. 终止所有活动

E. 指责老人不配合

5. 张伯伯要求按照伊斯兰教仪式处理后事，但家属反对，此时应？（ ）

A. 支持家属决定

B. 隐瞒老人意愿

C. 协调宗教人士参与沟通

D. 批评家属不孝

E. 建议投票表决